CONTREXÉVILLE

MALADIES

DES

ORGANES GÉNITO-URINAIRES

ET GOUTTE

PAR

LE DR V. BAUD

MÉDECIN AUX EAUX MINÉRALES DE CONTREXÉVILLE, ANCIEN INSPECTEUR DE CES EAUX
MÉDECIN EN CHEF DES ÉPIDÉMIES DU DÉPARTEMENT DE LA SEINE, ETC.

DEUXIÈME ÉDITION

AUGMENTÉE D'UNE REVUE CLINIQUE

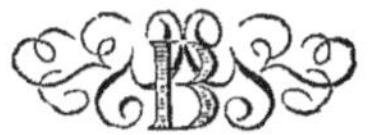

PARIS

LIBRAIRIE GEORGES BARBA

7, RUE CHRISTINE, 7

1870

MALADIES

DES

ORGANES GÉNITO-URINAIRES

ET GOUTTE

Paris. — Imprimerie VIÉVILLE et CAPIOMONT, rue des Poitevins, 6.

CONTREXÉVILLE

MALADIES

DES

ORGANES GÉNITO-URINAIRES

ET GOUTTE

PAR

LE DR V. BAUD

MÉDECIN AUX EAUX MINÉRALES DE CONTREXÉVILLE, ANCIEN INSPECTEUR DE CES EAUX
MÉDECIN EN CHEF DES ÉPIDÉMIES DU DÉPARTEMENT DE LA SEINE, ETC.

DEUXIÈME ÉDITION

AUGMENTÉE D'UNE REVUE CLINIQUE

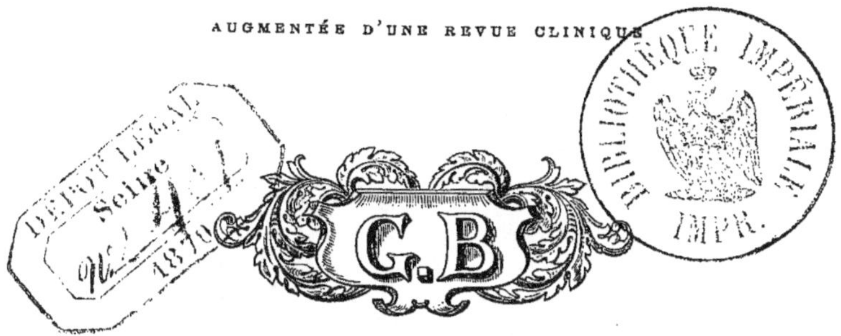

PARIS

LIBRAIRIE GEORGES BARBA

7, RUE CHRISTINE, 7

1870

PRÉFACE

Mars 1868.

Inspecteur des eaux minérales de Contrexéville, de 1852 à 1861, j'ai recueilli sur leurs effets médicamenteux de nombreuses observations, que j'ai attentivement mûries et comparativement appréciées en huit années de retraite. Les pages qui vont suivre sont le résumé exact de ces observations et de leurs déductions.

J'avais été initié de bonne heure à l'étude et à la pratique des affections génitales par l'illustre chirurgien Lisfranc, mon maître; je trouvai ensuite,

a

groupées à Contrexéville, toutes les formes, toutes les variétés connues des affections urinaires, presque toujours liées aux précédentes par continuité de tissus, par contiguïté d'organes, par solidarité de fonctions. Je concentrai toute mon activité intellectuelle sur cette intéressante enquête en partie double. Lorsque je m'éloignai de ces sources par des circonstances indépendantes de ma volonté, je ne cessai pas d'en comparer les actions curatives avec celles qu'opposent à toutes ces maladies la médecine et la chirurgie ordinaires. Or, de cette conciencieuse étude, je sors pénétré d'une foi plus ardente que jamais dans les mérites de la bienfaisante naïade des Voges. Telles sont les raisons de mon retour à son sanctuaire et de la publication de ce travail.

Je me suis efforcé d'être rigoureusement logique pour les hommes de science sérieuse, et facilement intelligible pour mes lecteurs intéressés à connaître les origines et les faits de leurs maladies. Ces deux préoccupations m'ont été parfois difficiles à concilier, et je reste plus sûr d'y avoir essayé que d'y avoir réussi.

Ces derniers me reprocheront peut-être le soin que j'ai pris de justifier par le raisonnement et non par de simples affirmations tout ce que j'énonce de ces maladies et de ces eaux : je répondrai que j'ai toujours compté l'entraînement intellectuel du malade au nombre de nos plus sûrs moyens de le guérir : or les observations ne sont que des chiffres, leurs déductions seules deviennent des puissances.

J'aurais été heureux de laisser clos le vocabulaire de la science en *us;* d'exprimer en locutions familières à tous des idées et des notions profitables à tous; mais comment traduire des idées neuves par des formules banales? Comment enfin entretenir les gens de choses qu'ils ne connaissent pas encore dans un langage qu'ils connaîtraient déjà.

Un poëte peut impunément donner pour réplique à *sans défaut* : Quinault, qui suffit à la rime, au lieu de Virgile qu'exigerait la raison; mais la poésie est un rêve et la médecine une action. Des littérateurs, rédigeant un dictionnaire d'usage familier, ont pu, sans qu'elles s'en portent plus mal, appeler les écrevisses « de petits poissons rouges qui avancent toujours en reculant. » Pour moi, homme de science et d'art responsables, je serais répréhensible si je ne les nommais pas des *crustacés*. L'un des rédacteurs d'une importante feuille publique me gourmandait un jour très-vertement de ce que, dans une publication récente sur une question alimentaire, j'avais employé

le mot *alibile*, dont il n'avait jamais usé, au lieu du
mot *nutritif*, qui lui était très-familier : je lui répondis que les huîtres sont alibiles, que le beefteak est
nourrissant, et qu'il serait grave de les confondre à
sa table.

Les adeptes de l'antique et solennelle perruque
doctorale s'offenseront peut-être de quelques velléités
de gaieté commises en plein sujet sérieux. Mon opinion est qu'un malade qui s'égaye est un malade qui
se guérit. Il n'est malheureusement pas bien aisé de
dérider les gens entre une attaque goutteuse et une
crise néphrétique. Que l'on me pardonne aussi certaines formules chaleureuses, traversant à l'improviste
le milieu monotone où se meuvent ma pensée et ma
plume : il y a très-peu de poésie spontanée dans les
iufirmités génito-urinaires, mais j'en trouve beaucoup
dans l'intuition lucide de leurs principes latents; il
en est plus encore dans l'œuvre émouvante de leur
guérison.

Contrexéville n'est pas sans poésie d'ailleurs, avec
le mystérieux murmure de ses sources limpides, sous
les voûtes antiques de ses grands arbres. Combien de
reconnaissants souvenirs y réchauffent d'hésitantes
espérances ! Que de bonnes joies professionnelles n'ai-

je pas ressenties sur ce modeste coin de terre! De combien d'autres ne me fait-il pas rêver! Pour vous, malades, qui voulez guérir, pour nous médecins, vos amis et vos guides, l'avenir ne se présente-t-il pas d'ailleurs plus riche encore de ces promesses, maintenant que de zélés protecteurs élèvent les ressources matérielles de cet établissement à la hauteur des longues modesties et des héroïques vertus de ses eaux?

Une dernière réflexion avant d'entrer en matière : J'ai donné un certain développement à la partie hygiénique de ce travail; cette insistance exigeait de moi un certain courage, une certaine abnégation, que je ne me suis pas dissimulés. Les malades, qui ne le sait? sont de grands enfants : ce ne sont jamais eux qui ont heurté leur front contre la table, mais bien la table qui les a contusionnés : c'est elle que le médecin doit briser. Ils vous sourient quand vous les ramassez sur le pavé de la rue; mais ils avaient haussé les épaules lorsque, quelques minutes auparavant, vous leur aviez défendu de grimper sur la fenêtre. Quels bons tours pourraient nous jouer, entre tous, les calculeux et les goutteux, s'ils voulaient bien y mettre quelque malice, et surtout quelque indépendance de leurs compromettantes fantaisies! de médecins nous serions tous obligés de nous faire hygiénistes, sauf à compenser notre baisse dans l'estime du vulgaire par notre hausse dans l'esprit des hommes de sens. Est-ce d'ailleurs autre chose qu'un jubilé d'hygiène que ce pélerinage à nos stations hydro-minérales, à celle de Contrexéville parmi toutes, où coule cette eau si simple, si anodine et pourtant si puissante?

Nos travaux sur les eaux minérales ne trouvent pas de plus attentifs auditeurs que les goutteux, les calculeux et les dysuriques[1], qui, entre tous, ont besoin d'y venir faire appel des impuissances de la médecine.

Ils commencent à soupçonner, et pour cause, qu'il est bon de se renseigner ailleurs qu'aux engouements irréfléchis et irresponsables de la foule cosmopolite, que la ceinture dorée d'une naïade n'est pas toujours une suffisante garantie de ses vertus, et qu'en somme il n'est pas plus de panacée universelle dans le laboratoire de la nature que dans l'officine du pharmacien. Tous ils s'étonnent de trouver une enseigne au lieu d'un poteau indicateur à l'entre-croisement des routes similaires de Vichy et de Contrexéville,

1. Ceux qui urinent difficilement,

De conscience assez loyale et de position assez indépendante pour essayer de remplir cette lacune, j'ai
soumis à une rigoureuse pesée comparative les titres
acquis de la première de ces stations et les mérites
latents de la seconde.

Je n'ignore pas que c'est assumer une sérieuse
responsabilité que s'ingérer ainsi dans le choix de
pauvres émigrants en quête de leur guérison, mais
je compte sur la double reconnaissance du malade, à
qui j'épargne une déception, et de l'établissement,
que je préserve d'un insuccès.

Tels sont la justification et le but du parallèle entre
Vichy et Contrexéville, que j'ai dressé à l'usage des
goutteux, des calculeux et des dysuriques.

Décembre 1869.

Cette seconde édition d'un livre que }j'ai publié
pour la première fois au commencement de 1868 est
un acte de gratitude pour le bienveillant accueil qu'il

a reçu du public compétent, des médecins et des malades, en même temps qu'un nouvel acte de foi en la bienfaisante naïade du Pavillon, à laquelle j'ai consacré deux années encore de pratique médicale.

On y trouvera, résumés en quelques pages sommaires, les faits intéressants que j'ai observés pendant cette deuxième époque.

CONTREXÉVILLE

MALADIES

DES

ORGANES GÉNITO-URINAIRES

ET GOUTTE

CHAPITRE PREMIER

RENSEIGNEMENTS GÉNÉRAUX SUR CONTREXÉVILLE

Ce modeste village, qui ne s'est progressivement recommandé à la confiance des médecins et à la reconnaissance des malades que par les seules œuvres de ses sources salutaires, est situé dans le département des Vosges, dont les richesses hydrominérales et thermales comprennent en outre Plombières, Bains, Bussang et Vittel.

La fertile et pittoresque province dont ce département fait partie est dès longtemps dotée de belles routes, desservies par de nombreuses voitures, qui permettent l'accès facile de ses divers centres de population.

L'itinéraire de Contrexéville est le suivant :

1° De Paris : chemin de fer de l'Est jusqu'à Neuchâteau ou jusqu'à la Ferté. Voitures spéciales de ces deux localités à Contrexéville. Deux heures et demie à trois heures de voiture.

2° De Strasbourg, Metz ou Nancy : chemin de fer jusqu'à Charmes. Voitures spéciales de Charmes à Contrexéville, trajet en quatre heures.

3° Du Midi, de Lyon, de la Suisse : chemin de fer de Dijon par Grey et Chalindrey jusqu'à la Ferté. Voitures spéciales.

4° De Reims, des Ardennes, de la Belgique : chemin de fer jusqu'à Neuchâteau par Commercy, ou bien encore chemin de fer de l'Est par Commercy jusqu'à Charmes. De Neuchâteau et de Charmes à Contrexéville, voitures spéciales.

Il existe à Contrexéville un bureau de poste qui reçoit en seize heures les dépêches de Paris, et une station télégraphique beaucoup plus expéditive.

Les hôtels de Contrexéville, tout récemment construits ou agrandis et améliorés; celui de l'établissement même, largement restauré et développé par les soins d'une société puissante, rivalisent par l'aménité hospitalière justement proverbiale de leurs directeurs, par le confortable simple et de bon goût de leur installation, par le choix et l'abondance de leurs tables, avec ce que peuvent trouver de mieux des visiteurs ou des hôtes, soucieux de leur bien-être, mais aussi de leur santé et de leur bourse.

Les salons particuliers de chaque hôtel, libéralement ouverts aux réunions sans apprêt mais non sans gaieté et sans expansion de leurs commensaux ; l'excellente société groupée aux sources et conviée dans les salons moins familiers de l'établissement central ; des salles de billard ; un cabinet de lecture approvisionné de livres et de journaux, offrent, pour les longues soirées et pour les journées de mauvais temps, un suffisant appoint des préoccupations de la cure.

Il n'est pas besoin de quitter le village pour trouver l'ombre, la fraîcheur, l'air vivifiant sous les magnifiques ombrages du gracieux parc où s'abrite la naïade de Contrexéville, et que traverse dans sa longueur la capricieuse petite rivière du Vair, assez poissonneuse pour entretenir pendant vingt et un jours les illusions des pêcheurs à la ligne.

A quelques minutes de là, les promenades de la Glacière et de Bellevue, dont les sinueux développements adoucissent la pente rapide des coteaux voisins, donnent accès aux horizons plus étendus, à l'air plus vif des plateaux supérieurs.

La campagne qui, des croupes de la petite vallée où s'abrite Contrexéville, s'étend circulairement en ondulations ménagées vers les bourgs et villages de Suriauville, de Dombrot, de Norroy, de Vittel, de Mandres, de Bulgnéville, offre un riant ensemble de cultures, de prairies naturelles ou artificielles, et de vastes forêts traversées dans tous les sens par de larges avenues. Les croupes des coteaux sont plantées de vignes, et leur partie supérieure est pittoresquement couronnée par la vigoureuse végétation des bois de chênes.

Des voitures et des chevaux de selle, mis en location à des prix modérés par un certain nombre de maîtres d'hôtel, permettent de visiter dans le cours d'une journée ou seulement

de quelques heures : la montagne appelée le *Haut-de-Salin*,
d'où le regard embrasse dans un même point de vue les
horizons des Vosges et du Jura; les ruines de Lamothe
(29 kil.), ancienne cité lorraine, qui soutint en 1634 un long
siége contre les troupes envoyées par Richelieu, et où l'on fit
pour la première fois usage de la bombe; le gigantesque
chêne des Partisans (14 kil.), qui domine de son vaste dôme
la belle forêt de Saint-Ouen; les curieuses verreries et taille-
ries de la Planchotte, de Larochère et de Clairfontaine
(28 kil.); les forges de la Hutte et de Droiteval (22 kil.); les
houillères de Norroy et de Crainvillers (12 kil.); les char-
mantes vallées de Chèvre-Roche et de Droitteval (14 kil.).

Il est fréquemment prescrit de consolider ou de compléter
par une deuxième cure les résultats curatifs obtenus d'une
première; il est nécessaire d'interposer entre les deux un
intervalle moyen de huit jours. Ce temps peut être utilisé
pour visiter les importantes stations thermales de Plombières,
de Bains, de Bourbonne; les sites remarquables de la région
montagneuse des Vosges; la demeure légendaire de la pa-
triotique bergère de Domremy (40 kil.).

§ I. — CLIMATOLOGIE. CONSTITUTION MÉDICALE.

Une vallée peu profonde, allongée du midi au nord dans
le sens du cours du Vair, récèle le village de Contrexéville et
l'établissement hydrominéral qui en occupe à peu près le
centre.

En raison de son élévation barométrique (390 mètres
au-dessus du niveau des mers) et de sa proximité de la

chaîne des Vosges, cette contrée, assainie en outre par l'active végétation de ses grandes forêts, offre un climat vif et salubre.

La petite rivière du Vair, qui naît par un jet considérable de la partie déclive du coteau situé sur le côté ouest de la vallée ; les ruisseaux de Dombrot et celui de Suriauville, qui viennent s'y joindre par deux tranchées naturelles ouvertes l'une au midi et l'autre à l'ouest, la nappe d'eau qui circule à peu de profondeur dans le sous-sol argileux, produisent assez habituellement un certain degré d'humidité, sensible seulement aux extrémités de la journée, mais qui n'a rien d'excessif ni surtout de nuisible, grâce à l'écoulement régulier de toutes ces eaux entraînées par des pentes suffisantes, grâce surtout aussi à l'absence de toute collection d'eau stagnante dans le pays voisin.

Les vents soufflent rarement avec violence dans ce pli de terrain, protégé par une sorte d'enceinte continue. Les orages, attirés sans doute par de plus hauts sommets, n'y sont jamais d'une grande violence.

La population, bien plus agricole qu'industrielle du village, à laquelle, dans un opuscule publié en 1857, je reprochais ses rues frustes, boueuses, sans cesse abreuvées par le purin des fumiers entassés devant toutes les habitations, a compris enfin que les sources que lui départit le ciel ne demandent que d'être un peu secondées pour laisser dans l'esprit des étrangers de féconds souvenirs, et dans l'épargne des habitants des profits du meilleur aloi : des quais plantés d'arbres délimitent aujourd'hui le lit du Vair ; des fontaines se sont élevées sur la voie publique ; la plupart des rustiques constructions du bon vieux temps ont fait place à d'élégants hôtels, les fumiers ont été relégués dans des cours isolées et dans des fosses, où ils économisent leurs sucs au profit des cultures au lieu de les gaspiller au détriment des rues.

De 1852 à 1861, j'ai rempli pendant la belle saison les fonctions officielles de médecin inspecteur des sources, et, toutes les fois que j'en ai pu trouver le temps, la mission active de médecin du pays.

J'ai eu surtout à traiter le rhumatisme et spécialement celui des·régions sacro-lumbaire et sciatique, tellement fréquent dans les Vosges, qu'il y a reçu sa dénomination particulière (élodure). Dans toutes ces ocalités et plus encore qu'à Contrexéville, les fumiers humides, adossés contre les murs de la ferme, bien au-dessus du niveau des lits des habitants toujours installés au rez-de-chaussée, m'ont paru être la cause principale de cette endémie rhumatismale ; ce m'est une raison de plus pour féliciter notre village de la courageuse initiative que je viens de dire.

La chlorose et la chloroanémie sont les éléments morbides prédominants de ces populations, généralement aisées pourtant, modérément laborieuses, bien nourries et sainement vêtues, mais qui portent encore l'empreinte originelle du lymphatisme germanique, et qui subissent, comme nous venons de le voir, les déchéances organiques du rhumatisme permanent.

La phthisie pulmonaire est pourtant très-rare ; beaucoup plus rare qu'on ne serait fondé à le présumer. Les matières grasses qui font la base alimentaire de cette classique patrie du lard ; les sels de chaux, qui abondent dans toutes les eaux potables, ne pourraient-ils réclamer une grande part à cette exceptionnelle immunité ?

J'ai vu plusieurs fois les fièvres typhoïdes prendre la forme épidémique dans un certain nombre de localités ; jamais à Contrexéville je ne les ai observées que comme fait isolé, rarement même très-grave.

Les maladies fébriles ne présentent que très-isolément le type intermittent, d'origine marémmateuse. Elles affectent en général la forme rémittente, bien moins compromettante que la forme continue, et qui, si les opinions que j'ai émises dans mes publications sur les fièvres sont bien fondées, se rattache aux milieux vivifiés par les actions végétales, comme cette dernière se rapporte aux émanations suranimalisées des grands centres de population.

Quant aux hôtes de nos sources, que le soin de leur santé retient pendant la courte durée d'une cure, et cela en pleine belle saison, sous l'influence des conditions climatériques que je viens d'esquisser, ils n'ont à s'approprier dans cette étude sommaire que les prescriptions très-limitées d'une facile hygiène, sur laquelle d'ailleurs je me propose de revenir dans la suite de cet ouvrage.

§ II. — DESCRIPTION DE L'ÉTABLISSEMENT.

Il se développe coquettement, au centre du village et à courte distance des hôtels particuliers, en un large îlot de verdure, dessiné à l'aventure, émaillé de fraîches pelouses, irrégulièrement planté de grands arbres, accidenté par des eaux courantes, décoré par des constructions variées de formes, comme un parc anglais.

Son entrée principale s'ouvre dans une longue grille qui borde la principale place du village.

Elle donne accès dans un joli jardin, environné de bâtiments spacieux et limité à son extrémité par la courbe élégante des galeries, au centre desquelles s'élève le pavillon de
la buvette.

Les bâtiments de gauche sont occupés par les bureaux,
par les installations d'un vaste hôtel, par un chauffoir commun à tous les buveurs.

Ceux de droite, près des deux sources du Prince et du Quai,
se composent de l'établissement des bains et des douches,
des salons de réunion et de lecture, d'une salle de billard et
d'appartements destinés aux étrangers.

La nouvelle société, qui depuis peu s'est donné la louable
mission de préparer cette modeste station au vaste développement que lui promet sa légitime renommée médicale, a
mis en voie d'exécution et projette encore d'importants travaux d'agrandissement et d'embellissement.

De larges galeries vitrées, étendues en demi-cercle de l'une
à l'autre extrémité de ces deux rangées de bâtiments, servent
de promenoir couvert pendant les mauvais temps, et permettent aux personnes logées à l'établissement d'arriver abritées
au pavillon de la buvette. Celui-ci occupe le centre de la courbe
formée par les galeries; il est octogone, très-bien éclairé
par de nombreuses fenêtres; le sol en est recouvert d'une
couche d'asphalte, qui prévient l'humidité que ne manquerait pas d'y entretenir la source. Au delà s'étend le parc, où
de jolies promenades bien ombragées permettent aux buveurs de prendre un salutaire exercice pendant qu'ils font
usage de l'eau minérale.

Un petit pont, jeté sur le Vair, donne accès à des réduits discrètement dissimulés, dont l'utilité est de premier ordre aux heures des séances matinales.

§ III. — LES SOURCES.

Elles sont au nombre de trois, nommées la *Source du Pavillon* ou *de la Buvette*, la source du *Quai* et la source du *Prince*.

1° *Source du Pavillon*. — Elle émerge d'une lacune des couches du muschelkalk, à une profondeur de 6 mètres. Un puits cimenté, en bonnes pierres calcaires du pays, de forme quadrangulaire, de $0^m,60$ de côté et de $2^m,26$ de profondeur, conduit l'eau minérale jusqu'à la surface du sol; ce puits repose sur un châssis appuyé lui-même sur pilotis : dispositions que rendaient nécessaires la mobilité et le détrempement des terrains d'alluvion et de dépôt que traverse l'eau dans son ascension. Le puits est recouvert d'un bloc de pierre qui en ferme hermétiquement l'orifice supérieur, protégé en outre par une grille de fer ornementé; son trop-plein s'échappe par huit volumineux robinets; il se déverse par un jet non interrompu dans une vasque en pierre, et de celle-ci dans un canal de décharge qui le porte à quelques pas de là dans le courant du Vair. Une dépression du sol, dont le fond est recouvert de dalles jointées par du ciment, et où l'on descend par deux marches demi-circulaires, permet de remplir, sans trop se courber, son verre à la vasque ou mieux aux huit robinets du déversoir. Le tout est protégé et mis à couvert par le pavillon octogone, ouvert à droite et à gauche sur les galeries, au sud et au nord sur le jardin et sur le parc.

Cette source, à peu près exclusivement réservée à l'usage interne, rend 140 litres à la minute, soit 201,600 litres par vingt-quatre heures.

Des travaux, exécutés dans ces derniers temps sous l'habile direction de M. Jutier, ngénieur des mines, donnent toute sécurité contre les variations de volume que subissait parfois l'eau minérale dans les dernières années de mon inspection, et sur lesquelles je m'étais empressé d'attirer l'attention de l'administration supérieure.

2° *Sources du Quai et du Prince.* — De même composition que la source du Pavillon, un peu plus dosées seulement en substances salines et en principes ferrugineux, elles sont tout spécialement affectées au service des bains et des douches.

Une distance de 50 mètres les sépare de la précédente. Leur griffon est à $2^m,65$ de profondeur, et leur eau s'élève à la surface du sol par un vif mouvement d'ascension. Leur captation totale et leur parfait isolement, assurés par des puits en pierres de taille cimentées, et dont la margelle forme un rectangle de $0^m,65$ de longueur sur $0^m,60$ de largeur, ont été, en même temps que la source du Pavillon, l'objet de travaux exécutés avec le même soin et sous la même habile direction.

Le débit total des deux réunies est de 4,800 litres à l'heure, soit pour vingt-quatre heures 110,200 litres.

Leurs eaux s'écoulent dans deux bassins en forme de coquille et disposés symétriquement. Des tuyaux les réunissent dans un réservoir circulaire, qui sert à l'alimentation des bains et des douches; le trop-plein se rend à la rivière par un canal de décharge. Sur tout ce parcours, comme sur celui de l'eau de la buvette, il se forme un abondant enduit et de larges plaques flottantes de matières ocracées.

Ces puits et réservoirs sont juxtaposés à l'établissement balnéaire, dans une dépression quadrilatère du sol, dont l'accès est facilité pour le service par des escaliers de cinq marches placés sur deux côtés.

Huit baignoires en zinc et quelques engins des plus frustes pour douches; un fourneau destiné à chauffer l'eau minérale au hasard de son empyrique foyer; la voûte du ciel pour unique abri des deux sources que nous venons de décrire : telle était, à l'époque de mon inspection, l'installation balnéaire mise à la disposition d'un public qui eût volontiers, du reste, échangé toutes les chaudières du Quai contre un seul verre du Pavillon.

Depuis qu'une intelligente administration a pris à tâche d'élever les destinées de cette intéressante station à la hauteur de ses mérites, l'établissement balnéaire, pourvu d'un appareil à vapeur, d'un nombre de baignoires plus élevé et d'instruments de douches mieux combinés, s'est placé ou est en voie de se placer au niveau de nos stations thermales les mieux dotées. Il réunit en une heureuse combinaison les doubles ressources de la balnéation thermale et de la balnéation hydrothéraptique; et peut désormais se faire, dans la confiance des hôtes de Contrexéville, une part qui ne diminuera en rien celle qu'ils ont toujours réservée à la buvette.

§ IV. — HISTOIRE DE CONTREXÉVILLE.

On regrette de ne pas trouver dans les antécédents de cette antique fontaine les origines légendaires qui ont légué leur charme naïf à une foule d'autres stations hydrominérales. Ici, pas de cheval réformé, pas de vache valétudinaire, pas même des pigeons dyspepsiques pour premiers et intelligents initiateurs. Les hommes, de braves paysans du village et des environs, ont été plus avisés que les bêtes; ils sont venus les premiers refaire leur estomac, rincer leur vessie et rafraîchir leurs reins à la source limpide qui s'était spontanément fait jour par une dislocation des puissantes assises calcaires de leur sous-sol.

En 1759, le docteur Bagard, témoin d'une cure opérée sur un calculeux, et qu'il qualifie de miraculeuse, appela sur ce modeste coin de terre la protection du bon roi Stanislas, le bienfaiteur de la Lorraine, et le fit connaître au collége des médecins de Nancy, dont il était président, par la lecture d'un mémoire sur lequel j'aurai occasion de revenir.

Stanislas avait ses jours de gêne, et comment n'en eut-il pas davantage ce royal prodigue, qui entreprit tant et de si belles choses avec un maigre budget de 600,000 francs! Il ajourna Contrexéville à des temps meilleurs. La source n'en continua pas moins à attirer les malades sur les bords marécageux de la trouée irrégulière qu'elle s'était creusée elle-même dans la verte enceinte d'un rustique verger. Pour y puiser, il fallait descendre trois marches ébauchées dans le sol argileux, et tant bien que mal étayées par quelques planches vermoulues.

Les personnages les plus haut titrés de cette époque et de toute la période suivante, jusqu'en 1789, n'en montrèrent pas un moindre empressement à venir y plonger leur verre, trop souvent employé à d'autres libations. MM. le comte d'Artois, de Beaufremont, de Beauveau, de Poix, de Ligné-Ville, de Choiseul, de Cossé s'y firent construire des pavillons, dont quelques-uns font encore partie de l'établissement actuel. Une salle de spectacle, construite aux frais du prince d'Hénin, servait aux débuts d'une jeune actrice, que protégeait le comte d'Artois et qui, elle aussi, était destinée à régner, mais par son beau talent. On passait même les mers sur la foi des guérisons accomplies dans cet humble asile, car l'on peut voir encore, sur l'une des hauteurs voisines de la source, une grande maison bâtie à cette même époque par une colonie d'Anglais.

Dès l'année 1775, toutefois, des travaux importants avaient amélioré l'état des choses; des fouilles furent opérées à une profondeur de 40 pieds sous la direction du docteur Thouvenel, médecin de la cour, envoyé en mission spéciale par Rollin, inspecteur général des eaux minérales de France. Elles mirent à découvert le véritable griffon de la source qui fut soigneusement enchambrée par la construction d'un puits cimenté appuyé sur pilotis.

Venant en aide aux ressources précaires du propriétaire de la fontaine, le digne abbé de Bouville fit les frais de cet important travail. Une cruelle opération, la seule que l'on connût alors, lui avait inspiré le double désir d'épargner au plus grand nombre possible de calculeux les douleurs et les dangers de la pierre ; il payait d'ailleurs sa dette de reconnaissance à cette source salutaire, qui le rassurait sur son avenir assombri par la crainte d'une rechute.

La grande tourmente révolutionnaire passa sur Contrexéville comme sur tous nos établissements thermaux, substituant à toute initiative individuelle ses tumultueuses émotions sociales ; la solitude se fit aux abords de la fontaine, mais l'oubli ne pouvait s'y faire, et lorsque le calme se rétablit, une nouvelle génération de malades, moins haut titrée mais non moins intéressante que celle qui l'avait précédée, reprit le chemin des sources, qu'elle n'abandonnera plus sans doute, à moins qu'une révolution nouvelle ne supprime, entre autres abus, la gravelle, la pierre, la goutte et autres maladies réputées aristocratiques.

CHAPITRE II

CARACTÈRES PHYSIQUES ET CHIMIQUES DE L'EAU MINÉRALE DE CONTREXÉVILLE

§ I. — CARACTÈRES PHYSIQUES.

L'eau de Contrexéville offre une température de + 12°, qui ne varie jamais. Elle produit, quand on la boit, une sensation de fraîcheur très-agréable.

Sa limpidité cristalline est inaltérable aux griffons des sources ; seulement après être restée quelque temps exposée à l'air, elle se recouvre d'une mince pellicule opaline, à reflets irisés, et laisse déposer des flocons ténus, de teinte jaune ocracée.

Elle mousse légèrement dans le verre qui la reçoit. Elle donne à l'odorat les sensations distinctes du fer et du gaz acide carbonique. Au goût elle est successivement piquante, puis amarescente, puis atramentaire.

Sa densité est de 0,055, un peu supérieure par conséquent à celle de l'eau distillée.

La vasque où se déverse par un jet continu la source de la buvette est tapissée par un enduit jaune rougeâtre, tomenteux, principalement composé de matières ferrugineuses, devenues insolubles au contact de l'oxygène atmosphérique. Ce même sédiment se retrouve, bien plus abondant encore, dans la tranchée qui conduit le trop-plein de la fontaine à la petite rivière du Vair, et même dans le lit de cette rivière, sur un parcours assez étendu. Cette matière sédimenteuse, unie à des conferves, à des mousses, à des débris végétaux et à de volumineuses bulles gazeuses, forme en outre à la surface de l'eau de larges plaques flottantes.

Les sources des bains, aussi bien que celle du pavillon, dégagent à leur surface un courant continu de bulles gazeuses, ténues et petillantes.

Quand on chauffe dans un vase découvert cette eau récemment puisée, elle ne tarde pas à se recouvrir de matières cristallines, transparentes, peu colorées, qui se groupent d'abord en larges écailles et finissent par former une couche continue. La partie inférieure du liquide se trouble en même temps et prend une teinte laiteuse ocracée.

Enfermée avec des précautions convenables dans des bouteilles rincées et bouchées avec soin, elle conserve indéfiniment sa composition originelle; mais pour peu qu'il s'y introduise accidentellement quelque matière étrangère de nature organique, fétu de paille, fragments de bouchons, d'herbe ou de mousse, elle subit une altération particulière résultant surtout de la décomposition des sels sulfatiques qu'elle contient en abondance, et par ce fait elle devient une sorte d'eau sulfureuse accidentelle [1].

---

1. La mise en bouteille et le bouchage de l'eau minérale destinée aux expéditions sont entourés de soins spéciaux, qui offrent toutes garanties contre ces éventualités.

§ II. — CARACTÈRES CHIMIQUES.

L'eau de Contrexéville est sans action sur le papier bleu de tournesol.

Elle fait légèrement virer au vert le sirop de violettes.

En un mot, elle offre dans son ensemble une réaction alcaline très-modérée.

Les analyses qui en ont été faites en 1820 par Nicolas ; en 1825, par le professeur Fodéré (de Strasbourg) ; en 1828, par Collard (de Martigny) ; en 1839, par MM. Chevalier, membre de l'Académie de médecine, et Gobley ; en 1852, par M. O. Henry, alors chef du laboratoire de cette compagnie savante, ne présentent entre elles que de légères différences, imputables aux variations des procédés chimiques employés à ces diverses époques. Je me bornerai à rapporter et à commenter celle d'O. Henry, la plus récente et la plus complète de toutes.

Ce qui ressort à première vue des tableaux analytiques que nous allons extraire de ce travail, c'est la similitude à peu près complète qui existe entre les trois sources du *Pavillon*, des *Bains* et du *Quai*, similitude telle, que tout ce que nous dirons par la suite s'appliquera à une unité d'eau minérale fournie par trois sources de noms divers. Disons néanmoins, pour n'y plus revenir, qu'au point de vue de l'application médicale, il m'a toujours été démontré que des trois, celle du *Pavillon* est la plus légère, la plus digestive, celle, en un mot, qui convient le mieux et qui est en effet exclusivement affectée à l'usage interne.

CONTREXÉVILLE.

SOURCE DU PAVILLON OU DE LA BUVETTE

ANALYSÉE IMMÉDIATEMENT APRÈS SON PUISEMENT, ELLE A DONNÉ PAR CHAQUE
LITRE LES CHIFFRES SUIVANTS A M. O. HENRY.

			litres.
Principes volatils.	Acide carbonique libre..........		0,019
	Azote avec un peu d'oxygène.....		indéterminé.
			grammes.
		de chaux............	0,675
		de magnésie.........	0,220
	Bicarbonates.	de soude anhydre....	0,197
		de fer et de manganèse.	0,009
		de strontiane sans doute carbonatée........	indices.
		de chaux............	1,150
	Sulfates an-hydres...	de magnésie.........	0,190
		de soude............	0,130
		de potasse..........	indices.
Principes fixes.	Chlorures...	de sodium... / de potassium.	0,140
		de magnésium.......	0,040
	Iodures..... / Bromures...	Alcalins ou terreux...	indices.
	Silicates....	silice........ / alumine........	0,120
	Azotates................		indices.
	Phosphate de chaux ou d'alumine.....		
	Matière organique azotée...........		0,070
	Principe arsénical, uni au fer sans doute.		
	Perte................................		
	Principes minéralisateurs......		2,941
	Eau pure.................		997,059
			1,000,000

SOURCES DU QUAI ET DU PRINCE OU DES BAINS.

			BAINS	QUAI
			grammes.	grammes.
Bicarbonates	de chaux. . .	}	0,940	0,080
	de magnésie..			
	de soude anhydre. . . .		0,160	0,170
Sulfates anhydres	de chaux.		1,260	1,250
	de magnésie. .	}	0,340	0,300
	de soude. . . .			
Chlorures alcalins et terreux.			0,140	0,160
Iodure sans doute.			»	5
Fer et manganèse, évalués.			0,005	0,005
Silice.				
Alumine.				
Sel de potasse.			0,310	0,320
Phosphate..				
Matière organique.				
Perte.				
Totaux.			3,155	3,185

L'eau des trois sources contient encore en proportions notables :

1° Le *Fluor*, découvert par Niklès.

2° La *Lithine*, reconnue par Grandeau.

Collard de Martigny, analysant avec un soin particulier les gaz contenus dans l'eau minérale de Contrexéville et les matières sédimenteuses qu'elle dépose à l'air libre, a constaté :

1° Qu'à zéro de température et sous une pression baro-

métrique de 0^m,77, cette eau contient environ les deux tiers
de son volume d'un gaz composé comme il suit :

Oxygène.	11
Azote.	30
Acide carbonique.	29

2° Que le dépôt ocracé, que l'on recueille sur les parois du
bassin et dans le lit du déversoir, contient pour une quantité
de 0^{gr},233 :

Peroxyde de fer.	0,038
Sable siliceux.	0,011
Sous-carbonate de chaux.	0,104
d° de magnésie. . . ⎱	
d° d'ammoniaque. . ⎰	des traces.
Sulfate de chaux.	0,071
Mousse.	0,007

MM. Chevalier et Gobley, chargés par l'Académie de médecine d'un travail sur les principales eaux minérales de
France au point de vue de leur teneur en arsenic, avaient
été les premiers à reconnaître dans l'eau qui nous occupe
l'existence de ce puissant agent médicamenteux. M. Chevalier s'exprime ainsi :

« J'ai vu que le résidu de l'évaporation de cette eau contient de l'arsenic, mais des traces seulement. Les eaux de
Contrexéville seraient, en raison de cette minime quantité,
un médicament homœopathique si l'arsenic ne jouissait pas
de propriétés aussi marquées ; mais je crois même que cette
petite quantité de matière toxique doit avoir de l'action sur
l'économie.

Plus récemment (6 mai 1867), M. J. Niklès, faisant part à

l'Académie impériale de médecine de la découverte qu'il venait de faire d'un nouvel agent chimique, le *fluor*, dans un petit nombre d'eaux minérales, disait ce qui suit :

« J'en ai trouvé en quantités sensibles à l'état de fluorures, dans l'eau de Contrexéville ; elle en contient bien plus que celle de Plombières... Le fait de la présence des fluorures dans des eaux minérales qui jouissent d'une réputation aussi bien méritée me semble de nature à appeler l'attention des médecins sur les propriétés de ces combinaisons, propriétés non encore étudiées, bien qu'on sache qu'elles ne sont pas toxiques. »

Tel est le dernier mot des sciences physiques et chimiques sur la composition intime de l'eau minérale de Contrexéville ; mais est-ce bien en même temps le dernier mot des propriétés remarquables de ce salutaire agent médicamenteux ? Je réponds sans hésiter que toutes ces révélations analytiques, fort utiles comme éléments de présomptions, sont loin de justifier, dans leur multiplicité et surtout dans leur intensité, les effets curatifs qui se font journellement observer auprès de ces bienfaisantes sources, et, remettant à l'ensemble de ce travail le soin d'en faire naître la preuve, je me bornerai pour l'instant à reprendre un à un chacun des éléments de ces analyses, dont j'apprécierai isolément la valeur au point de vue des notions thérapeutiques admises en médecine.

1° *L'eau de Contrexéville verdit légèrement le sirop de violette. Elle est très-modérément alcaline.*

S'il fallait imputer à l'alcalinité chimique les mérites du traitement par l'eau que nous étudions, il serait logique de la classer sous le même titre médical que l'eau alcaline par excellence , que l'eau de Vichy en un mot, dont elle ne serait en quelque sorte que la copie réduite et effacée.

Cette interprétation, qui ne serait que spécieuse au point de vue chimique, devient complétement erronée au point de vue de l'observation médicale. Je me contente actuellement d'affirmer et je prouverai dans la partie médicale de cet ou-ouvrage :

Que l'eau de Contrexéville et l'eau de Vichy, loin d'être des analogues douées de propriétés similaires et ne différant que par leur intensité d'action médicamenteuse, présentent au contraire des dissemblances notables et même des oppo-sitions absolues dans leurs modes d'agir ;

Que non-seulement il y a lieu d'attribuer à chacun de ces deux modes thérapeutiques un groupe bien distinct de ma-ladies, mais encore qu'une même maladie étant donnée, la gravelle ou la goutte par exemple, il se présente telles con-ditions d'époque, de nature, de forme, de degré de l'affec-tion, d'état dynamique et d'aptitudes organiques du sujet affecté, qui réclament la fréquentation de Vichy à l'exclusion de celle de Contrexéville, ou le choix de Contrexéville et l'ex-clusion de Vichy, ou même la fréquentation alternée des deux établissements ;

Qu'en un mot et pour concentrer en une seule notion ra-dicale les dissemblances spécifiques de ces deux modes de traitement, Contrexéville restitue leur acidité normale aux urines devenues neutres ou alcalines, tandis qu'au contraire Vichy tend à leur imposer, leur impose même sa propre al-calinité.

2° *L'eau de Contrexéville contient environ les deux tiers de son volume d'un mélange gazeux formé par l'acide carbonique, par l'azote et par l'oxygène.*

L'azote est un gaz inerte ; l'oxygène est un puissant agent

d'incitation vitale ; l'acide carbonique stimule l'activité fonctionnelle des organes digestifs et de l'appareil urinaire.

Il y a bien là quelque chose comme un rudiment des qualités saillantes de nos eaux; on pourrait avec ces données leur constituer un assez riche actif médical; mais qu'on serait loin encore, prenant pour base cette notion, de pouvoir soupçonner la nature et l'étendue de leurs propriétés curatives. Rien n'est plus commun, rien n'est plus banal que cette teneur gazeuse naturelle ou artificielle; or rien ne l'est moins que l'efficacité de l'eau minérale qui nous occupe.

3° *De* 1000 *grammes, soit* 1 *litre d'eau, on retire par l'évaporation moins de 3 grammes de principes fixes minéralisateurs.*

Ce chiffre est plus élevé que celui de certaines eaux minérales ; moins élevé que celui de certaines autres ; mais on n'en peut conclure ni à la supériorité ni à l'infériorité d'action d'aucune de ces eaux.

Les 3 grammes de principes minéralisateurs se décomposent ainsi :

A. Bicarbonates,
    de chaux,
    de magnésie,
    de soude,
    de fer et de manganèse,
    de strontiane. 1,101

C'est bien aux bicarbonates de potasse et surtout de soude que sont attribuées les propriétés thérapeutiques de l'importante famille d'eaux minérales dont Vichy occupe le premier rang ; mais dans celle-ci, ces sels jouent le rôle dominant et en quelque sorte exclusif, tandis que dans l'eau de Contrexéville ils ne figurent qu'en proportions inférieures, et associés en outre à d'autres principes relativement plus abondants et d'une action médicamenteuse toute différente : je l'ai déjà dit, du reste, et j'aurai l'occasion d'y revenir, parce que cette observation est de toute importance : les effets immédiats non plus que les résultats ultimes de la cure suivie près de nos sources ne se rapportent nullement à une saturation bicarbonatée sodique des liquides de l'économie vivante.

B. Sulfates anhydres,
de chaux,
de magnésie,
de soude,
de potasse.. 1,570

A ce groupe pourraient se rapporter plus spécialement les propriétés purgatives, très-prononcées comme nous le verrons plus tard, de l'eau de Contrexéville ; mais ce n'est pas dans ce fait d'une purgation plus ou moins abondante que se trouve à beaucoup près l'explication des effets et des résultats du traitement. En outre, les sulfates de potasse, de soude et de magnésie ne figurent que pour un quart dans ce poids de 1,770, dont les trois autres quarts appartiennent au sulfate de chaux. Or ce sel ne participe en rien aux propriétés purgatives des trois autres ; seulement il semble réclamer une attention toute particulière quand on se rappelle que les matières calciques ont de tout temps formé la base d'une foule de préparations préconisées contre la goutte ou la gravelle, et entre autres du fameux secret acheté à mademoiselle Stephens par le gouvernement anglais comme chose d'utilité publique : mais combien n'existe-t-il pas d'eaux sulfatées calcaires plus abondamment pourvues encore que celle-ci, et qui, loin d'en égaler les vertus curatives, sont au contraire tenues en suspicion.

> *C.* Chlorures,
>   de sodium,
>   de potassium,
>   de magnésium. 0,180

A peine à ces faibles doses peut-on rattacher quelques présomptions d'effets laxatifs et toniques. Ce n'est certes pas en ces sels que gît la solution du problème dont nous cherchons les éléments.

> *D.* Iodures, bromures,
>   alcalins et terreux.. . . . . traces.

C'est bien peu, mais c'est, à quelque différence infinitésimale près, la part des eaux minérales les plus dissemblables; et que gagneraient nos eaux à ce que ce chiffre se trouvât augmenté? elles pourraient lutter, sur leur terrain spécial, avec les eaux de Saxons, de Marlioz, d'Uriage, etc.; mais ce ne serait qu'en cessant d'être elles-mêmes, c'est-à-dire le spécifique le plus certain des maladies du système urinaire.

> *E.* Silice, alumine. 0,120

Ce sont là des agents chimiques très-peu prisés par les médecins et très-peu recherchés par les hydrologues. Peut-être devrions-nous plus que personne leur tenir compte de la propriété reconnue aux silicates de disssoudre avec facilité l'acide urique et ses composés, produits essentiels des affections goutteuse et calculeuse; mais si l'eau de Contrexéville possède cette propriété, elle en possède bien d'autres encore et de plus importantes.

> *F.* Azotate,
> Phosphate de chaux ou d'alumine,
> Matière organique azotée de l'humus.
> Principe arsénical uni au fer,
> Nickel et cobalt.   0,070
> Fluor, selon M. Niklès.

Le fer, l'arsenic, le fluor sont les seuls articles dignes d'attention de cette série.

Le *fer*, que nous avions déjà trouvé au nombre des bicarbonates, en compagnie du manganèse, son similaire, se montre ici une seconde fois combiné avec l'arsenic, et semblerait même mériter un chiffre plus élevé, si l'on en juge par la nature et par l'abondance des dépôts que l'eau de Contrexéville abandonne à l'air libre. Là, comme dans tous les composés thérapeutiques dont il fait partie, il crée des propriétés toniques et reconstitutives; et tel est bien en effet l'un des mérites de cette eau; mais cet élément lui est commun avec une foule d'autres plus spécialement réputées ferrugineuses, qui tonifient comme elle, qui rendent comme elle au sang appauvri son principe dynamique essentiel, et on attendrait vainement de leur emploi les effets particuliers que produit celle-ci sur les émonctoires de l'économie, reins, foie, intestins.

Par une heureuse concordance, plus facile à constater qu'à expliquer, et qui suffirait à illustrer l'eau minérale que nous étudions, elle produit pour effets premiers des évacuations humorales surabondantes, et pour résultat ultime une réhabilitation tonique de l'organisme. On ne peut douter que le fer entre pour beaucoup dans ce résultat ; mais il est accompagné d'autres phénomènes très-importants qui ne sauraient lui être attribués.

L'*arsenic* est noté à doses infinitésimales ; ce n'est qu'à ce prix qu'un agent d'une telle énergie peut figurer avec toute sécurité dans un composé médicamenteux ; il n'a pas besoin d'être plus abondamment dosé pour produire les puissants effets qu'en obtient journellement la pratique médicale ; mais s'il est tout à fait en situation dans les eaux minérales spécialement affectées au traitement des névroses, des affections de la poitrine et de la peau, il ne peut être regardé que comme un accessoire dans la médication toute différente qui nous occupe.

Je traiterai de la *lithine* dans un chapitre spécial à la fin de ce volume.

Le *fluor*, trouvé pour la première fois par M. Niklès, à l'état de fluorure sans doute, offre plus d'intérêt pour le géologue que pour le médecin qui n'en tira jamais aucun service. Son action connue sur les matières vitreuses pourrait bien n'être pas étrangère à ce fait, maintes fois remarqué par moi ou par d'autres, que les verres dont nos hôtes se servent à la source de la buvette, finissent par s'user et se dépolir après un certain temps de service ; mais cet autre fait bien plus intéressant, affirmé par un grand nombre d'observateurs et dont j'ai moi-même été maintes fois témoin, en un mot, l'usure, l'érosion de certains calculs urinaires rendus par des malades pendant la durée ou à la suite de leur cure hydrominérale, serait-on admis, même à condition des plus grandes réserves, à le rattacher aux mêmes causes, à lui donner pour explication ces propriétés spéciales du fluor ou plutôt de l'acide fluorhydrique? Je me propose de faire à ce sujet des recherches de laboratoire sur les calculs urinaires que la prochaine saison hydrominérale ne peut manquer de mettre à ma disposition; mais je dois dire par avance que les actions chimico-vitales bien comprises de l'eau de Contrexéville peuvent, sans qu'il y ait besoin de faire intervenir le fluor, suffire à expliquer cette désagrégation réelle de certaines concrétions calculeuses, sur laquelle je reviendrai dans la suite de ce travail.

Maintenant qu'il nous est démontré que l'analyse chimique des eaux de Contrexéville est loin de contenir le dernier mot de leur puissance curative, devons-nous le demander aux influences très-spécieuses, mais non moins hypothétiques, de l'électricité, de l'ozone, voire même du fatidique *nescio quid divinum?*

Qu'en raison des réactions chimiques dont elles sont le siége et des frottements qu'elles exercent contre les parois de leurs canaux souterrains, que par le fait même de leur imprégnation tellurique originelle, les eaux de sources profondes, et je ne dis pas seulement les eaux minérales, arrivent à la surface du sol douées d'une certaine tension électrique, il n'y a rien ici qui doive surprendre et qui ne soit selon les données admises dans la science; ce fait n'en resterait pas moins très-probable alors même qu'il ne pourrait pas être démontré expérimentalement par nos méthodes électro-métriques insuffisantes. Mais qu'a de commun ce phénomène général et uniforme avec les actions médicamenteuses si diverses, si spéciales, si individuelles en un mot de nos principales sources minérales? Vous pouvez dans certaines journées orageuses respirer à pleins poumons l'air ambiant surélectrisé, vous pouvez boire à discrétion de l'eau que tout physicien saura saturer d'électricité; mais vous m'étonnerez beaucoup si vous obtenez ainsi, je ne dis même pas les effets spéciaux qui s'observent journellement aux sources de Contrexéville, mais seulement un semblant des soulagements et des guérisons dont la plupart de nos stations hydrominérales sont le théâtre habituel.

Que dire maintenant de l'*ozone*, qui n'est probablement qu'un état électrique particulier de l'oxygène atmosphérique? Je ne sache pas qu'on en ait constaté la présence dans l'eau minérale de Contrexéville, pas plus que dans aucune autre. A-t-on seulement en vue les conditions ozoniques de l'air qui se respire autour de nos sources, dans ce salutaire milieu épuré et avivé par les incessantes activités d'une puissante végétation? Je ne nie pas qu'il faille tenir grand compte de ces salutaires influences, quelle que soit la part qui en revienne à l'ozone; mais je conteste qu'elles puissent suffire, sans le concours de l'eau minérale, à produire les cures remarquables que nous observons à chaque nouvelle saison.

Nous attendrons d'ailleurs que les zélateurs de ce nouveau fétiche médical, qui a nom ozone, veuillent bien se mettre d'accord. N'avons-nous pas entendu les uns nous prédire l'invasion cholérique quand ce mystérieux agent s'éloigne de nous en compagnie des hirondelles; tandis que, d'après les autres, nous ne sommes jamais plus exposés aux sévices des épidémies, que lorsqu'il abonde dans notre milieu atmosphérique.

Devant cette insuffisance des explications chimiques et

physiques, faut-il nous réfugier, nous aussi, dans la naïve exclamation du médecin antique : *Nescio quid divinum!* il y a là un secret de Dieu !

Ce secret n'est pas, ne peut pas être dans la constatation qualitative et quantitative des principes minéralisateurs de cette eau ; il est bien plutôt dans leur combinaison intime, que l'analyste détruit loin de pouvoir en rendre compte ; il est le même que celui qui se rencontre dans l'étude du plus grand nombre des produits naturels. Qui pourrait prévoir *à priori* l'intervalle du graphite au diamant s'il n'avait sous les yeux que l'énumération et la pondération de leurs molécules intégrantes ? Qui pourrait refaire par la pensée les différences de l'œillet au souci avec la liste des matières trouvées dans leurs cendres réciproques par le chimiste qui les analyse ?

Ces déceptions de la science abstraite se font sentir bien plus vivement encore quand l'étude a pour objet les com-posés de nature, au point de vue de leurs influences sur les êtres vivants. Le plus savant des chimistes décomposant, pour les analyser, l'huile d'olive et l'huile de ricin, n'aurait jamais pu affirmer que celle-ci serait un purgatif énergique, que celle-là devait être une substance alimentaire anodine.

Le quinquina avait dès longtemps donné aux médecins les preuves de son efficacité tonique et fébrifuge, quand les chimistes y découvrirent la quinine, associée à un grand nombre d'autres principes élémentaires ; et celle-ci est bien loin d'ailleurs de représenter toutes les propriétés de l'écorce d'où elle est extraite : de même qu'une solution de sulfure de sodium est bien loin de reproduire l'efficacité des Eaux-Bonnes ; de même qu'une solution de bicarbonate de soude est bien loin d'équivaloir aux eaux de Vichy ; de même enfin qu'une combinaison multiple de sels calciques ne saurait en aucune manière égaler les salutaires propriétés de l'eau de Contrexéville.

N'acceptons donc le concours de l'analyse chimique que sous bénéfice de contrôle expérimental ; et comptons surtout, nous médecins, vous malades, sur l'observation attentive et raisonnée des effets thérapeutiques et des états sanitaires que produit le traitement mis en usage aux sources de Contrexéville.

A ce nouveau point de vue, en substituant ainsi l'analyse médicale à l'analyse chimique, tous doutes, toutes hésitations disparaissent : aux sources dont nous étudions les applications pratiques, nous sommes en possession de notions précises sur les éventualités immédiates et consécutives du traitement ; sur les sortes, sur les formes, sur les époques morbides auxquelles il convient spécialement.

Je vais donc exposer, le plus complétement et le plus exactement possible, tout ce qu'une longue et attentive pratique m'a appris des influences exercées par l'eau minérale de Contrexéville sur les divers organes et sur les diverses fonctions des sujets qui en font usage.

CHAPITRE III

ANALYSE MÉDICALE DE L'EAU MINÉRALE DE CONTREXÉVILLE

§ I. — SES INFLUENCES SUR LA CIRCULATION SANGUINE.

Au début de la cure, les vaisseaux sanguins, ceux de la surface cutanée aussi bien que ceux des cavités profondes, éprouvent une sorte de contraction spasmodique, qui s'indique par des sensations de froid, par de la pâleur, par une accélération des mouvements du cœur, quelquefois même par des palpitations.

Une réaction en sens inverse ne tarde pas à s'établir : le sang circule plus librement, la température du corps s'élève, les téguments se colorent, le sujet ressent un surcroît d'activité organique.

Cette excitation vasculaire est douce et modérée; je l'ai rarement vue atteindre les proportions de l'état fébrile, qui se fait observer sous les influences d'autres eaux minérales; elle est à souhaiter plutôt qu'à craindre, parce qu'elle contribue utilement à activer les forces et à favoriser les réactions salutaires de l'organisme. Toutefois, elle ne peut être ainsi bienfaisante qu'à condition de ne pas dépasser certaines limites, et elle exige une surveillance éclairée, pour peu surtout que le malade soit prédisposé aux congestions des organes importants ou aux affections du cœur.

§ II. — SES INFLUENCES SUR LE SYSTÈME NERVEUX.

Le premier effet produit sur ce système par l'eau prise en boisson est une excitation dynamique manifeste. Le sujet éprouve un besoin inusité de locomotion, qu'alternent des lassitudes et de l'insomnie; les plus susceptibles accusent des agitations nocturnes, quelquefois des crampes, et très-fréquemment des rêves et des entraînements érotiques.

Le calme nerveux se rétablit vers le milieu de la cure, ou même avant. Dès cette époque et longtemps encore après son retour dans ses foyers, le sujet se sent pourvu d'une activité et d'une vigueur inaccoutumées.

Nos hôtes habituels, ceux surtout qui ont atteint l'époque décroissante de leur carrière, rapportent à cette réhabilitation dynamique la meilleure part de leur reconnaissance pour la bienfaisante naïade : « A la suite de chacune de mes cures, je me sens leste et ingambe comme je l'étais à vingt ans ; j'éprouve le besoin de faire de longues promenades, de franchir des fossés ; je suis capable d'autres prouesses encore, auxquelles depuis longtemps j'avais renoncé par prudence. » Telles sont les phrases par lesquelles ils ne manquent jamais d'encourager les nouveaux venus.

Tel est bien en effet l'un des meilleurs titres de cette eau au traitement des maladies chroniques considérées à un point de vue général : nous ne parvenons à triompher de leur passive ténacité qu'à condition de susciter d'énergiques réactions nerveuses dans l'économie torpide et inerte du sujet.

§ III. — SES INFLUENCES SUR L'APPAREIL DIGESTIF.

L'eau minérale de Contrexéville a pour propriété dominante et en quelque sorte spécifique son extrême légèreté, sa facile digestion et son rapide transport vers les appareils des sécrétions et des excrétions humorales.

Il en est peu qui puissent être mieux tolérées, même par les malades doués des susceptibilités gastriques les plus exagérées; il n'en est pas que l'on parvienne à boire à des doses aussi élevées, sans aucuns risques ou plutôt au grand bénéfice du but que l'on poursuit le plus souvent.

Elle ne fait, pour ainsi dire, que traverser les premières voies, sans leur infliger aucune fatigue, et elle parvient, à peine changée et diminuée, aux principaux émonctoires du corps, reins, vessie, foie, gros intestin, qu'elle lave et qu'elle balaye, en même temps qu'elle les dote d'une énergie fonctionnelle toute nouvelle.

Le premier effet ressenti à ce point de vue est un notable accroissement de l'appétit et des aptitudes digestives. Quelques remords qu'ils en éprouvent, quelques reproches que leur en adresse le médecin, la plupart de nos buveurs, car telle est ici leur désignation spéciale, se laissent aller aux séductions des tables d'hôte, trop copieusement servies, il faut le dire. Dans beaucoup de cas, le résultat final de la cure serait plus favorable ou plus complet s'ils utilisaient au profit de leur santé, au lieu de gaspiller au gré de leur gourmandise surexcitée, cette salutaire stimulation de la plus importante de leurs fonctions organiques.

Toutefois, dût cet aveu diminuer l'autorité de mes conseils et de mes remontrances, je dois reconnaître que ces excès de régime alimentaire jouissent à nos sources d'une innocuité exceptionnelle. Tel de ces copieux mangeurs qui en toute autre circonstance expierait son intempérance par l'indigestion, par la crise néphrétique, par l'attaque de goutte, éprouve au plus quelque malaise gastrique, qui l'oblige à plus de sobriété, ce qui n'est pas un mal, mais qui diminue aussi sa tolérance pour l'eau minérale, ce qui est beaucoup plus fâcheux.

Mais ces abus peuvent être évités et cette restauration des organes digestifs a toujours lieu : outre que nos eaux se recommandent ainsi tout spécialement dans le traitement des maladies qui leur sont propres, on trouve dans ce fait l'un des nombreux et importants services qu'elles peuvent rendre aux calculeux et aux goutteux, chez qui ces organes sont toujours plus ou moins affectés.

Le foie n'est pas moins influencé que les premières voies par notre traitement. Ses fonctions, celles surtout qui se rapportent à la sécrétion et à l'excrétion de la bile, manifestent une activité peu ordinaire. Des évacuations alvines plus fréquentes, plus abondantes et plus liquides en sont la suite ; elles exhalent une odeur hydrosulfureuse des plus caractérisée ; leur coloration jaune, verte, brune, provient notoirement d'un copieux mélange de matières bilieuses. Elles produisent à l'anus des cuissons et du ténesme.

Très-souvent et presque toujours à l'insu du sujet, elles entraînent avec elles un certain nombre de petits corps lenticulaires ou ovalaires, lisses, aplatis, grisâtres ou brunâtres, gras et savonneux au toucher, durs à la surface, mous et comme plâtreux à l'intérieur, qu'il est facile de reconnaître pour des calculs biliaires.

J'ai recueilli en moins de quinze jours trois cents de ces concrétions, grosses comme des pepins de poire, chez une jeune dame des environs de Troyes, sujette depuis plusieurs années à des crises hépatiques de l'espèce la plus douloureuse, qui ne se renouvelèrent plus après une seule saison de nos eaux. Ces concrétions, dont je fis l'analyse, me parurent composées de matières animales, de cholestérine et surtout d'acide lithophélique, tous principes issus du foie et de la vésicule biliaire.

Simultanément et par une concordance d'effets qu'il est facile de comprendre, dans tous les cas où il existe de la jaunisse, les téguments perdent rapidement leur teinte morbide. Je ne fais que prendre note ici de cette précieuse propriété, trop peu connue, que possèdent nos eaux de diluer et de diriger vers les voies naturelles les matières biliaires concrétées dans la vésicule et dans les conduits du foie ou infiltrées dans les tissus du corps. Je me propose d'y revenir et d'y insister au chapitre des maladies hépatiques.

Le gros intestin est en outre le siége de phénomènes qui méritent de fixer un instant notre attention :

Le plus grand nombre de nos hôtes offrent les caractères de la pléthore veineuse abdominale du fait de leur constitution, de leur âge, de leurs habitudes de bien vivre, et aussi des états morbides spéciaux, dont ils ont subi pendant plus ou moins longtemps les atteintes. Quelques-uns sont ou ont été hémorroïdaires, du moins y sont prédisposés; il est peu

de femmes fortes et sanguines qui n'offrent aussi ces dispositions, pour peu que leur menstruation soit insuffisante
ou ait cessé de se manifester. Or voici ce qu'il advient
de ces états et de ces tendances sous l'influence de nos
eaux.

Au début et pendant les cinq ou six premiers jours de la
cure, les veines abdominales inférieures subissent une congestion, qui très-fréquemment donne lieu au gonflement
et à la saillie de quelques tumeurs hémorrhoïdaires, plutôt
gênantes que douloureuses. A cette courte phase d'excitation et de spasme succède bientôt une détente générale, qui
se fait surtout ressentir dans les régions du bas-ventre occu-
pées par le rectum, par la vessie, et chez la femme par l'utérus. La congestion veineuse cesse ou parfois se termine et
se juge par un écoulement sanguin très-modéré.

Cet incident particulier de notre cure mérite d'être pris en
très-sérieuse considération dans les cas nombreux où l'appel
du sang vers les parties basses est ce que nous pouvons tenter
de plus salutaire contre les habitudes congestives des organes
nobles. Je lui attribue la meilleure part des services que nous
rendons journellement aux malades affectés de congestions
cérébrales ou pulmonaires, de congestions lombaires simu-
lant les maladies des reins ou de la moelle, à ceux chez lesquels des hémorragies vésicales, même très-abondantes, ne
sont souvent que des déviations du flux hémorrhoïdaire, à
ceux enfin chez qui les organes abdominaux engorgés sont
le siége d'habituelles stases veineuses.

Dans toutes ces occurrences et dans d'autres encore, j'ai
souvent provoqué ou complété cette congestion et ce flux de
la partie inférieure de l'intestin en aidant aux actions de l'eau

prise en boisson par des douches chaudes de cette même eau dirigées sur l'anus.

Revenons maintenant aux propriétés purgatives que nous avons déjà signalées dans les eaux de Contrexéville à propos de leur action sur l'appareil biliaire. Nous y attachons d'autant plus de prix qu'il y a certainement là l'un de leurs meilleurs titres thérapeutiques.

Tant que le buveur s'en tient aux doses de quatre, six, sept verres par matinée, c'est-à-dire pendant les trois ou quatre premiers jours de sa cure, il n'éprouve aucun changement dans ses habitudes alvines ; souvent même il accuse un certain degré de constipation. A dater du cinquième jour, rarement plus tard, quelquefois plus tôt, les effets purgatifs se déclarent et prennent de jour en jour plus d'intensité. Ils ont évidemment pour siége, non-seulement l'appareil biliaire, mais encore le tube intestinal dans toute son étendue, comme en font foi les matières muqueuses et gazeuses expulsées en abondance en même temps que la bile. Il n'est pas rare que pendant douze à quinze jours le sujet compte de dix à douze selles copieuses par chaque matinée ; et, chose remarquable, loin d'en être affaibli, il éprouve parallèlement un accroissement progressif de bien-être et de forces.

Vers onze heures, le déjeuner succède à cette séance orageuse, et dès ce moment tout rentre dans l'ordre : le ventre reste calme et libre jusqu'au lendemain matin. Qu'il se prolonge jusqu'au terme de la cure ou qu'il cesse plutôt, et quel que soit son degré d'intensité, cet état de choses semble, je le répète, bien plutôt contribuer que nuire au réveil des forces générales et des activités organiques, qui accompagne et qui suit le traitement hydrominéral; c'est bien là, sans conteste, la purgation louable et légitime de nos anciens.

On alléguerait en vain la modicité pondérale des principes purgatifs portés à notre inventaire chimique pour mettre les effets que je viens de décrire sur le compte d'une indigestion que produirait l'eau minérale, habituellement prescrite à des doses très-élevées. Je répondrais que tout ce qui se fait observer à ce sujet se rapporte de toute évidence à une purgation active du meilleur aloi : la nature des matières évacuées, la persistance et même l'accroissement du bien-être du sujet, le résultat final de la cure qui ne manque guère d'être une amélioration ou une guérison, qu'on ne pourrait comprendre ni expliquer dans la supposition que je combats; cette observation enfin, maintes fois vérifiée par moi ou par d'autres, que l'abondance et la fréquence des excrétions alvines ne sont pas en rapports obligés avec les quantités d'eau ingérée; qu'ainsi il est tels malades qui sont copieusement évacués aux doses de six, sept, huit verres, et cessent de l'être à des doses plus élevées; qu'il en est même qui, sous mes yeux et malgré mes avis, ont pu atteindre un chiffre exagéré de trente verres dans la matinée, sans provoquer les effets de la purgation qui nous occupe.

Notre eau reste toujours la même, mais nos hôtes varient. Ils apportent à la source des dispositions particulières, propices ou rebelles à son action évacuante. Il en est qui utilisent exclusivement au profit de leur appareil urinaire leurs libations, quelque copieuses qu'elles soient, et qui restent réfractaires aux influences purgatives en question; j'ai pour habitude de leur faire mêler quelques grammes de magnésie à leur ration d'eau minérale. Il arrive presque toujours, en procédant ainsi, que d'une part ils obtiennent le résultat désiré avec des doses très-minimes de magnésie, que d'autre part la purgation, ainsi mise en jeu, se continue très-abondante même pendant toute la suite du traitement, quoique dès son apparition le malade ait renoncé à l'addition que je viens de mentionner.

Ces observations concourent à prouver que nos eaux agissent d'une tout autre manière que les substances employées à titre de purgatifs par la médecine ordinaire. Tandis que celles-ci ne produisent les effets qu'on en attend qu'à certaines doses, et parce que leur contact insolite provoque une perturbation momentanée du système digestif, celles-là, douées d'une action topique des plus anodine, ne suractivent les sécrétions et les excrétions de ce système que d'autant qu'elles en rehaussent la tonicité organique et l'activité fonctionnelle.

En 1849, j'occupais à Alger le poste de médecin en chef des hôpitaux civils; je fus atteint d'une fièvre gastro-entérique de très-mauvaise nature. Ma convalescence fut longue et difficile; j'eus surtout à souffrir d'une constipation absolue, qui résista pendant quatorze jours consécutifs à l'emploi varié des purgatifs les mieux famés; j'étais astreint à une diète rigoureuse. Dans la matinée de l'un de mes plus mauvais jours, ma petite famille s'installa, pour déjeuner, auprès de mon lit; je tentai malgré les protestations vives de tout le monde l'aventure d'une première et même d'une seconde pomme de terre bouillie. J'obtins, instantanément en quelque sorte, le résultat que m'avaient refusé les purgatifs, et de ce moment data la régularisation complète de mes fonctions alvines.

Cet épisode n'est pas aussi hors de situation qu'on pourrait le croire à première vue ; il traduit en fait l'idée que je portais dans l'esprit, en cherchant à définir l'action purgative de l'eau de Contrexéville, idée que je puis maintenant exprimer par les deux propositions suivantes :

La vraie médecine est celle qui s'aide des ressources naturelles de l'organisme au lieu de les violenter ;

L'eau minérale la plus salutaire est celle qui fait naître des crises spontanées et qui ne les impose pas quand même par les irrésistibles agressions de ses composés chimiques.

§ IV. — SES INFLUENCES SUR LES VOIES URINAIRES.

C'est sous ce titre que se trouvent les mérites les plus recommandables et les plus spéciaux de l'eau minérale dont nous poursuivons l'étude médicale ; nous ne saurions donc analyser avec trop de soin tout ce qui s'y rapporte.

Pour qui n'a pas été témoin de l'une de ces séances, qui pendant la belle saison se renouvellent tous les matins à la source du Pavillon, il est difficile de comprendre quelles prodigieuses quantités de liquide peuvent en un temps donné, aussi court, passer à travers la filière urinaire. Quelques minutes seulement séparent l'ingestion du premier verre d'eau de son expulsion par cette voie spéciale. On ne se douterait guère que, pour en arriver là, il lui a fallu cheminer soit par le long parcours de la circulation générale, soit par des vaisseaux spéciaux plus directs, des cavités digestives aux deux reins, de ceux-ci à la vessie par les urètères, ces deux conduits si allongés et de calibre si ténu, enfin de la vessie, où il a dû séjourner un certain temps, au canal de l'urètre et de là au dehors. De quart en quart d'heure, le buveur remplit et vide son verre douze fois, et même plus s'il s'agit d'un insoumis ou d'un enthousiaste. Par chaque verre, c'est une ou deux fois qu'il est contraint de se déboutonner d'urgence; de guerre lasse, il en vient à ne plus se reboutonner. Pendant l'intervalle d'une heure, qui sépare sa dernière rasade de son déjeuner, il court encore deux ou trois fois aux guérites; puis il rentre dans le calme jusqu'à la séance du lendemain.

Sous ces influences, des sensations de fatigue plutôt que de douleur sont éprouvées dans les régions lombaires, dans le bas-ventre et dans les bourses. Sauf les cas de maladies spéciales de ces organes, sur lesquels nous reviendrons plus tard, le sujet se plaint bien plus de ses jambes que de sa vessie; il semble que par une sorte de grâce d'état, qui ne peut s'expliquer que par les influences toniques de cette eau, le reservoir urinaire se trouve protégé des irritations et des spasmes que lui infligerait en toute autre circonstance cette intempérie fonctionnelle.

Si l'on mesure comparativement le liquide qui est rendu avec celui qui a été bu, on trouve, comme je l'ai maintes fois constaté, que celui-là dépasse celui-ci en volume. Si l'on tient compte en outre des portions notables de la boisson qui ont pris une autre direction, qui sont allées se mêler aux liquides intestinaux, à la sueur, au mucus des bronches, etc., etc., on est contraint, pour expliquer ce surcroît, d'admettre une notable suractivation du travail fonctionnel des reins, ces deux puissants émonctoires, qui ont pour mission de soutirer sans cesse de notre économie les résidus solides et liquides abandonnés par nos divers tissus, que renouvellent, en quelque sorte molécule à molécule, des mouvements incessants d'assimilation et de désassimilation.

Pour l'étude que nous poursuivons et dont chaque détail bien compris est un nouveau trait de lumière au profit du traitement, il n'est pas moins intéressant de scruter les qualités que les quantités des produits urinaires rendus sous les influences de l'eau minérale. A cet autre point de vue, soit que l'on se borne à un simple examen, soit que l'on ait recours aux procédés de l'analyse chimique, on constate les faits suivants, d'où ressortent des notions du plus haut intérêt pour le diagnostic et pour le traitement des maladies, non-seulement de celles qui affectent spécialement les organes urinaires, mais encore d'une foule d'autres.

L'urine, qui présente à peu près ses caractères normaux après les trois ou quatre premiers verres bus par le sujet, manifeste, à chaque mixtion nouvelle, un mélange d'eau minérale de plus en plus abondant ; il vient même un moment où cette dernière se retrouve à peu près sans altération et presque sans mélange dans le produit. On peut conclure de là que le rinçage des réservoirs et des conduits de l'urine a été des plus énergiques et des plus complets ; on acquiert en outre la certitude qu'à un moment donné l'eau minérale a traversé et baigné tous ces tissus et toutes ces membranes sans avoir subi aucune altération préalable, investie par conséquent de la plénitude de ses actions bienfaisantes.

Ce n'est pas tout. Au cours d'affections variées, on trouve mêlés à ces urines un certain nombre de substances et de corps, dont l'expulsion apporte des renseignements précieux et des résultats curatifs plus précieux encore. Tels sont le

mucus, le pus , le sang, les débris organisés de fongosités ,
de polypes, d'hydatides, les sables, les graviers, les calculs et
leurs fragments.

1° *Le mucus.* — Nul n'ignore que de la profondeur des
reins au méat urinaire, s'étend une membrane muqueuse
qui tapisse successivement les bassinets (réservoirs des deux
reins), les uretères (canaux qui s'étendent de ceux-ci à la
vessie), la vessie (réservoir général de l'urine), et finalement
l'urètre (canal par lequel s'effectue l'évacuation). Cette
membrane muqueuse, de même que celle qui revêt les
fosses nasales, les bronches, l'intestin et toutes les cavités
ouvertes au dehors, produit sans cesse un liquide ténu, transparent, filant, nommé mucus, qui, dans l'état de santé, ne
s'aperçoit pas dans le produit urinaire, où il reste exactement
dissous, mais auquel les troubles divers du système urinaire
impriment des caractères tout différents.

De soluble, ténu et transparent, il devient insoluble,
opaque, compacte; il forme des agrégats glaireux, filamenteux, membraniformes, qui encrassent et obstruent les cou-
loirs de l'urine, qui servent de trame aux concrétions lithiques
d'où se forment les graviers, les calculs et la pierre; qui séjournent enfin dans le bas-fond de la vessie où ils déterminent
des fermentations et des décompositions dangereuses à divers
points de vue.

Ces multiples altérations de la matière muqueuse caractérisent tout particulièrement l'affection catarrhale et surtout celle de la vessie, l'une des maladies qui se groupent le
plus fréquemment et avec le plus de succès autour de nos
sources : peut-il se concevoir rien qui, mieux que le courant rapide et abondant que je viens de décrire, puisse dé-

layer, désagréger, entraîner au dehors ces matières compromettantes? On les trouve en effet modifiées de cette façon dans les urines du buveur, et il n'est pas rare qu'elles disparaissent totalement vers la fin de la cure.

2° *Le pus*. — Tout ce que nous venons de dire de la matière muqueuse pourrait se répéter de la matière purulente. Le mélange successivement plus abondant de celle-ci à celle-là indique les degrés plus avancés de l'affection catarrhale ; il peut se rapporter à des états organiques plus profonds encore, abcès ou ulcérations de provenances diverses ; même dans ces occurrences plus graves, il y a tout à espérer de la puissance curative de nos eaux : outre les effets mécaniques en quelque sorte que nous venons de mentionner, elles produisent des actions détersives et cicatrisantes, qui dans des cas, jusque-là restés rebelles aux ressources ordinaires de la médecine, ont suffi à produire des cures imprévues sous les yeux de nombreux observateurs.

3° *Le sang*. — On le trouvé mêlé aux produits urinaires sous deux états différents : il est dissous dans le liquide et il se reconnaît à sa couleur spéciale ; ou bien il forme des caillots d'autant plus volumineux et plus colorés qu'ils proviennent de la cavité vésicale et surtout de son col, d'autant plus divisés et incolores qu'ils sont issus plus profondément des reins et des uretères. Ces concrétions fibrineuses sont énergiquement désagrégées et chassées des voies urinaires par l'action de l'eau minérale ; mais il y a dans l'hématurie, ou pissement de sang, autre chose que la gêne matérielle produite par des substances concrètes. Un praticien expérimenté peut seul rattacher ces formes variées à leurs causes

spéciales, préciser le siége et la nature de l'écoulement hémorragique. Il est tel de ces cas où il ne peut que se féliciter de voir cette eau bue en abondance diluer et entraîner
dans son courant des agrégats sanguins trop volumineux,
trop denses et trop persistants; vider et détendre des veines
variqueuses, qui obstruaient par leurs saillies le détroit vési-
coprostatique; laver et déterger la surface sanguinolente
d'une ulcération; provoquer la rupture et l'évacuation d'un
abcès. Il est tels autres cas où l'hématurie lui fait juger que
quelque gravier dur et anguleux, que quelque calcul volumineux cheminent difficultueusement à travers la filière urinaire, labourant les tissus au passage; ou bien qu'une vessie
stimulée par l'action dynamique du traitement se contracte énergiquement sur les surfaces naturellement irrégulières ou récemment usées et dépolies d'une pierre très-con-
sistante; ou bien encore que quelques tumeurs fongueuses,
polypeuses, cancéreuses même, le plus souvent situées dans
le bas-fond de la vessie et dans sa région prostatique, sont
provoquées à des exsudations sanguines plus souvent dangereuses que salutaires. Il y a là, on le comprend, des motifs bien divers d'insister sur l'usage de l'eau minérale, ou
d'en seconder les effets par des manœuvres chirurgicales ap-
propriées, ou bien d'en modérer ou d'en suspendre l'emploi.

4° *Fongosités, polypes, hydatides.* — Pendant les longues années de mon inspection et de ma pratique médicale
aux eaux de Contrexéville, j'ai vu rendre à plusieurs malades
des corps charnus, pyriformes, pédiculés, du volume moyen
d'un haricot, qui au premier aspect semblaient être des caillots sanguins décolorés et dans lesquels, après un examen
plus attentif, j'ai reconnu de véritables polypes celluleux,

détachés de quelque point des cavités urinaires et surtout des parois de la vessie, j'ai retrouvé des débris de tumeurs fongueuses mêlés aux produits urinaires complexes de sujets calculeux et catarrheux à un haut degré. Je conserve en outre dans mes notes deux observations très-remarquables d'hydatides développées dans les reins selon toutes probabilités, et qui furent expulsées sous l'influence de la cure. Dans l'un de ces deux cas, le sujet, qui avait trouvé, à diverses époques, dans ses urines de petites hydatides sphéroïdales, opalines, ressemblant beaucoup à des grains de raisin blanc de petit volume, rendit sans beaucoup de difficultés une épaisse membrane organisée, formée de deux feuillets, à la surface desquels se remarquaient de nombreux vaisseaux sanguins, dont les dimensions étaient telles qu'elle recouvrait toute la largeur de la paume de la main, et qui me parut être le kyste lui-même où s'étaient formées jusqu'alors toutes les hydatides observées.

4° *Sables, graviers, calculs.* — Nous touchons aux plus puissants effets en même temps qu'aux plus heureux résultats de la cure par les eaux de Contrexéville ; faisons en sorte d'être aussi complets que possible dans leur étude analytique.

Il est des sujets qui, venus à la source de la Buvette pour d'autres motifs que la gravelle ou la goutte, ne sont pas, ne sont plus ou même n'ont jamais été exposés à remarquer des matières sédimenteuses dans leurs produits urinaires. Dès les premiers jours de leur saison, ils ne manquent guère d'être frappés par l'apparition plus ou moins abondante de corpuscules pulvérulents ou cristallisés, de couleur rouge briquetée, accompagnés d'un nuage muqueux très-léger, très-ténu, qui restent épars dans le liquide urinaire pendant quelques minutes après son émission, et finissent bientôt par se réunir en un groupe distinct au fond du vase de réception. Ce sont tout autant de cristaux d'acide urique, et l'urine qui leur sert de véhicule rougit plus fortement le papier bleu de tournesol, ou, en d'autres termes, est plus acide qu'elle ne l'était avant l'usage de l'eau minérale. Ce fait serait-il en contradiction avec les vertus salutaires de nos sources, et leurs adversaires, s'il en existe, pourraient-ils les accuser de pousser leur aveugle activité jusqu'au point de produire de toutes pièces la gravelle qu'elles devront faire disparaître à la suite ?

L'un des praticiens les plus justement renommés de la capitale, le docteur Arnal, médecin consultant de l'Empereur, cherchait un jour, avec la verve spirituelle qui le caractérise, à nuancer par cette paradoxale objection le bleu d'azur par trop uniforme d'une réunion de nos buveurs, qui exprimaient à l'envi leur satisfaction et leurs espérances. Je répondis aux spécieuses objections de ce bienveillant confrère par l'explication suivante, qu'il sanctionna par son approbation, et que, dans une publication récente, il a lui-même donnée comme l'expression réelle des faits dont il a été, à plusieurs reprises, le témoin.

Je répondis donc : Les reins ont pour fonction essentielle d'extraire de notre économie, sous forme d'acide urique et surtout d'urée, les matières excrémentitielles que fournit sans interruption le travail de désassimilation de nos solides et de nos liquides : toute stimulation des reins a pour résultat immédiat l'accroissement de ces actes d'élimination et pour résultat final une rénovation organique salutaire. Ainsi en est-il de l'appareil biliaire soumis à cette même incitation fonctionnelle qui constitue l'une des meilleures propriétés de nos eaux ; le foie est conduit à tirer plus abondamment de nos liquides vivants les principes constitutifs de la bile, et l'excrétion plus copieuse de celle-ci justifie sa légitime opportunité par le mieux être que ressent le sujet, par les changements favorables qui se manifestent dans son état sanitaire ; rien ne s'oppose donc à ce que, désignant le dernier fait par l'expression de purgation bilieuse de bon aloi, nous prenions celui qui nous occupe pour une purgation urique de non moins bon aloi. Or si l'on veut se rappeler que, pour tous les auteurs médicaux, la génération de la goutte et surtout de la gravelle se relie à une surabondance de principes uriques dans notre économie, on reconnaîtra que rien n'est plus propre à prévenir et à guérir ces affections et leurs nombreuses variétés que l'élimination urique supplémentaire dont nous cherchons le sens et la portée.

Le plus souvent, au lieu des sujets qui ont donné lieu aux remarques précédentes, nous observons à nos sources des calculeux, des goutteux, des rhumatisants, en un mot la nombreuse tribu de ceux qui rendent d'habitude des urines sédimenteuses. Selon que les matières déposées de l'urine sont blanches ou de couleur plus ou moins foncée, elles répondent à deux groupes morbides bien différents l'un de l'autre, sur lesquels nous insisterons ultérieurement, mais que pour le moment nous nous contenterons d'étudier au point de vue des actions directes et immédiates de la cure.

Comme on pourrait le prévoir par ce qui précède, les sédiments rouges habituels chez ces malades sont notablement accrus dans les quatre ou cinq premiers jours de la saison ;

les urines de la nuit, celles où ne se retrouve plus le mélange d'eau minérale, sont plus colorées et plus acides ; bientôt et un peu plus chaque jour, l'urine, qui devient plus abondante, plus aqueuse, moins dense, moins acide, charrie de moins en moins et finit par ne plus faire de dépôt.

Quant aux sédiments blancs, ils se comportent à nos sources d'une manière relativement inverse : les urines qui les accompagnent, généralement abondantes, décolorées, laiteuses, à peine acides ou même alcalines, deviennent successivement plus transparentes, plus colorées, plus acides ; les dépôts s'atténuent et disparaissent ; parfois même ils sont remplacés par des sédiments rouges, passagers indices du rétablissement complet de l'acidité normale.

Pour comprendre ces résultats en apparence contradictoires, pour admettre avec nous ou plutôt avec les faits observés qu'ils puissent être également salutaires et résulter d'une seule et même médication, il est indispensable d'invoquer les notions suivantes, que nous aurons l'occasion de développer avec plus de détails.

Les urines trop acides laissent déposer des produits uriques, oxaliques, matières basiques des sables, des graviers et des calculs colorés.

Les urines neutres ou alcalines charrient des phosphates insolubles, bases des sédiments et des concrétions de l'espèce blanche.

Les urines modérément acides seules sont en état de tenir en dissolution les uns et les autres de ces produits, au lieu de les laisser déposer.

Or c'est bien en ramenant du plus au moins ou du moins au plus les liquides urinaires à cet état intermédiaire entre l'excessive acidité et l'alcalinité, que procède l'eau minérale de Contrexéville, supérieure sous ce point de vue à celle de Vichy, qui n'obvie qu'au premier de ces deux états, qui risque même de lui substituer l'état alcalin, dont nous venons de signaler les fâcheuses influences, d'accord en cela avec les auteurs les plus recommandables.

Les graviers et les calculs, qui ne sont que des sédiments agrégés en proportions plus ou moins grandes, reconnaissent les mêmes causes et ces causes sont modifiées par les mêmes influences ; il suffit donc de ce qui précède pour comprendre tout ce que peuvent les eaux de Contrexéville pour prévenir et faire cesser les désordres fonctionnels d'où dérive la production calculeuse. Nous y reviendrons d'ailleurs avec plus de développements. Il nous reste, pour le moment, à étudier ce qui a lieu quand le courant aqueux, que nous connaissons, rencontre sur quelques points des voies urinaires une ou plusieurs concrétions stationnaires.

Des signes certains prouvent tout d'abord, comme on aurait pu le prévoir, que, sous l'influence de cette énergique pression mécanique exercée de dedans en dehors, les conduits membraneux, étroits mais élastiques des uretères et de l'urètre, subissent une notable dilatation, en même temps que les réservoirs contractiles des bassinets et de la vessie acquièrent une plus grande énergie propulsive. La vigoureuse projection du jet urinaire ; l'accroissement successif de son volume ; la migration de plus en plus prompte, de moins en moins douloureuse des calculs ; l'expulsion sinon facile au moins effective de certaines de ces concrétions, depuis longtemps stationnaires pour cause de trop fortes proportions ; tous ces faits et d'autres encore, qui se présenteront dans la suite de cette étude, mettent hors de doute la réalité en même temps que l'excellence des deux actions mécanique et vitale que je viens d'analyser.

Ce n'est pas sous d'aussi heureuses influences que commence la cure, je l'ai déjà dit ; aux premiers jours elle produit généralement une sorte d'astriction spasmodique, d'effets tout opposés, mais heureusement transitoires. C'est en moyenne vers le cinquième ou sixième jour que survient la détente et que s'établit le nouvel ordre de choses ci-dessus décrit. Il ne fait plus que se développer dans toute la suite du traitement ; il persiste même à la suite, car de nombreux buveurs, qui revenaient pour la seconde ou la troisième fois à la source, m'ont remis des calculs, presque toujours très-volumineux, dont l'expulsion, provoquée selon toutes apparences pendant toute la saison précédente, ne s'était terminée que quelques jours ou même quelques mois plus tard.

Certains calculs adhèrent au tissu tubulaire des reins ou restent enclavés dans quelque cavité accidentelle produite le plus souvent par une dilatation partielle des bassinets, des uretères ou même de l'urètre. Dans de telles conditions d'immobilité, qui ont toujours duré un temps plus ou moins long, ces calculs ont généralement acquis beaucoup de volume : qu'y a-t-il à craindre ou à espérer de l'usage de nos eaux dans ce cas particulier ?

S'il m'est permis de tirer des déductions motivées des nombreuses observations recueillies par mes prédécesseurs Bagard, Thouvenel, Mammelet ; de celles très-nombreuses aussi qui se sont produites sous mes yeux pendant neuf années consécutives, je n'hésite pas à répondre, faisant toutes réserves au sujet des calculs ou pierres de la vessie, qu'il y a souvent à espérer une guérison, et qu'on ne doit jamais redouter un fâcheux résultat pour peu que la marche du traitement soit surveillée avec quelque prudence.

Tantôt l'eau absorbée en abondance parcourt la filière urinaire sans atteindre, sans tirer de son immobilité le calcul, qui laisse libre une partie ou même la totalité du calibre des conduits, et le pis aller est que le sujet ne rapporte de Contrexéville qu'une amélioration sanitaire partielle au lieu d'une guérison décisive.

Tantôt il se produit, sous l'influence du traitement, des crises plus ou moins douloureuses, pendant lesquelles le corps étranger est poussé vers ses issues naturelles. Quand ces crises aboutissent à une expulsion, quelque pénibles qu'elles aient été, elles ne laissent qu'un souvenir heureux. Quand elles se terminent sans amener le résultat décisif, le malade a pour se consoler la certitude que son calcul est sorti de son immobilité, qu'il a progressé, et que par cela même il est entré dans une phase toute nouvelle de curabilité plus ou moins prochaine. Sa complète délivrance n'est presque toujours à dater de là qu'une question de persistance.

J'ai vu le fait que je vais rapporter se reproduire un certain nombre de fois sous mes yeux avec des circonstances similaires sinon identiques. Le sujet se présente pour la première fois à Contrexéville, n'ayant sur son mal que des notions très-incertaines et ne pouvant guère en préciser les origines ; il éprouve dans l'une des régions lombaires, le plus souvent dans celle de gauche, une douleur sourde, qui passe facilement à l'état aigu et se propage le long des flancs jusqu'à la vessie et même jusqu'aux bourses ; il est sujet à éprouver de la gêne, parfois même des épreintes pénibles

dans l'émission des urines ; celles-ci habituellement claires
se troublent accidentellement et charrient même de petits
graviers, dont la sortie ne s'accompagne d'aucun soulage-
ment. Il existe presque toujours un certain ébranlement de
la santé générale. La saison se passe sans autres incidents
remarquables que quelques réveils passagers des douleurs
lombaires aiguës ; quelques sédiments, des matières muqueuses et sanguinolentes se mêlent aux urines passagèrement aussi. Le malade a terminé sa cure sans résultats bien
décisifs ; il repart : nous le voyons revenir à la saison suivante
rapportant en triomphe quelque gros calcul, le plus souvent
unique, qu'il a rendu sans peine après un certain temps de
repos dans ses foyers.

Tel fut entre autres le cas de M. P..., employé supérieur
à l'administration de la ligne de l'Est. A la seconde visite
qu'il nous fit en 1859, il nous montra un calcul qui avait le
volume, la forme et la couleur d'un très-gros ergot de coq,
en même temps que la dureté du silex. Cette prodigieuse
concrétion rénale, l'une des gloires de Contrexéville, avait
été expulsée en moins de deux heures par les voies naturelles
peu de temps après le retour de M. P... dans sa famille. Sa
santé est restée parfaite depuis cette époque.

Les nombreux auteurs qui ont célébré les vertus lithotrip-
tiques de l'eau de Contrexéville ont répété, après Thouvenel,
qu'elles exercent une action dissolvante sur les concrétions
urinaires ; tous affirment, comme il le fait lui-même, avoir
été témoins de l'expulsion de calculs sensiblement usés,
ébréchés, décortiqués et même entièrement désagrégés ; mais
aucun d'eux ne s'explique sur les espèces chimiques qui ont
donné lieu à ces observations. Devant des assertions aussi

recommandables, devant une tradition locale plus affirmative encore, je m'imposai, dès la première année de mon inspection, la tâche de vérifier par l'expérimentation directe et par l'analyse attentive des faits dont je serais le témoin, s'il y a là une erreur, une illusion ou une vérité du plus haut intérêt; or voici les résultats auxquels je suis arrivé :

J'ai d'abord introduit dans des flacons remplis d'eau minérale, d'une part des sables uriques, d'autre part des sables phosphatiques. Quelque temps que j'aie mis à attendre les effets de cette expérience, je n'ai rien remarqué dans les uns ni dans les autres de ces flacons que n'eût pu produire de l'eau ordinaire.

Les résultats ont été tout aussi négatifs avec des calculs uriques, oxaliques, phosphatiques, à écorce dure.

Avec des concrétions phosphatiques, non cristallisées mais confuses, peu consistantes, d'aspect plâtreux, amalgame récent de particules lithiques et de mucus, j'ai obtenu, surtout en m'aidant de secousses imprimées à mes flacons d'expérience, j'ai obtenu, dis-je, non pas des dissolutions proprement dites, mais des dissociations complètes de ces agrégats, qui passaient ainsi à l'état de simples sédiments granuleux.

Tout autres ont été les résultats quand j'ai poursuivi ces intéressantes recherches, non plus sur des vases inertes, mais sur des sujets vivants; non plus sur l'eau pure puisée à la source, mais sur celle qui parcourt la filière urinaire, mêlée aux produits de l'action rénale, douée d'une température bien plus élevée, puissamment secondée d'ailleurs, au point de vue mécanique, par les énergiques contractions des réservoirs et des conduits fibro-musculaires dont elle exalte la tonicité vitale.

J'ai pu ainsi recueillir une nombreuse série de calculs de toutes natures, dont les écorces, souvent très-dures, offraient sur divers points des brèches, des érosions, des sortes de vermoulures, de date récente et d'origine non douteuse.

Pour justifier le rôle que j'attribue dans ces résultats aux énergiques contractions des organes détenteurs et vecteurs des concrétions urinaires, ai-je besoin de rappeler que tous les auteurs ont cité des exemples avérés de calculs spontanément brisés dans la vessie de certains sujets par les contractions musculaires du réservoir de l'urine?

Par un examen attentif de tous ces calculs, je me suis en outre assuré que ces brèches, plus ou moins profondes, ont pour cause essentielle le ramollissement, la dissociation, et finalement la dispersion de la substance animale qui reliait en un tout compact, qui cimentait, pour ainsi dire, leurs particules lithiques.

Il en est de tellement déchiquetés qu'on les prendrait pour des fragments d'os désanimalisés par l'action du feu ou de la nécrose.

Les matières organiques, de nature muqueuse, albumineuse ou fibrineuse, dont la soustraction nous paraît jouer ici le rôle principal, sont toutes, on le sait, ramollies d'abord, puis divisées, puis en quelque sorte digérées par les liquides faiblement acides ou légèrement alcalins, portés et maintenus pendant un certain temps à la température moyenne de 40 degrés centigrades, qui est celle du corps en général et des cavités urinaires en particulier : on se rapprochera donc beaucoup de l'explication que nous cherchons si l'on se rappelle que nos eaux sont légèrement alcalines, et que, sous leur influence, les urines acquièrent et conservent une acidité modérée.

Ces phénomènes de désagrégation lithique sont bien plus manifestes encore dans la série des concrétions phosphatiques que dans celle des concrétions uriques; elle peut même être portée, comme j'en ai vu des exemples, jusqu'à une complète diffluence du calcul.

Non-seulement il s'y prête par la forte proportion de matière organique qui lui sert de ciment, mais encore il est bon de savoir que ses particules salines, les phosphates basiques de chaux, de magnésie, d'ammoniaque, ont pour propriété chimique constante de se dissoudre dans les liquides acides et de se précipiter au contraire dans les liquides alcalins; or, je l'ai dit et je ne saurais trop le redire, sous l'influence du traitement usité à nos sources, les urines des sujets atteints de cette forme de l'affection calculeuse redeviennent acides d'alcalines qu'elles étaient.

Si j'ajoute maintenant que ces matières phosphatiques tantôt constituent la totalité des concrétions, tantôt se surajoutent en couches successivement plus épaisses aux concrétions de nature différente, dans tous les cas où diverses maladies locales vicient les sécrétions des organes urinaires, on comprendra difficilement que les calculeux de cette catégorie puissent préférer aux eaux de Contrexéville celles de Vichy, qui ont pour propriété spécifique de développer plus ou moins fortement, dans les produits de la sécrétion urinaire, cette alcalescence, dont nous venons de définir les fâcheuses influences.

Nous venons d'étudier le mode d'action de notre traitement hydrominéral sur les calculs trop volumineux ou trop adhérents pour être expulsés par les voies naturelles et par les ressources spontanées du sujet qui les porte : le nom de *pierres* proprement dites est réservé à celles de ces concrétions qui séjournent dans la vessie, où elles acquièrent un volume généralement plus considérable que les précédentes.

Des notions détaillées que nous venons de donner sur les effets mécaniques, chimiques et dynamiques des eaux de Contrexéville, il nous est maintenant facile de déduire :

1° Que la pierre de nature urique sera usée, corrodée, ébréchée.

2° Que la pierre de nature phosphatique pourra en outre subir un ramollissement, une désagrégation, voire même une dissolution partielle.

3° Que si elle est adhérente ou enchatonnée, elle sera vivement sollicitée à se déplacer; que si elle est libre et mobile, elle sera entraînée vers l'issue vésico-urétrale par le courant aqueux qui la parcourt avec l'énergie que nous savons.

4° Qu'à cette propulsion s'ajoutera encore celle des parois fibro-musculaires de la vessie, dotées d'un surcroît de contractilité.

5° Que la pierre sera ainsi poussée à s'engager dans un col vésical et dans un canal urétral contractés et rétrécis pendant le premier quart de la cure, détendus et élargis aux époques suivantes.

Et maintenant, étant donnée une vessie dont on a attentivement scruté la vitalité, la contractilité, l'irritabilité, l'état morbide, et dans cette vessie une pierre dont on a exactement déterminé le volume, la forme, la consistance, la composition chimique, on peut, mathématiquement en quelque sorte, supputer ce que le malade devra espérer ou craindre de l'usage de nos eaux.

Si sa pierre est de médiocre volume, ou si, plus volumineuse, elle n'est que faiblement agrégée; s'il ne présente en aucun point du détroit vésico-urétral des déformations et des rétrécissements; si sa vessie n'accuse ni une susceptibilité trop vive, ni une irritabilité trop prompte, il n'y a pas de raisons pour l'éloigner de la source, à condition de surveiller la marche du traitement, et de le modérer ou même de le suspendre, en cas d'incidents imprévus, qui ne deviennent jamais d'emblée des accidents.

Hors de ces conditions, qui malheureusement ne se trouvent pas toujours réunies chez les pierreux, on ne pourrait plus compter uniquement sur l'efficacité ni même sur la complète innocuité de nos eaux; il pourrait naître des dangers de la puissance même des actions curatives que nous connaissons; ils seraient à peu près de l'espèce de ceux, connus de tous, qui résultent de l'administration du seigle ergoté à une femme en travail, dont l'orifice utérin est insuffisamment dilaté. Les brusques et infructueux engagements de la pierre dure et rugueuse dans le col vésical irrité et spasmé à l'excès risqueraient fort de provoquer des accidents douloureux et même compromettants.

Mais si nous donnons aux porteurs de ces pierres volumimineuses et dures le conseil de recourir à la lithotritie avant de se présenter à nos sources, nous sommes suffisamment autorisé à leur affirmer qu'elles sont le meilleur auxiliaire de cette opération chirurgicale, dont elles abrégent et simplifient les manœuvres, dont elles hâtent et complètent très-remarquablement le résultat final. Qu'en un mot, la lithotritie, qui par elle-même offre tant de sécurité entre les mains d'un opérateur expérimenté, acquiert une précision et une innocuité plus certaines encore lorsque l'usage de nos eaux vient en aide et en complément au manuel opératoire.

J'ai vu de nombreux sujets, envoyés à Contrexéville par leurs chirurgiens, à la suite d'opérations récentes, rendre sans difficultés et sans souffrances des débris de pierre attardés dans leur vessie, et récupérer dès ce momeut, dans toute leur intégrité, les fonctions de cet organe, que fatiguent toujours plus ou moins les manœuvres opératoires même les plus habiles.

D'autre part, des nombreuses opérations de lithotritie qu'il m'a été donné de pratiquer, il n'en est pas qui se soient accompagnées de moindres dangers et de plus heureux résultats que celles où j'ai pu m'aider des puissantes et salutaires actions de l'eau de Contrexéville bue à sa source.

Cette cure hydrominérale auxiliaire se recommande en outre aux opérés de la pierre par un mérite, fût-il le seul, qui suffirait à motiver la réputation séculaire de notre fontaine ; à lui assurer la reconnaissance des malades et les préférences de leurs chirurgiens. Elle offre la meilleure des garanties contre la récidive, malheureusement si fréquente, de cette fâcheuse affection ; je dis la meilleure, la seule aurais-je pu dire. Pour comprendre en effet que sous les influences convenablement prolongées et reitérées de ce traitement hydrominéral, un calcul dur ne puisse ni grossir dans le rein ni, parvenu dans la vessie, s'y arrêter et prendre les dimensions de la pierre ; que des matières phosphatiques précipi-

tées d'une urine catarrhale et alcaline ne puissent ni persister
ni se concréter et se durcir dans la cavité vésicale, il suffit
de se reporter à l'analyse médicale que je viens de donner,
non au courant de théories plus ou moins spécieuses, mais
en m'inspirant de l'observation rigoureuse des faits les plus
nombreux et les plus variés.

§ V. — SES INFLUENCES SUR LES ORGANES GÉNITAUX.

Ces organes sont en connexité directe avec l'appareil urinaire et fusionnent même avec lui au sortir de la cavité du
bassin; à dater de cette unification organique et de cette
promiscuité fonctionnelle, il s'établit entre le système génital
et le système urinaire une étroite solidarité vitale, évidente
dans l'état de santé, plus évidente encore dans l'état de maladie.

Il ne pourrait donc guère se concevoir qu'une eau médicamenteuse, douée des remarquables influences que nous
venons de voir sur les fonctions urinaires, n'étendît pas aux
fonctions génitales une grande part de ces influences.

C'est ce que démontre sans nul doute l'observation directe
des faits ; mais pour prendre de ceux-ci des notions plus précises, nous ne pouvons mieux faire que de les étudier isolément chez l'homme et chez la femme.

1° *Chez l'homme.* — Dans les premiers jours de la cure,
rarement pendant toute sa durée, les hôtes de Contrexéville
éprouvent des érections nocturnes, des excitations érotiques
et même des pollutions actives ; le liquide prostatique, sé-
crété plus copieusement, se mêle aux dernières proportions

de l'urine excrétée et les rend opalines et gluantes; les bourses sont le siége d'une sorte de turgescence, qui se substitue à leur flaccidité habituelle; les testicules, pourvus d'une activité organique et fonctionnelle inusitée, accusent une sensibilité plus vive, que j'ai rarement vue s'exagérer jusqu'aux proportions d'une légère et passagère orchite.

La membrane muqueuse qui tapisse le canal de l'urètre et les follicules qui la parsèment sont surtout excités à des sécrétions plus abondantes; des écoulements blennorrhéiques, arrivés à n'être plus qu'une prédisposition passagère ou un suintement insignifiant, sont ravivés et en quelque sorte ramenés à leur période aiguë.

On reconnaît là sans hésitation la part que prennent la prostate, les vésicules séminales, les testicules, la membrane urétrale au stimulus organo-dynamique qui accompagne et caractérise l'action de nos eaux pendant les premiers jours de leur usage. Aux époques suivantes, et pendant un laps de temps qui se prolonge plus ou moins après la saison, à cette surexcitation hydrominérale se substitue un état salutaire d'aptitude fonctionnelle et de tonicité organique du système génital; provisions bien précieuses pour les sujets qui savent les économiser dans les intérêts de leur puissance vitale au lieu de les gaspiller au gré de leurs caprices.

Il suffit d'indiquer cette spécialité d'action de nos eaux, pour faire comprendre tout le parti qu'on en peut tirer dans le traitement des diverses affections chroniques de l'appareil génital de l'homme.

2° *Chez la femme.* — C'est encore une stimulation vasculaire et nerveuse, finalement succédée par une réhabilitation organo-dynamique, qui se produit, sous les influences de l'eau minérale de Contrexéville, vers l'appareil sexuel de la femme. On observe généralement une anticipation de date de la fonction menstruelle et une plus grande abondance du flux sanguin ; la membrane et les glandules du canal vaginal se comportent comme celles du conduit urétral. Les écoulements leucorrhéiques, dont elles sont si fréquemment le siége, sont généralement augmentés d'abord, puis diminués et même supprimés.

Soit du fait de cette tonification vitale du système sexuel, soit du fait de l'action martiale de nos eaux, beaucoup plus effective que ne pourrait le faire supposer la minime quantité de fer révélée dans leur composition chimique par l'analyse, surtout s'il n'était pas tenu compte des hautes doses de boisson usitées à la source, il est peu de traitements plus efficaces que celui-ci pour établir la fonction menstruelle chez les jeunes filles chlorotiques, pour l'activer et la régulariser chez les femmes disménorrhéiques.

Si, outre ces effets généraux, l'on met encore en ligne de compte les ressources supplémentaires si précieuses que présentent les bains et les douches alcalino-ferrugineux de l'établissement de Contrexéville, douches chaudes ou froides, ascendantes ou latérales, à jet unique ou multiple, l'on regrettera avec nous que les vertus curatives de la bienfaisante naïade ne soient pas mises à profit par un plus grand nombre de ces intéressantes malades qu'affligent les affections chroniques de l'utérus.

Ainsi donc, outre le rehaussement sanitaire acquis à tous ceux qui fréquentent les sources de Contrexéville, les personnes du sexe en rapportent, comme bénéfice spécial, une tonification particulière de leurs organes génitaux, qui de-

viennent le siége d'une circulation plus active, d'une innervation plus régulière, de sécrétions plus normales. Si l'on
trouve là un programme complet des voies et moyens de guérison du plus grand nombre des affections utérines, l'on y
reconnaîtra en même temps un précieux ensemble de ressources contre certaines formes les plus habituelles de la stérilité, celles qui se relient à l'inertie constitutionnelle et à la
torpeur utérine, auxquelles il faut joindre celles qui dépendent
des déplacements de l'organe.

Je pourrais citer, en preuve de cette vertu parfaitement
motivée, on le voit, de l'eau de Contrexéville, des faits non
équivoques; mais je devrais ajouter que, dans la plupart de
ces cas, le mari et la femme avaient fréquenté la source avec
une égale assiduité.

§ VI. — INFLUENCES SUR LES ORGANES RESPIRATOIRES.

On pourrait s'étonner de me voir aborder un pareil titre à
propos des sources de Contrexéville : je me hâte donc, sur
ce terrain, de reconnaître l'incontestable suprématie de nos
eaux sulfureuses si justement renommées, et je ne réclame
que le droit de citer quelques observations intéressantes que
j'ai recueillies sur ce sujet.

Je n'ai jamais conseillé l'usage de nos eaux à un phthisique, quel que fût le degré de son affection pulmonaire;
ce n'est même qu'avec une certaine répugnance qu'aux débuts de ma pratique j'y admettais les sujets atteints d'inflammations chroniques du larynx et des bronches. Au
moins pour ces derniers cas, l'expérience a modifié mes

idées, et j'ai cru pouvoir expliquer les faits avantageux que j'ai observés par la propriété, que possèdent nos eaux, d'imprimer à tous les organes sécréteurs de l'économie, membranes muqueuses, glandes et glandules, un surcroît d'énergie fonctionnelle et interstitielle, éminemment propice à la résolution des affections dites catarrhales.

C'est ainsi que des malades assez nombreux, attirés à nos sources par de tout autres motifs que les affections laryngo-bronchiques dont ils étaient atteints depuis un temps plus ou moins long, ont obtenu sous mes yeux des améliorations sensibles et même des guérisons complètes de ces derniers états morbides.

Une dame, qui vint, en 1835, faire saison pour une affection grave du rein gauche, et dont les urines charriaient en abondance du pus, des fausses membranes, des sédiments phosphatiques, obtint pour principal bénéfice de sa cure la disparition de symptômes laryngiens, que l'on avait jusqu'à ce jour regardés comme de nature phthisique.

L'un de ces anciens habitués de Contrexéville qui, après s'y être une première fois guéris de quelque maladie plus ou moins grave, conservent religieusement, dans toutes les péripéties ultérieures de leur existence, le culte exclusif de la bienfaisante source, vint, en 1855, réclamer d'autorité, et sans admettre la moindre incertitude, la guérison d'un catarrhe bronchique très-intense, resté jusque-là rebelle à tous les moyens médicaux mis en usage. Sa naïve confiance l'avait bien mieux inspiré que je n'eusse pu l'espérer. Après un mois de consciencieuse fréquentation de la source et malgré les soixante-seize années bien comptées qui surchargeaient son bilan sanitaire, il repartit bien moins étonné que moi-même de ne plus éprouver les longues et fréquentes crises de toux, les abondantes expectorations muco-purulentes, qui avaient longtemps épuisé ses forces défaillantes.

Le docteur Treuil, à qui sa reconnaissance a dicté un opuscule très-intéressant sur l'eau que nous étudions, raconte ainsi un incident de sa cure : « En 1858, je suis arrivé à Contrexéville atteint d'un commencement d'angine. Il provenait de ce que toute une nuit passée en voyage j'avais été exposé à un courant d'air froid. A cause de cette complication de mon état morbide, je craignais de ne pouvoir immédiatement me soumettre à la cure par l'eau minérale. J'allai pourtant à la source, et quel ne fut pas mon étonnement quand je m'aperçus qu'après ma première séance l'angine avait complétement disparu.

« Une nouvelle angine, beaucoup plus caractérisée que la première, me prit encore dans le cours de la saison par suite d'une nouvelle imprudence; j'allai néanmoins à la source et, comme précédemment, je fus guéri le jour même. »

Je pourrais citer bien d'autres faits que ceux-ci et affirmer que l'efficacité anti-catarrhale de l'eau de Contrexéville se manifeste tout aussi bien quand la maladie sévit sur les organes respiratoires que quand elle a pour siége la vessie, l'urètre, le vagin ou l'intestin.

Ceux d'entre les médecins pour qui les désignations de laryngique, de bronchique, de pulmonaire, qualifiant une maladie, entraînent sans autre examen la prescription des eaux thermales sulfureuses, m'objecteront sans doute que, dans tous les cas de ce genre que j'ai pu observer, les symp-

tômes laryngo-bronchiques, dont l'amélioration ou la guérison ont eu lieu à nos sources, n'étaient que des accidents
secondaires, dependant d'un principe morbide général,
d'une diathèse urique, phosphatique, goutteuse, catarrhale;
qu'en un mot chez les calculeux, chez les goutteux, chez
les sujets affectés de catarrhe urinaire, toute manifestation
morbide porte l'empreinte de l'affection constitutionnelle.
J'accepte cette objection dans toute sa portée; mais je ne
vois pas qu'il soit possible d'en conclure autre chose sinon
que, pour être atteints de quelque maladie accidentelle vers
les organes respiratoires ou dans tout autre point de leur
organisme, les sujets affectés de gravelle, de goutte, de catarrhe vésical essentiel, ne cessent pas pour cela de ressortir de la médication spéciale par les eaux de Contrexéville.

Puissent ces quelques remarques sommaires contribuer
à hâter la venue de cette heureuse époque médicale où les
maladies, cessant d'être désignées par leurs incidents topo-
graphiques, cesseront aussi d'être traitées exclusivement
dans leurs manifestations topiques!

§ VII. — INFLUENCE SUR L'APPAREIL CUTANÉ.

Une harmonieuse solidarité unit entre elles les innom-
brables glandules qui sécrètent la sueur et les deux glandes
volumineuses qui séparent du sang les principes de l'urine.
Les excitations des unes sont à l'instant même ressenties
par les autres; quelque affection passagère ou permanente
vient-elle à gêner celles-ci ou celles-là dans leurs actes d'é-
limination des liquides excrémentitiels de notre économie,

les autres y suppléent par un accroissement proportionnel
de leur activité fonctionnelle. Il est peu de maladies des
reins qui ne retentissent sur l'organe cutané ; il est peu de
maladies de la peau qui laissent les reins indifférents.

Les remarques suivantes démontrent, en outre, entre les
deux appareils urinaire et sudoral, une connexité fonctionnelle encore plus évidente :

La désassimilation de nos os et de nos organes nerveux
met en circulation des phosphates acides, qui sont éliminés
par notre liquide sudoral aussi bien que par notre liquide
urinaire.

La désassimilation de nos tissus communs produit des
matières uriques, reconnues par tous dans l'urine, et que,
par de très-nombreuses analyses, j'ai retrouvées aussi dans
la sueur.

Enfin une matière animale très-riche en azote, très-
prompte aux fermentations ammoniacales, de même provenance que l'acide urique, joue dans le liquide sudoral le
même rôle que l'urée dans le liquide urinaire.

Ainsi s'explique et se justifie ce que j'ai observé et ce que
je vais dire des influences exercées sur les téguments cutanés
de nos buveurs par cette eau, à laquelle bien à tort on ne
tient généralement compte que de sa puissante action sur le
système urinaire.

Pendant la période excitante de la cure, à moins qu'ils
n'en soient empêchés par une saison froide et humide, beaucoup de nos hôtes éprouvent des sueurs abondantes, qui obligent les mieux inspirés à changer fréquemment de linge.

A la seconde époque, quand apparaissent et se confirment
les effets toniques, la plupart remarquent au contraire avec

satisfaction qu'il leur devient possible de se livrer à des exercices longs et fatigants sans être assaillis, comme d'ancienne habitude, par des transpirations débilitantes.

Dans la partie purement médicale de ce travail, j'établirai que les calculeux et les goutteux ne peuvent être bien compris et bien conseillés, et partant guéris ou soulagés, qu'à condition d'être rangés en deux classes bien distinctes, dont l'une a pour caractère distinctif l'acidité exagérée des sécrétions et des excrétions, dont l'autre est régie par un état tout contraire, c'est-à-dire par l'alcalinité insolite des produits sécrétés et excrétés.

Les sujets de cette première sorte sont de beaucoup les plus nombreux, au moins dans les classes aisées de la société, et on n'avait guère tenu compte jusqu'à ce jour dans la pratique médicale que des éventualités morbides qui se rattachent à la surabondance des matières uriques dans leurs produits urinaires; j'ai pu me convaincre, quant à moi, que cette même surabondance des mêmes matières se retrouve dans le liquide de leur transpiration, et que, des influences exercées par cette excrétion vicieuse sur l'organe cutané, il résulte une série particulière d'affections locales, confondues pêle-mêle sous la désignation de dartres, et qu'il conviendrait mieux en réalité de considérer comme des manifestations de la diathèse ou si on le préfère du vice urique.

M. F. B..., chimiste distingué, en même temps que calculeux de premier ordre, maculait de larges taches briquetées son linge et sa flanelle dans celles de leurs parties qui recouvraient les aisselles et les aines, régions où abonde la sueur; plusieurs analyses faites avec soin nous démontrèrent que ces taches étaient formées par de l'acide urique, soit seul, soit combiné à la soude, et par la matière colorante qui accompagne presque toujours cet acide ; la peau de sa figure, celle de son nez, plus spécialement, étaient habituellement couperosées malgré sa rigoureuse sobriété ; il était fréquemment tourmenté par des éruptions papuleuses et par des plaques eczémateuses sur diverses parties du corps et plus particulièrement au voisinage des aisselles et des aines ; il partait après sa saison emportant, comme il le disait lui-même, un rafraîchissement général de sa peau en même temps que de son appareil urinaire.

Sur cent malades qui se présentent à nos sources pour des affections chroniques de la vessie, il en est au moins vingt qui présentent en même temps de larges plaques érythémateuses et prurigineuses sur les téguments qui recouvrent le périnée, la partie interne des cuisses, le bas ventre et les bourses.

Beaucoup de femmes de forte complexion, sujettes à des sueurs générales ou partielles abondantes, imparfaitement réglées, dont les urines charrient fréquemment des sédiments briquetés, de nature urique, et qui presque toujours sont affectées d'irritations habituelles des organes génito-urinaires, sont tourmentées par ces mêmes éruptions érythémateuses, qui presque toujours s'étendent aux grandes lèvres et y entretiennent un gonflement douloureux.

Ces deux ordres de malades se sont généralement rangés d'eux-mêmes ou ont été rangés par leurs médecins dans la catégorie des dartreux ; tous ils ont passé en revue sans résultats la nombreuse série des médicaments antipsoriques et surtout des préparations sulfureuses. Amenés à Contrexéville dans l'unique but d'y traiter, les uns leur maladie vésicale, les autres leur maladie utérine, ils sont bien loin de se douter qu'ils trouveront là ce qu'ils ont vainement demandé aux médicaments et même aux eaux minérales réputés antidartreux; c'est pourtant ce qui a lieu le plus ordinairement.

Toutes ces irritations cutanées, en tout semblables, je le répète, à celles que produisent sur les membranes muqueuses qu'elles baignent des urines trop chargées de principes acides, présentent, au cours du traitement hydrominéral, les mêmes phases d'excitation passagère, puis d'amoindrissement, puis de guérison plus ou moins complète que les affections génito-urinaires auxquelles elles se relient.

Il me paraît inutile de faire observer que, dans ces cas comme dans beaucoup d'autres, nos bains constituent une part importante de la cure.

C'est sans doute dans ce sens et dans les conditions que je viens de dire qu'il faut expliquer les affirmations très-explicites de Bagard, de Thouvenel et de Mammelet sur les propriétés antidartreuses de l'eau de Contrexéville; toutefois, je dois rapporter ici une remarque que j'ai fréquemment faite et qui pourrait bien n'être pas tout à fait étrangère aux effets particuliers dont il est ici question.

L'eau de nos bains, qui contient de fortes proportions de sulfate de chaux et de matière organique, qui souvent en outre entraîne avec elle des débris végétaux, exhale, pendant qu'on la chauffe dans la chaudière destinée à cet usage, une odeur hydro-sulfureuse manifeste, très-analogue à celle qui appartient en propre aux eaux thermales sulfureuses. Il se passe là un phénomène chimique bien connu et qui est réputé jouer un rôle important dans la formation des eaux minérales d'Enghien, de Pierrefonds, etc.; il se fait en un mot, sous les

influences de la matière organique secondées par une température élevée, une décomposition des sulfates calciques, qui
passent à l'état de sulfures ; nos bains deviennent ainsi accidentellement sulfureux : pourquoi ne deviendraient-ils pas
pour autant antiherpétiques !

Ceci étant dit des affections spéciales de la peau que provoque la diathèse urique, et des services hors ligne que
peuvent rendre en de telles circonstances les eaux de Contrexéville, il me resterait à étudier au même point de vue
les sujets affectés de la diathèse contraire, ceux en un .mot
chez lesquels, par suite d'un état profond d'affaiblissement organique, le liquide sudoral et le liquide urinaire, également privés de leur acidité normale, devenus
même alcalins, déposent dans l'économie des phosphates
insolubles au lieu d'entraîner au dehors des phosphates
dissous.

Je trouverais sans doute dans cette direction de très-in-
téressantes notions sur l'état morbide particulier de la peau
chez tous ces sujets soumis à la décrépitude de l'âge ou de
la maladie ; sur son aspect terreux, parcheminé, écailleux ;
sur sa chaleur alitueuse remplacée par une aridité glaciale ;
sur les œdèmes, les infiltrations, les hydropisies qui résultent de son défaut d'exhalation ; sur les incrustations phos-
pho-calcaires qui se déposent au voisinage des articulations
et jusque dans les parois des gros vaisseaux ; je trouverais
en outre une occasion nouvelle de mettre en relief la remarquable propriété que possèdent nos sources de rendre
aux sécrétions de l'organe cutané aussi bien qu'à celles de
l'organe urinaire leurs propriétés acides, dissolvantes, et
partant de remédier avec une exceptionnelle opportunité à

tous ces désordres cutanés, qui constituent l'élément le plus grave de la sénilité et de la chronicité morbide; mais je ne dois pas oublier que j'ai pris pour sujet l'analyse médicale des effets produits par l'eau minérale de Contrexéville, et non l'étude générale des affections constitutionnelles. Je me bornerai donc à citer comme type saillant de cette diathèse phosphatique, plus rare et bien moins connue que la diathèse urique, le fait suivant, dont la filiation est des plus intéressantes.

A Marais, village du département des Vosges, vivait dans la plus profonde misère, dans le dénûment le plus absolu de toutes choses, un enfant, âgé de neuf ans à l'époque où je l'observai pour la première fois. Issu de parents flétris par la syphilis constitutionnelle et qui croupissaient eux-mêmes dans l'abjection hygiénique et morale, cet enfant, vieillard décrépit dans toute l'acception médicale du mot et qui ne tarda pas à cesser de vivre ou plutôt de végéter, présentait sur de larges surfaces de son corps des plaques phosphatiques adhérentes à sa peau par leur couche profonde. Cette matière, en tout semblable aux concrétions blanches des urines quand elles se sont desséchées à l'air libre, s'était plus spécialement accumulée à la surface de la tête et des bras du sujet; elle y formait des couches irrégulières, mamelonnées, de près de 2 centimètres d'épaisseur en quelques points, qui se renouvelaient en peu de jours quand elles avaient été détachées par le frottement. Je ne pus pas analyser à fond les urines de cet enfant, qui, selon l'expression de ses parents, *pissait de la chaux;* je pus seulement m'assurer qu'elles étaient alcalines et qu'elles faisaient effervescence au contact d'un acide comme celles des animaux herbivores, où l'on trouve toujours des carbonates de chaux mêlés aux phosphates.

On retrouve dans ce fait, portées seulement à leurs extrêmes limites, l'inertie organique, l'alcalinité sudorale et urinaire, la diathèse phospho-calcaire d'un certain nombre de calculeux, de goutteux, et de catarrheux; il prouve jusqu'à l'évidence que ce serait agir dans le sens du mal que prescrire dans les cas de ce genre le régime végétal et les eaux minérales alcalinisantes, que ce serait au contraire agir dans le sens de la guérison que recommander un régime animal succulent et les eaux toniques acidifiantes de Contrexéville.

§ VIII. — QUELQUES INFLUENCES PARTICULIÈRES.

1° *Sur l'affection vénérienne.* — M. X..., journaliste, âgé de quarante ans, de petite taille, mais de constitution énergique, vint à Contrexéville pour se traiter d'une légère gravelle urique, accompagnée d'une irritation permanente du col de la vessie. Deux ans avant sa venue, il avait suivi un long traitement pour une maladie syphilitique passée à l'état constitutionnel et dont il ne conservait plus que le souvenir quand il se présenta à ma consultation. Au douzième jour de sa cure, il se plaignit de maux de gorge et de fortes douleurs éprouvées, surtout la nuit, dans les os de la tête; j'examinai sa cavité buccale et je constatai l'existence, toute récente sans doute, d'une petite tumeur osseuse de la voûte palatine, en même temps que d'une ulcération caractéristique du voile du palais. L'affection vénérienne, restée latente pendant deux années, venait évidemment de se dé-

masquer sous les influences excitantes de l'eau minérale.
Jugeant qu'un ennemi est bien moins à craindre quand il
se montre au grand jour que quand il se dissimule dans
l'ombre, convaincu d'ailleurs que l'activité organique sus-
citée par nos eaux ne pouvait être que favorable à l'action
des médicaments antivénériens, je prescrivis à M. X... des
doses modérées d'iodure de potassium, en même temps que
je lui conseillai de continuer à fréquenter la source. Les
symptômes syphilitiques s'amendèrent et disparurent avec
une exceptionnelle rapidité. J'ai appris que depuis cette
époque la guérison de ce malade s'était parfaitement
maintenue.

De cette observation et de quelques autres du même genre,
j'ai cru pouvoir conclure deux choses : l'une, c'est que la
médication de Contrexéville force les germes latents de la
syphilis à se traduire en symptômes apparents; l'autre, c'est
qu'elle fait naître, dans l'organisme affecté, des dispositions
très-propices à l'action prompte et décisive des moyens curatifs. Tous les praticiens qui connaissent les désolantes per-
sistances et les progressions occultes du virus syphilitique
généralisé, reconnaîtront que la propriété en question mérite une très-sérieuse attention et comporte de très-utiles
applications. Cette même influence, si je ne me trompe, a
été attribuée à d'autres eaux minérales par quelques confrères : je me dispenserai donc de réclamer en faveur de
Contrexéville le privilége de cette spécificité, mais j'ai cru utile
de la faire connaître et de la recommander aux médecins et
aux malades, chez qui le nom de Contrexéville ne réveille
guère que l'idée de gravelle et de maladies des voies urinaires.

2º *Sur l'hydropisie*. — Le consciencieux observateur Mammelet, résumant sa longue pratique aux sources de Contrexéville, avait écrit ce qui suit : « Cette eau n'augmente pas seulement les forces vitales des lymphatiques cutanés, mais encore de ceux de l'intérieur : j'ai vu un hydropique guérir par son usage. » Je me promis de vérifier cette assertion quand j'en pourrais trouver l'occasion. J'y étais d'autant plus porté que c'est bien en effet dans la classe des agents diurétiques que nous avons l'habitude de chercher des ressources contre l'hydropisie, et qu'il n'en est pas de plus actif que l'eau minérale dont je pouvais disposer.

Les hydropiques n'ont guère l'habitude de prendre spontanément le chemin de Contrexéville; je n'ai donc pu, malgré mon désir, multiplier beaucoup mes observations sur ce sujet : elles suffisent toutefois à motiver les déductions suivantes :

Les hydropisies essentielles, qu'elles occupent l'abdomen, l'enveloppe testiculaire ou tout autre cavité séreuse, ne sont que peu ou point modifiées par nos eaux.

Les hydropisies secondaires, celles qui dépendent des maladies abdominales et surtout de celles du foie, des affections diathésiques et surtout de la gravelle et de la goutte atoniques, de la chlorose et de la chloro-anémie, éprouvent de notre traitement des effets très-avantageux, en solidarité avec les états morbides dont elles ne sont que les complications.

Les deux faits suivants me suffiront à en fournir la preuve.

Madame B..., femme d'un cultivateur d'Arceau, village de la partie montagneuse des Vosges, était atteinte d'une hydropisie abdominale très-volumineuse, qui datait de deux

ans environ, quand elle me fut présentée. Je trouvai comme
cause probable de cette ascite un engorgement du foie, peu
volumineux et peu résistant à la pression. Je constatai surtout la rareté des urines, lenr ténuité, leur réaction légèrement alcaline et l'effervescence qu'elles manifestaient au
contact des acides; je n'y trouvai pas trace d'albumine. Sur
mon conseil, la malade s'installa à la Buvette. Vers le douzième jour de la cure, ne remarquant aucune diminution
de sa collection séreuse, je la soumis à une ponction abdominale, qui donna issue à 20 litres d'un liquide citrin, limpide, fortement mousseux, coagulable par l'ébullition et
l'addition de l'acide nitrique. Le traitement hydrominéral
fut continué. Au vingt-cinquième jour, il existait encore
dans le ventre 8 litres de sérosité, que j'évacuai par une
deuxième ponction. A la faveur du retrait des parois abdominales, je pus facilement constater une diminution sensible
du volume et de la consistance du foie. Après un mois de ce
traitement, madame B... repartit, sinon complétement gué-
rie, au moins en voie d'une guérison prochaine, laquelle se
réalisa en effet dans les deux mois qui suivirent son retour,
et ne s'est plus démentie depuis cette époque.

M. F..., ancien employé des contributions indirectes,
avait éprouvé, jeune encore, des attaques de goutte et des
flux hémorroïdaires, qui fatiguèrent sa constitution au point
de l'obliger à interrompre sa carrière administrative. Retiré
dans un bourg du département des Vosges, il venait d'année en année aux sources de Contrexéville, et en rapportait toujours un rehaussement marqué de sa constitution
débile. Je le vis pour la première fois en 1852. Au commencement de l'hiver, il s'était senti plus faible que d'habitude

et il avait été pris d'une infiltration séreuse, qui des chevilles s'était successivement étendue jusqu'à la base de la poitrine, et avait en outre rempli et distendu la cavité abdominale. Ses pieds et ses mains étaient déformés par d'énormes concrétions tophacées, accumulées dans toute l'étendue des doigts et des orteils.

Ce cas était des plus graves, en raison surtout de la profonde débilitation du sujet, et pourtant les résultats de la cure furent des plus satisfaisants, au point de vue de cette vaste hydropisie, dont il ne restait que des traces à la suite d'une simple saison, qui aurait dû être plus prolongée; les infiltrations et l'ascite se renouvelèrent quelques mois plus tard et disparurent de nouveau à la saison suivante. Je dois ajouter toutefois que M. F. mourut par la suite, épuisé de forces et de nouveau œdémateux.

3° *Sur les diverses affections locales des muqueuses et des glandes.* — Les auteurs de l'époque ancienne affirment tous avoir guéri par l'eau de Contrexéville, employée simultanément en boisson et en applications topiques, des inflammations chroniques des paupières, des engorgements ganglionnaires, des affections ulcéreuses du vagin, du col de l'utérus et du rectum, des ulcères scrofuleux ou dartreux de date ancienne, etc., etc.

La bonne foi de ces auteurs ne peut être mise en doute; ils étaient trop judicieux d'ailleurs pour compromettre par des affirmations exagérées l'avenir de ces sources, dont ils furent les promoteurs enthousiastes, mais convaincus. Pour moi, j'insisterai peu sur ces cas, qui ne se présentent guère que comme accessoires des désordres organiques spéciaux auxquels s'applique notre traitement hydrominéral : ce que

j'en ai pu observer par moi-même m'a semblé résulter bien
moins d'une action localisée que du remarquable mouvement de tonicité interstitielle et d'activité fonctionnelle qu'il
suscite dans l'économie tout entière.

RÉSUMÉ DE L'ANALYSE MÉDICALE DE L'EAU DE CONTREXÉVILLE.

Tant que nous n'avions sous les yeux que la nomenclature abstraite des principes minéralisateurs de cette eau,
nous ne pouvions guère qu'entrevoir ses propriétés curatives; nous sommes maintenant en mesure de traduire en
formules pratiques, claires et précises, les notions que nous
a fournies son analyse thérapeutique.

Faire entrer arbitrairement sous une désignation nomi-
nale, toute de convention, les dissemblances aussi bien que
les similitudes d'une affection morbide déterminée, puis
attribuer à cette désignation une drogue ou une eau minérale obligées, c'est préférer les incertitudes et les risques
de l'hypothèse aux salutaires inspirations de la pratique raisonnée. La science hydrologique, qui a pour devoir spécial
d'éloigner toute incertitude et toute déception du champ
d'asile qu'elle ouvre aux dernières espérances de tant de
pauvres malades, procède d'une autre manière.

D'une part, elle étudie les actes organiques et fonctionnels que suscite dans nos divers appareils de vie le puissant
modificateur spécial dont elle dispose.

Décomposant, d'autre part, en ses éléments divers cet
ensemble complexe, qui se nomme la maladie, elle recherche
quelle portion des désordres observés appartient en propre

à chacun de ces appareils, quels sont la nature, le degré et le rôle de cette portion.

Puis rapprochant entre eux ces deux termes du problème à résoudre, elle détermine avec certitude les convenances et les disconvenances des actions hydrominérales avec les indications morbides. Elle ne se contente pas de dresser pour chaque station spéciale une liste de noms de maladies; elle précise encore, pour une même maladie, quel choix il convient de faire entre ces diverses stations selon ses variétés d'époques, de degrés, de complications; elle peut enfin prévoir et prédire quels effets seront ressentis, quels résultats seront obtenus, quels seront les avantages ou quels pourraient être les inconvénients des uns et des autres.

Nous nous sommes efforcé de remplir le plus complétement et le plus exactement possible la première partie de ce programme, c'est-à-dire la détermination des influences exercées sur nos diverses organes et sur leurs fonctions par l'eau minérale de Contrexéville; nous croyons cette étude trop intéressante pour n'en pas concentrer les traits essentiels en un résumé succinct.

L'eau minérale de Contrexéville a pour propriété essentielle, qui la distingue de toute autre, le chiffre élevé des doses auxquelles elle peut être bue, digérée et absorbée, sans offenser en quoi que ce soit l'organisme.

Son action dynamique s'annonce par des excitations passagères, et se traduit, comme résultat final, par une réhabilitation tonique des forces générales et des activités organiques.

Sa résultante thérapeutique se décompose en effets physiques, en effets chimiques et en effets vitaux.

Ses effets physiques se font observer sur les canaux et les réservoirs, qu'elle parcourt rapide et abondante : elle élargit ces organes naturellement étroits ou accidentellement rétrécis (canal cholédoque, qui verse dans l'intestin la bile formée dans le foie ; uretères, qui conduisent l'urine des deux reins à la vessie ; urètre, qui la porte au dehors). Elle étend et dilue les liquides vicieusement épaissis des sécrétions et des excrétions (matières biliaires, urinaires, muqueuses, intestinales, sudorales). Elle désagrége, elle ébranle, elle détache et elle entraîne les corps étrangers développés ou arrêtés dans les cavités qu'elle parcourt (calculs biliaires, concrétions intestinales, sables, graviers, calculs urinaires).

Ses effets chimiques sont les uns primitifs, les autres consécutifs :

Primitivement elle se mêle aux liquides excrémentitiels et spécialement à l'urine avec ses caractères très-modérément alcalins. Cette alcalinité suffit à tempérer et à faire cesser l'acidité vicieuse qui caractérise les sécrétions et les excrétions du plus grand nombre des calculeux, des goutteux, des dyspepsiques, des diabétiques ; mais jamais elle ne produit cet effet au point de créer, à la place de l'état acide, l'état alcalin bien plus dangereux encore, surtout dans les cavités urinaires.

Consécutivement et par une restauration fonctionnelle des plus salutaires, elle ramène à leur acidité naturelle les sécrétions vicieusement alcalines dont s'accompagnent les formes les plus graves de l'affection calculeuse, de la goutte, du catarrhe vésical, de l'hydropisie, etc.

Spécialement étudiées au point de vue des concrétions urinaires, ses propriétés chimiques sont les suivantes : ceux

de ces agrégats qui ont pour base l'acide urique et ses similaires (acide oxalique, cystine, xantine) sont corrodés à leur
surface par suite du ramollissement et de la destruction de
la matière animale qui leur sert de ciment :

Ceux qui sont formés par les combinaisons insolubles de
l'acide phosphorique (phosphates de chaux, de magnésie,
d'ammoniaque unie à la magnésie) sont plus fortement at-
taqués encore, grâce à la destruction des proportions beaucoup plus abondantes de matières animales qui entrent dans
leur composition, grâce en outre à la propriété que possèdent leurs éléments salins de se dissoudre dans le liquide
urinaire redevenu acide.

Ses effets vitaux, passagèrement excitants et définitivement reconstituants, s'exercent, en procédant du plus au
moins :

1° Sur les fonctions générales de circulation et d'innervation ;

2° Sur le système urinaire ;

3° Sur les organes génitaux des deux sexes ;

4° Sur l'appareil cutané ;

5° Sur l'estomac, le foie et l'intestin ;

6° Sur les muqueuses et les glandes.

Pour compléter ce résumé et pour donner une sanction
encore plus positive à ces déductions pratiques, je vais maintenant réunir sous un même coup d'œil les conclusions
qu'ont tirées de leurs nombreuses observations les docteurs
Bagard, Thouvenel, Mammelet, auxquels remontent les
premières illustrations des bienfaisantes sources dont nous
poursuivons l'étude médicale.

Bagard, premier médecin du bon roi Stanislas, lut en

1760 au Collége royal des médecins de la ville de Nancy, dont il était président, un mémoire empreint de sa vive et sincère admiration pour les vertus curatives de ces eaux, qu'il recommande à la protection toute particulière du royal bienfaiteur de la Lorraine; il terminait son travail par les conclusions suivantes :

« Les eaux de Contrexéville en général sont très-favorables aux maladies des nerfs. Elles détergent, consolident les ulcérations internes et externes.

« Elles ont guéri les maladies de la peau les plus invétérées et les plus rebelles.

« Elles sont bonnes pour prévenir les retours de la goutte en rétablissant la souplesse des nerfs et des parties membraneuses desséchées par l'humeur de la maladie.

« Elles conviennent dans le cas de vice de la lymphe que caractérise une acrimonie scrofuleuse.

« Elles sont souveraines dans les maladies des reins, des uretères, de la vessie et de l'urètre : telles que la pierre, la gravelle, les glaires, les suppurations, les ulcères de ces parties et les carnosités de l'urètre.

« Nous osons avancer, sur des témoignages non équivoques, que les eaux de Contrexéville sont souverainement efficaces contre la pierre, qu'elles détachent et font sortir de la vessie quand elle n'est que d'une grosseur médiocre; qu'elles ont la propriété de dissoudre en fragments quand elle est plus grosse et d'une nature plâtreuse et graveleuse, voire même en partie plâtreuse et en partie graveleuse et murale.

« Comme ces eaux contiennent des parties ferrugineuses, un acide minéral et du savon, elles seront très-utiles dans

le cas d'épaississement de la bile et dans les obstructions du
foie ; avec d'autant plus de raison que ces eaux ont quelquefois la vertu purgative.

« Nous avons mis dans un vaisseau de verre, rempli d'eau
de Contrexéville, treize pierres animales de la grosseur d'un
bon pois chacune, dures et solides ; elles sont restées en
macération sur la cheminée pendant trois jours sans rien
perdre de leur dureté ; mais le quatrième, elles ont commencé à s'amollir sur leurs surfaces et à se séparer en fragments ; ces fragments se sont divisés et dissous, et les
pierres se sont réduites en graviers. Il suit de cette expérience que l'injection de l'eau minérale dans la vessie serait
une liqueur naturelle dissolvante du calcul dans ce viscère. »

Quatorze ans plus tard, Thouvenel, médecin du roi
Louis XVI, fut chargé par Rollin, inspecteur général des
eaux minérales, de faire une étude plus complète des eaux
minérales de Contrexéville, que fréquentaient à cette époque
toutes les sommités aristocratiques et entre autres le comte
d'Artois, frère du roi.

Son analyse chimique diffère peu de celle de Bagard.
Comme ce dernier, il cite parmi les éléments minéralisateurs
une matière bitumineuse, qu'il dit être analogue au succin,
et dont il n'est plus fait mention dans les analyses postérieures de Nicolas, de Fodéré, de Collard de Martigny et
d'Ossian Henry, qui tous se bornent à indiquer une matière
organique indéterminée. Quant à l'analyse médicale de cette
eau, Thouvenel la résume comme il suit :

« Les eaux de Contrexéville sont éminemment diurétiques et dissolvantes ; elles ont l'avantage de parvenir à la
vessie sans avoir éprouvé d'altérations sensibles, ce qui,

outre la quantité considérable et la grande promptitude avec laquelle elles arrivent, semble prouver qu'elles y sont portées par d'autres voies que celles de la circulation générale. »

Thouvenel ajoute qu'il s'est assuré par de nombreuses expériences que les calculs se dissolvent ou se divisent bien plus promptement et plus complétement dans l'eau de Contrexéville que dans l'eau ordinaire. Un certain nombre de calculs restent réfractaires à cette expérience, et, dit-il, cette résistance dépend moins de leur nature chimique que de leur plus ou moins grande cohésion.

Sur ce point si intéressant des propriétés lithontriptiques exceptionnellement efficaces de l'eau de Contrexéville, il se résume ainsi :

« Dans les cas où il nous est donné de prévenir la formation des pierres ou leur accroissement, ce ne peut être qu'en fournissant aux urines un véhicule aqueux capable d'empêcher la réunion et la congestion des matières calculeuses, graveleuses et glaireuses ; soit en en opérant la dissolution, soit en en procurant l'expulsion. Ces propriétés diurétiques et apéritives d'une eau paraissent dépendre d'un degré de salinité médiocre, en deçà et au delà duquel elles changent ou diminuent. »

Mammelet, observateur exact et consciencieux, auteur d'un mémoire publié en 1851 et plein de faits intéressants, tire les déductions suivantes des observations qui se sont multipliées sous ses yeux pendant une pratique assidue de trente années aux sources de Contrexéville.

« Ces eaux sont souveraines dans les affections graveleuses et calculeuses des reins et de la vessie ; elles détachent les couches externes de ces corps étrangers, les divisent et les entraînent avec une énergie remarquable par les voies naturelles.

« Elles guérissent les catarrhes des voies digestives et génito-urinaires; et, quand ces affections ont un principe métastatique, elles rappellent et rétablissent les évacuations supprimées ou diminuées.

« Leur action est évidente dans la goutte, dont elles éloignent et affaiblissent complétement les accès. Plusieurs goutteux semblent radicalement guéris.

« Elles sont très-favorables aux personnes disposées aux affections cérébrales ou déjà atteintes de ces maladies.

« A l'extérieur, elles sont d'une efficacité marquée, soit en douches, soit en injections dans le catarrhe de la vessie, du rectum et du vagin.

« Elles favorisent la cicatrisation des vieux ulcères et surtout de ceux entretenus par les vices dartreux, scrofuleux ou vénériens.

« Elles sont un très-bon collyre dans l'ulcération des paupières. »

CHAPITRE IV

MODES D'EMPLOI DES EAUX MINÉRALES DE CONTREXÉVILLE

§ I. — EN BOISSON.

L'unité de mesure n'a pas encore prévalu à la source de la buvette ; on y emploie indistinctement deux verres d'inégale capacité, dont l'un mesure 250 grammes d'eau et l'autre 300 grammes. C'est ce dernier que nous prendrons pour type.

Les séances ont lieu le matin et doivent se terminer au moins une heure avant le déjeuner, c'est-à-dire à 10 heures. Or, comme il est prescrit de laisser un quart d'heure d'intervalle entre une verrée et la suivante, il en résulte que le buveur est astreint à devenir de plus en plus matinal à mesure que le nombre de ses libations va croissant.

Généralement la prescription première est de quatre verres bus à jeun, distancés entre eux et éloignés du déjeuner, comme je viens de le dire.

Les jours suivants, on augmente par chaque séance ou seulement de deux en deux séances le nombre des verres que l'on boit, et l'on fait en sorte d'atteindre un maximum moyen de douze à quatorze verres le quatorzième jour de de la cure.

Pendant le dernier septénaire, le nombre des doses est diminué graduellement, de manière à revenir pour le dernier jour au chiffre du début.

Ce qui équivaut à dire que la saison normale se compose de 54 litres d'eau minérale, bus pendant vingt et un jours consécutifs.

Ces chiffres et cet ordre ne sont pas des formalités arbitraires; consacrés par une longue expérience, ils s'affirment journellement encore par les incidents plus ou moins regrettables auxquels leur infraction donne lieu.

Ce n'est pas seulement l'appareil digestif qui a besoin d'être ainsi conduit graduellement à la tolérance d'une telle quantité d'eau minérale, pour si légère et digestible qu'elle soit, ce sont encore les organes urinaires; c'est surtout le réservoir vésical, qui en emmagasine la plus grosse part et qui pourrait, comme je l'ai vu quelquefois, en être distendu et énervé, surtout quand il existe dans sa propre cavité ou dans celle du canal urétral quelque obstacle à la libre sortie des liquides urinaires.

C'est encore ainsi que le buveur, qui, parvenu à son maximum de douze ou quatorze rations, interrompt brusquement le traitement au lieu de le terminer progressivement par une diminution graduée des doses, s'expose à éprouver vers l'épigastre des spasmes, peu dangereux sans doute, mais douloureux, qui se prolongent pendant plusieurs jours, et se font particulièrement sentir aux heures où le sujet avait coutume de faire ses libations.

Je viens de donner le programme rationnel et modéré de notre traitement hydrominéral, mais à chaque nouvelle saison l'initiative d'un certain nombre de nos hôtes, que je nomme les *insoummis*, y substitue par impatience, par forfanterie ou par faux calculs, des énormités que je n'oserais pas chiffrer et dont j'oserai moins encore confesser l'impunité assez habituelle. Je dis habituelle et non constante comme le prouve le fait suivant :

Pendant l'été de 1845, deux de ces insoumis, l'un de forte corpulence et de robuste canstitution, l'autre mièvre et fluet, se piquèrent à la Buvette d'une émulation de rasades, qui, paur ce dernier au moins, rappelait assez bien et pensa rappeler jusqu'au dénoûment final certaine fable du bon la Fontaine. Ils poussèrent leurs hauts faits jusqu'au chiffre de quarante verres (13 à 14 litres) en une seule matinée. A ce point de leurs prouesses, ils furent arrêtés, le premier par [l'expulsion, très-acceptable sans doute, mais par trop brusque, de trois volumineux calculs d'acide urique cantonnés d'ancienne date dans ses reins; le second, par des spasmes gastriques très-pénibles et par un mouvement fébrile heureusement éphémère.

L'exercice est recommandé le plus que faire se peut pendant toute la durée de la séance. On obtient ainsi, entre autres avantages, une tolérance plus parfaite, une digestion plus prompte de l'eau minérale.

La règle, ai-je dit, est de mettre entre les verrées un intervalle d'un quart d'heure. A cette formule classique il convient de substituer, dans certains cas, une pratique plus en rapport avec certaines dispositions gastriques individuelles. Ainsi, aux sujets dont les digestions sont d'habitude difficiles et lentes, je donne le conseil de ne boire un nouveau verre que quand le précédent ne se fait plus sentir à l'estomac.

La prescription de l'exercice doit de même être exceptionnellement remplacée par celle du repos ou même du lit chez certains malades, dont il faut économiser les forces défaillantes, ou qui sont sous le coup des douleurs rénales, vésicales, articulaires, d'un calcul en voie d'expulsion, d'une attaque de goutte, etc.

Le mieux est de boire l'eau minérale immédiatement après en avoir empli son verre; d'éviter, en le transportant à distance de la source quand il est plein, de n'y plus trouver le gaz expansible qui saturait l'eau au moment de son puisement. A ce point de vue, l'on prend les précautions suivantes pour les malades qui sont astreints à garder la chambre. L'eau est reçue dans une carafe, que l'on bouche aussitôt avec soin et que l'on transporte le goulot tourné vers le bas; pour chaque verrée, la carafe, débarrassée de l'eau qu'elle a retenue, est de nouveau remplie à la fontaine et transportée avec les précautions que je viens d'indiquer.

Pour mieux éviter cette déperdition de gaz, et aussi pour prévenir une distension trop brusque, un refroidissement trop instantané de l'estomac, je prescris souvent de boire, par chaque dose, deux moitiés de verre au lieu d'un verre entier.

Il est des cas où il faut rechercher cette atténuation gazeuse au lieu de l'éviter; ce sont ceux où certains buveurs, disposés aux congestions des organes supérieurs, éprouvent à la source des vertiges, des oppressions, des palpitations de cœur; dans toutes ces occurrences, je prescris de ne boire le verre d'eau qu'après l'avoir tenu dans la main assez de temps pour qu'il perde son gaz libre.

Lors de mes débuts pratiques aux eaux de Contrexéville, je rapportais à des congestions et j'entourais de ces précautions toutes les sensations vertigineuses éprouvées à la source par un certain nombre de nos hôtes. Je ne tardai pas reconnaître que si cela est vrai par exception, dans la pluralité des cas ces sensations vertigineuses, toujours très-passagères, se rapportent tout simplement à une réaction sympathique du centre épigastrique sur l'encéphale; elles se montrent surtout chez les sujets qui, rentrés à leur hôtel, ne savent pas résister aux sollicitations de leur appétit surexcité par l'usage de l'eau; elles se prolongent rarement, du reste, par delà le cinquième jour de la cure; elles s'affaiblissent et disparaissent, chose remarquable, à proportion que celle-ci devient plus copieuse; elles appellent en somme une surveillance plus attentive des dispositions gastriques du sujet, et réclament surtout une réglementation plus judicieuse de son régime.

Tel buveur qui, après avoir dormi plus ou moins péniblement sur son dîner trop abondant ou trop succulent de la veille, arrive le matin à la fontaine la satiété sur les lèvres, la salive épaisse à la bouche, la fatigue et la plénitude à l'épigastre, ne boira que contraint et forcé, ne digérera qu'à grand'peine quelques verres de cette eau si vive, si fraîche, si limpide, qui excite la convoitisie et accroît le bien-être de son voisin plus sobre que lui.

Il est, en sens contraire, des cas où une infraction à la règle générale de diète matinale est utile et même nécessaire. Le buveur, affecté des capricieux désordres de la névrose gastrique, ne tolère que difficilement une diète même de très-courte durée ; sous ces influences, il sent son estomac se révolter au contact de l'eau minérale ; des impressions pénibles, des crampes et même des vomituritions accueillent son premier verre, souvent même l'empêchent de passer outre.

Dans ces circonstances, je permets, je conseille même une légère infusion aromatique, amère, antispasmodique, ou bien un bouillon, ou encore une tasse de chocolat pris au réveil. Aux sujets plus nombreux, qui sans être gastralgiques, ressentent à la source des contractions stomacales ou intestinales de nature spasmodique, je recommande de prendre après chaque verrée une bouchée de pain ou de sucre. Cette simple précaution suffit toujours à prévenir cet incident, sans gravité du reste ; elle a en surplus l'avantage de faire cesser l'agacement dentaire qu'éprouvent certains buveurs.

J'avais trouvé, fort accrédité sur le terrain des sources, le précepte suivant formulé par mes prédécesseurs : « Si l'on craint l'activité de l'eau minérale, le lait, l'eau de chiendent, de tilleul, de gomme sont les véhicules les plus propres à la mitiger. Ces adjuvants doivent être froids. Quel que soit celui que l'on choisisse, il faut au plus en mettre un tiers de verre et ce avant de puiser l'eau minérale qui doit être bue immédiatement. » Je l'ai le plus possible relégué dans les très-rares exceptions.

Pauvre source ! si anodine dans ses effets primitifs, si puissante dans ses résultats ultimes ! pourquoi frelater le merveilleux agent naturel qu'elle rapporte du plus parfait des laboratoires ! Le chiendent, la mauve et le tilleul poussent partout; l'eau minérale qui attire les malades aux sources de Contrexéville ne coule que là; et fût-elle employée à préparer ces banales infusions, jamais celles-ci ne vaudront la boisson naturelle dont elles prennent la place. On attente ainsi gravement aux meilleurs de ses mérites, à sa rapide digestion, à sa prompte absorption, à son impétueuse irruption à travers les canaux et les réservoirs excréteurs. Si elle ne convient pas à ce malade, conseillez-lui quelque autre station hydrominérale, ou dites-lui qu'il n'est pas besoin de se déplacer comme il l'a fait pour user de ces banales tisanes; s'il ne tolère qu'avec peine les doses élevées, fractionnez-les, diminuez-les, vous finirez presque toujours par obtenir la tolérance désirée; si vous redoutez les effets de sa basse température sur certaines susceptibilités laryngiennes, bronchiques ou pulmonaires, malgré ce que vous avez dû observer comme moi de ses heureuses influences dans les affections des organes respiratoires, j'admets au plus, quoique avec une grande répugnance, qu'elle soit légèrement attiédie au bain-marie et en vase clos.

Je ne nie pas qu'au courant de la cure, il ne puisse se produire des incidents imprévus, qui obligent à seconder ou même à remplacer momentanément le verre d'eau minérale par des moyens exceptionnels, soit médicaux soit chirurgicaux; mais ceci est de la pratique raisonnée, et la coutume, dont je combats la généralisation, n'est que de l'empirisme routinier. Les diverses indications de ces incidents et les modifications qu'ils doivent faire subir au traitement se retrouveront dans la suite de ce travail, à l'occasion des maladies dont nous ferons l'étude thérapeutique.

La séance matinale, que j'ai décrite et chiffrée, constitue

pour la majeure partie de nos hôtes, abstraction faite des bains et des douches, tout le programme hydrominéral de la journée : c'est, si je puis m'exprimer ainsi, la forme agressive de notre traitement, celle qui convient plus spécialement aux calculeux et aux goutteux ensablés par les principes uriques, aux gastro-hépatiques affectés par la concentration et par le concrétionnement de la bile, des humeurs intestinales, des fèces, aux dysuriques dont les désordres fonctionneles reconnaissent pour cause l'inertie musculaire ou le spasme nerveux de la vessie, les engorgements de la prostate, les rétrécissements de l'urètre et surtout les concrétions calculeuses arrêtées sur quelques points de la filière urinaire.

Je prescris un mode d'emploi différent à certains et surtout à certaines de nos malades, qui présentent pour indication principale de raviver leurs forces déchues, de tonifier leurs tissus inertes, ou bien de provoquer des actions résolutives dans quelques organes hypertrophiés et indurés : au lieu des copieuses libations matinales que j'ai décrites, je soumets ces malades à des doses fractionnées d'eau minérale, qui sont prises en plusieurs séances, à divers moments de la journée. C'est ainsi surtout que je dirige les chlorotiques, les chloro-anémiques et les œdémateux.

L'eau du Pavillon, mise sur toutes les tables, sert généralement à couper aux repas le vin, qui n'en éprouve aucune altération du genre de celles que produisent les eaux alcalines sodiques ; quelques malades en boivent en outre un certain nombre de verres le soir avant de se coucher. Je n'approuve cette dernière pratique que dans de rares occasions. La digestion du dîner peut en être trou-

blée; il en résulte en outre des agitations nocturnes, des
dispositions gastriques peu favorables pour la séance du
lendemain matin, des agacements de la vessie, des besoins
d'uriner et des surexcitations génitales qui troublent le
sommeil.

En général, les femmes peuvent sans inconvénients pour-
suivre leur cure pendant leur période menstruelle ou du-
rant leur grossesse. L'époque des règles est généralement
avancée par l'usage de l'eau minérale, le sang est plus
abondant, plus coloré; mais ce sont là des modifications
à souhaiter et non à craindre dans le plus grand nombre
des cas. Des femmes, arrivées à diverses phases de leur grossesse, ont été débarrassées de calculs urinaires, quelques-
unes même au prix de crises plus ou moins douloureuses
d'expulsion, sans que leur gestation en fût le moindrement
compromise.

§ II. — LES BAINS.

Décomposée, déminéralisée en quelque sorte par le mode
inintelligent de caléfaction auquel l'administration qui a
précédé la société actuelle, soumettait l'eau des sources du
Prince et du Quai spécialement réservée pour les usages
balnéaires, cette eau n'offrait ni plus ni moins de valeur
thérapeutique que celle dont sont composés les bains ordinaires, et ce mode d'usage ne jouait qu'un rôle très-effacé
dans notre traitement. Grâce aux importantes améliorations
récemment introduites dans leur emménagement et dans
leur préparation, ils prennent et prendront de jour en jour

une plus large part aux services rendus par l'établissement de Contrexéville.

Les faibles proportions relatives de sels alcalins, de fer, d'iode, d'arsenic, chiffrées par l'analyse chimique dans un litre d'eau de Contrexéville, s'accroissent considérablement dans les trois cents litres de cette même eau que contient une baignoire. Il paraît d'ailleurs ressortir avec certitude d'expériences publiées dans ces derniers temps que l'absorption par la peau des principes chimiques, tenus en solution dans l'eau des bains, est d'autant plus active que ces principes figurent en proportions plus modérées dans cette eau. Il faut en outre tenir compte à son avoir médicamenteux de la sulfuration accidentelle, qui, j'ai déjà eu l'occasion de le dire, se produit toujours à un certain degré pendant sa caléfaction, et par la réaction de ses substances organiques natives ou accidentelles sur ses sulfates calciques.

Quoi qu'il en soit, les conditions facultatives de température plus ou moins élevée, d'immersion plus ou moins prolongée du malade, d'additions médicamenteuses variées ; l'emploi de manœuvres destinées à activer les propriétés absorbantes des téguments, telles que frictions, savonnages, etc., le choix même des heures du jour où le bain doit être pris, créent pour le médecin compétent et pour le malade attentif, une gamme très-étendue de ressources variées.

A notre point de vue, il n'y a pas plus à regretter dans nos bains qu'à notre buvette, la modicité alcaline de notre eau, mise en regard de la richesse d'un certain nombre de ses rivales, de Vichy en première ligne ; pour des raisons que j'ai déjà exposées et sur lesquelles j'aurai lieu d'insister, nous redoutons plus que nous ne recherchons l'alcalescence humorale des calculeux, des goutteux et d'autres malades encore.

Il nous est bien facile d'ailleurs d'égaler, de dépasser même cette alcalinité plus accentuée, en jetant dans nos baignoires des proportions facultatives de carbonate ou même de bicarbonate de soude, solution artificielle sans doute, mais qui, pour les applications balnéaires, ne diffère en rien de la solution naturelle.

Les bains font partie intégrante du traitement, ou sont seulement employés pour obvier à certaines éventualités des maladies groupées aux sources de Contrexéville.

Ils contribuent très-utilement à détendre l'excitation vasculaire et nerveuse des premiers jours de la cure ; à faire cesser les spasmes gastriques ; à calmer les irritations cutanées, exanthémateuses, si fréquentes, ai-je dit, dans la diathèse urique ; à faciliter l'expulsion des calculs urinaires et des concrétions biliaires ; à modérer les symptômes douloureux des crises néphrétiques ; à relâcher les réservoirs et les conduits urinaires contractés ; à protéger l'irritabilité exagérée des organes génito-urinaires ; à provoquer la résolution ou même la terminaison par flux sanguin des congestions vésicales, utérines ou hémorrhoïdaires.

Surtout quand il est précédé de frictions sèches ou savonneuses, le bain n'est pas seulement le puissant moyen d'apaisement et de détente que je viens de dire, il fait encore pénétrer dans l'économie du sujet, et cela sans aucune fatigue pour son appareil digestif, de fortes proportions du liquide

7

minéral, qui parcourt les mêmes voies et produit les mêmes effets sur les canaux et les réservoirs que l'eau prise en boisson ; quelles que soient les divergences d'opinions émises sur la pénétration et sur la non-pénétration des liquides dans lesquels le corps est plongé, je puis affirmer que, dans les occurrences fort nombreuses où j'ai dû introduire la sonde dans la vessie de malades qui sortaient du bain, j'ai trouvé cet organe rempli par des quantités inusitées de liquide.

Telles sont les ressources que nous offrent nos bains dans les formes ou les incidents aigus de la gravelle, de la néphrite, de la cystite, de l'uréthrite, de la métrite, de l'hépatite, de l'entérite et plus rarement de l'attaque goutteuse. Dans les états chroniques de ces maladies, dans leurs formes lentes, irrégulières, catarrhales, alcalines, œdémateuses, toujours compliquées d'un degré plus ou moins prononcé d'affaiblissement constitutionnel, nous réussissons à obtenir de ces mêmes baignoires et de cette même eau minérale des effets toniques, généraux et locaux.

A ces fins, l'eau minérale est chauffée à une moindre température ; elle ne dépasse guère le degré de sensation fraîche ; le bain est de peu de durée ; il est suivi de douches, de frictions sèches, de massages ; il peut être rendu plus actif par des additions de chlorure de sodium, de décoctions aromatiques, etc. ; quand il y a lieu de le rendre plus excitant pour l'enveloppe cutanée, on y mêle des sulfures de potassium ou de sodium.

L'économie de temps qui consiste à boire ses verres d'eau dans le bain n'a rien que de légitime sauf l'inconvénient, déjà signalé, du transport de cette eau à distance de la fontaine ; mais cette pratique ne serait pas admissible pour les sujets qui éprouvent les effets purgatifs intenses et rapprochés.

§ III. — DOUCHES.

Si aux propriétés actives que nous venons de constater dans les bains de Contrexéville, on ajoute les effets intensifiés en quelque sorte de l'eau minérale employée en douches variées, exerçant sur tout le corps, ou localisant sur certaines parties, ou portant même dans certaines cavités des percussions excitantes et résolutives ; produisant par son jet unique un vigoureux massage ou imitant par ses ondées de pluie fine de douces frictions ; brusquant enfin les réactions vitales par les sensations contrastées qui résultent de sa température alternativement chaude ou froide, l'on comprendra sans peine par combien d'heureuses applications ces douches peuvent seconder les traitements spéciaux usités à l'établissement qui nous occupe. Elles concentrent en quelque sorte dans nos mains les ressources des stations hydrothérapiques unies à celles des stations thermales.

Nous les employons dans les circonstances et dans les conditions que je vais dire :

Quand besoin est de provoquer ou d'accélérer la progression et l'expulsion des concrétions urinaires, la douche à jet unique dirigée sur les lombes produit des ébranlements qui s'étendent à l'appareil urinaire ; elle met simultanément en jeu la tonalité et la contractilité des muscles propulseurs ; dans les cas où il existe un certain degré d'irritation et de spasme, cette douche est succédée par un bain.

Quand l'émission des urines est gênée ou empêchée par l'atonie de la vessie, soit que cette atonie réside dans l'organe lui-même, soit qu'elle se rapporte à quelque désordre nerveux de la moelle épinière, nous tirons très-bon parti de la douche froide dirigée sur la partie inférieure de la colonne vertébrale, sur le périnée et même sur le bas-ventre quand elle peut y être tolérée.

Quand la dysurie reconnaît pour cause l'engorgement chronique de la glande prostate, il n'est pas de meilleur résolutif que la douche périnéale froide, lancée avec force et continuité. Il est recommandé au doucheur d'éviter avec soin de diriger le jet sur les bourses du patient, qui les garantit d'ailleurs en les relevant et les couvrant de ses mains.

Quand il est utile de provoquer un effet astrictif ou tout au contraire un effet congestif et fluxionnaire sur le système veineux de la partie inférieure du gros intestin.

Le premier de ces effets est à rechercher dans les hémorragies passives de la vessie et du rectum ; il s'obtient par des douches froides introduites dans ce dernier organe, ou dirigées sur le périnée et sur l'anus.

Cette douche doit au contraire être chaude, baigner l'anus par ondées ou être portée au-dessus par un jet ascendant, quand on se propose de dériver, par un appel du sang vers le système hémorrhoïdaire, les congestions sanguines de la tête, de la poitrine, du foie.

Les organes génitaux de la femme peuvent éprouver de l'usage rationnel de ces douches des effets variés, salutaires à divers titres ; il n'est pas de plus sûr moyen de faire cesser le relâchement des ligaments de l'utérus et de ramener dans sa position normale cet organe dévié, de lui rendre son volume et sa consistance naturels quand il est engorgé et induré ; de provoquer la cicatrisation des plaies ulcéreuses, dont son col est si fréquemment le siége ; de rémédier à l'atonie catarrhale ou à l'irritation chronique qui provoquent et entretiennent les écoulements blancs ; de rétablir la régularité des fonctions spéciales chez les femmes dont les organes sexuels, inertes et passifs, ou spasmodiques et douloureux, traduisent leurs désordres par la surabondance ou par l'insuffisance du flux mensuel.

Ce même mode d'emploi de notre eau minérale seconde à merveille l'efficacité dont elle est douée dans les stérilités, de toutes les plus fréquentes, qui dépendent des lésions chroniques, des déplacements ou de l'atonie du système utérin.

Nos douches offrent de bien moins nombreuses applications dans les affections des organes digestifs. Elles sont toutefois d'un très-grand secours dans les constipations permanentes et rebelles, qui sont entretenues par les constrictions spasmodiques ou tout au contraire par l'atonie musculaire du rectum. La douche ascendante est mise en usage dans les deux cas, seulement elle diffère par la température.

Les congestions veineuses abdominales qui se rattachent aux maladies chroniques du foie, soit comme causes, soit comme effet, sont très-avantageusement dérivées par les douches chaudes, fluxonnaires, dirigées sur le fondement. J'ai pu, dans quelques cas où elle était bien tolérée, localiser avec succès la douche ménagée sur l'hypocondre droit occupé par un volumineux engorgement hépatique et par des concrétions biliaires persistantes.

Les goutteux et les rhumatisants tirent d'heureux résultats de nos douches appliquées aux nodosités, aux infiltrations œdémateuses, aux roideurs ligamenteuses de leurs articulations, aux contractures et aux inerties fonctionnelles de leurs muscles.

Les dartreux ramènent à leurs téguments, par la plus salutaire des actions dérivatives, les irritations psoriques émigrées vers leurs organes profonds et spécialement vers leur vessie.

Enfin les douches générales en pluie tempérées ou froides, partout si bienfaisantes pour tous les malades profondément débilités et en particulier pour les diabétiques, les chlorotiques et les chloro-anémiques, le deviennent plus encore à ces sources martiales dont nous poursuivons l'étude.

§ IV. — APPLICATIONS TOPIQUES.

L'eau de Contrexéville offre pour ce mode d'emploi les ressources, trop vantées peut-être par nos prédécesseurs, mais peut-être aussi trop négligées par nous, de sa minéralisation alcalino-ferrugineuse modérée, de sa teneur gazeuse oxygénée et de sa basse température.

Elle peut rendre des services injectée dans l'urètre, dans la vessie, dans le rectum et dans le vagin affectés d'irritations catarrhales et ulcéreuses ; employée en lotions et en collyres dans les cas de blépharites et de conjonctivites chroniques ; imbibant les linges et la charpie qui servent au pansement des ulcères atoniques, dont elle ravive la vitalité ; introduite profondément dans les sinus des collections purulentes et des trajets fistuleux qu'elle déterge, sur les indurations et les callosités desquels elle provoque un mouvement de fonte purulente ou de résolution.

CHAPITRE V

DE LA SAISON HYDROMINÉRALE

Au lieu de ce titre, je préférerais employer celui de *Cure Contrexévillaine ;* il représenterait mieux à l'esprit l'ensemble des circonstances de temps, d'ordre et de mesure les plus propices à la complète réussite du traitement spécial qui fait l'objet de ce travail, et surtout il n'en subordonnerait pas les éventualités aux idées restreintes d'époques et de saisons ; mais je ne puis que subir les errements du langage classiquement consacré. Les Allemands seuls, dans leurs habitudes de rigoureuse logique, ont substitué au terme *saison* le terme *cure ;* d'autre part, nos confrères des eaux minérales chaudes ont seuls droit aux honneurs de la qualification *thermale ;* il ne nous reste à nous, les représentants ascétiques des eaux minérales froides, que le pâle et vague adjectif *hydrominéral*, qui nous distingue à peine des simples hydrothérapistes ; quant à la transformation adjective du nom légendaire de notre station, ne me serait-elle pas reprochée comme une hardiesse prétentieuse ? Quoi qu'il en soit du vague des expressions, passons aux certitudes des notions fournies par l'expérience.

1° Quelle est l'époque la plus favorable pour fréquenter l'établissement des eaux minérales de Contrexéville?

Si nous devions ne consulter que les très-légitimes aspirations de ceux qui souffrent; si nous n'avions qu'à tenir compte des convenances de notre traitement avec les diverses éventualités des maladies, nous répondrions tout simplement : il faut prendre le chemin de Contrexéville quand on a le désir, la volonté et le temps de se guérir ou tout au moins de se soulager d'une affection calculeuse des organes urinaires ou de l'organe biliaire; d'une goutte ou d'un rhumatisme généralisé; d'un état catarrhal des diverses cavités muqueuses et surtout de celles de la vessie, de l'urètre, du vagin, du gros intestin; d'un désordre quelconque des fonctions urinaires; de perturbations organiques ou fonctionnelles du système digestif, d'états morbides variés de l'appareil génital et spécialement de l'utérus; des déchéances constitutionnelles de la chlorose, de la chloro-anémie, de l'infiltration séreuse, de l'alcalinité urinaire.

Mais nous ne devons pas oublier que la belle saison n'est pas en permanence dans les Vosges; que le froid et l'humidité sont de mauvaises conditions pour les pratiques d'un traitement au grand air; qu'en outre, pour faire la part de nos habitudes hospitalières en même temps que de nos ressources curatives, les journées seraient bien tristes et bien découragées pour le pauvre patient dépaysé, qui n'aurait que la boue et la neige des mauvais temps pour poser ses pieds et reposer sa vue. Faut-il ajouter, par respect pour les opinions de nos anciens, que les mouvements vitaux et partant les actions médicamenteuses sont plus intenses aux époques estivales, quand tous les êtres organisés, végétaux ou animaux, puisent dans le milieu commun une puissance de vie plus active et plus abondante.

L'époque la plus favorable pour faire usage de nos eaux à leurs sources se trouve ainsi comprise entre le 1er juin et le 1er octobre.

2° *Quelle doit être la durée d'une cure?*

Aux sources de Contrexéville, comme à celles de la plupart des établissements, la période fatidique de vingt et un jours s'impose tout aussi despotiquement à la spontanéité du médecin qu'aux croyances du malade; il sert en outre de base à la rétribution réglementaire.

Ce nombre vingt et un n'est-il que le multiple du légendaire chiffre 7 ?

N'est-il que la trêve accordée aux femmes pour leur traitement hydrominéral entre deux époques menstruelles ?

S'est-il montré plus spécialement propice aux révolutions crisiaques ?

Ou ne serait-il par hasard qu'une ingénieuse imagination administrative destinée à raccourcir les mois pour en multiplier les recettes?

Comme toutes les préemptions invariables et absolues, appliquées à la plus variable des éventualités, c'est-à-dire aux convenances individuelles des malades et de leurs maladies, cette règle uniforme, chiffrée d'avance, se trouve fréquemment en désaccord avec les exigences rationnelles du traitement.

Pour tous nos buveurs, il vient un jour de saturation hydrominérale, que les sensations les plus significatives leur font parfaitement reconnaître; qui marque la limite précise d'opportunité du traitement, et qu'il leur serait difficile ou même impossible d'outre-passer, lors même qu'ils ne craindraient pas de compromettre les bons résultats sanitaires obtenus jusque-là.

Cette admonition instinctive, spontanée, qu'on ne saurait confondre avec certains incidents passagers de dégoût et de moindre tolérance hydrominérale qui se présentent quelquefois dans le courant de la cure, est loin d'affecter l'échéance régulière de la date réglementaire.

Elle oscille entre le dix-huitième et le vingt-quatrième jour. Des malades que j'avais moi-même engagés à continuer leurs visites matinales à la buvette, sans tenir compte de ces avertissements spontanés, ont subi sous mes yeux les symptômes heureusement passagers d'une intempestive surexcitation hydrominérale; aussi me suis-je toujours efforcé depuis de faire prévaloir à nos sources la date mobile sur le chiffre immuable.

Toutes les fois que j'ai pu obtenir des malades qui m'étaient confiés un mandat absolu de tutelle médicale, j'ai employé la méthode suivante, qui m'a fourni les meilleurs résultats : le sujet poursuivait jusqu'au douzième jour sa cure ascendante, puis il décomptait ses verres de 12 à 4 dans les trois ou quatre jours suivants; il prenait alors des vacances de huit jours, pendant lesquels il devait, selon les indications de son état sanitaire, se calmer dans les placides habitudes d'une modeste villégiature ou rechercher les vives impressions et les salutaires fatigues d'une excursion vers la région montagneuse. A l'expiration de ce congé, il faisait une seconde quinzaine hydrominérale, dirigée comme la première et qui, parfois même, après un nouvel intervalle de huit jours, était suivie d'une troisième reprise du traitement. Il pouvait alors nous quitter avec la confiance d'un meilleur avenir ; il avait, selon mon désir, monté de deux ou trois grades en une seule promotion ; il avait anticipé de deux ou trois ans sur sa guérison.

Dans tous les cas où l'affaiblissement constitutionnel est le fait prédominant de la maladie ; quand il est indiqué de recourir à la méthode plus particulièrement reconstitutive et tonifiante de notre traitement, qui consiste, on se le rappelle, à fractionner et à multiplier les doses de l'eau prise en boisson, la marche que je viens d'indiquer se recommande plus impérieusement encore. Elle n'est autre que celle que nous suivons tous dans la pratique médicale ordinaire, quand nous dirigeons une médication de fond contre une affection constitutionnelle, de date plus ou moins ancienne, étendue à l'économie tout entière.

Les eaux minérales améliorent, mais ne guérissent pas, répète-t-on partout, sans être contredit par les médecins eux-mêmes. Que l'on essaye donc de les prendre, non plus à l'heure ou à la course comme des fiacres, mais selon les exigences de la besogne à faire, et seulement alors nous pourrons régler nos comptes avec l'incurabilité.

3° *Quelles sont les précautions à prendre avant et après la cure ?*

Et d'abord en est-il d'indispensables ou même d'utiles avant la saison ?

Nos aïeux, avant de se mettre en route pour les eaux, ne manquaient guère de faire leur testament, de prendre médecine et de se faire tirer du sang.

On arrive maintenant à nos stations avec tant de promptitude et de sécurité que le testament est tombé en désuétude ; aujourd'hui d'ailleurs on y vient renouveler bail avec la santé et la vie, tandis qu'alors on n'y allait que pour expier les longues impuissances, souvent même les dommageables impérities de la médecine auguriale.

Quant à la lancette, quant à l'huile de ricin, à moins qu'elles n'aient été conseillées par le médecin habituel pour quelque incident imprévu, nous pouvons offrir mieux que cela à nos hôtes : nos établissements hydrominéraux, celui de Contrexéville entre tous, possèdent de puissants moyens de régulariser le cours du sang au lieu de l'appauvrir, et il n'est certes pas besoin de venir en aide à nos propriétés laxatives.

S'il n'est pas de mesures préventives obligées à prendre avant de se rendre à nos sources, il est bien mieux indiqué encore de s'en abstenir au retour : sans doute il peut survenir tel incident sanitaire exceptionnel dont le médecin d'habitude reste seul juge et auquel il doit seul appliquer sa compétence et sa libre initiative ; mais la règle générale est de respecter l'impulsion sanitaire communiquée à l'organisme du sujet par la médication spéciale à laquelle il vient de se soumettre ; impulsion qui est bien loin de s'être épuisée avec le dernier verre d'eau bue à la source et qui se continuera quelques semaines, quelques mois encore, apportant à chaque jour son progrès sanitaire. Le médicament est supprimé ; mais la médication dure encore dans une direction déterminée que vous devez respecter, vous qui la croyez favorable, car vous l'avez recherchée ou conseillée. Laissez passer l'imprégnation de l'eau minérale comme il était prescrit jadis de laisser passer la justice du roi.

Telle est sans doute l'origine et l'interprétation de cette observation populaire que l'on revient des eaux plus malade qu'au départ, et qu'elles ne produisent leurs effets définitifs que dans un délai de trois mois.

En résumé donc, si quelque médication active vous était prescrite pendant cette période, ce ne serait pas parce que mais quoique revenant de nos sources. Ceci dit sous toutes réserves des précautions hygiéniques auxquelles nous consacrerons un chapitre spécial.

4° Est-il utile? Quand est-il utile de boire de l'eau minérale, hors le temps de la saison?

J'ai noté les soins intelligents portés à l'embouteillage de l'eau minérale de Contrexéville et sa parfaite conservation en cet état ; la nature même des choses reste donc responsable des restrictions d'ordre médical que je vais mettre à son emploi loin des sources.

Ces restrictions se résument toutes dans la proportion suivante que je formule tout d'abord.

Les eaux minérales sérieusement curatives, celles de Contrexéville en particulier, ne prophétisent nulle part avec autant de succès que dans leur pays; comme l'Antée mythologique, elles ne luttent jamais plus victorieusement contre la maladie que quand elles touchent leur sol originel. C'est là qu'il faut aller les prendre et non ailleurs, à moins d'obstacles invincibles; les services qu'elles rendent hors de là peuvent être d'utiles auxiliaires, mais non des équivalents.

Le médicament et la médication sont également amoindris.

Cette eau qui jaillit de son griffon limpide et pure comme

le cristal, impatiente comme si elle obéissait à une force se-
crète d'impulsion, éparpillant en bulles éphémères sa richesse
gazeuse, abandonnant à chaque pierre, à chaque brin d'herbe
qu'elle baigne, un peu de son fer, de ses principes organiques et de ses sels les moins solubles, rapporte des profondeurs telluriques l'empreinte récente de ces forces diffuses
que nous ne connaissons que par leurs effets, et dont les
théories thermogéniques, électriques et ozoniques ne sont
sans doute que l'incomplète notion.

A ce court instant de son émergence, elle semble douée
d'un dynamisme, d'une vie, que ne justifie pas mieux sa
composition substantielle que n'est justifiée par l'analyse
chimique la tonicité de l'air respiré dans les grands bois, vie
communicative et expansive, qui stimule les sens et réveille
les aptitudes latentes de l'appareil digestif; mais vie qui ne
dure guère plus que celle de la plante arrachée du sol, que
la saveur des fruits délicats transportés au loin, que l'arome
des fleurs détachées de leur tige.

Si l'analyse qualitative et quantitative, la même à peu de
chose près pour une eau minérale conservée en vase clos
que pour celle qu'on étudie à son point d'émergence, avait
bien réellement trouvé, dans la détermination et la pondération de ses principes minéralisateurs, le dernier mot de
ses actions curatives, le moment serait venu de remplacer nos
divers établissements par des fabriques d'eaux minérales artificielles, ou tout au moins d'économiser les frais de transport de nos eaux minérales naturelles; mais ce moment
n'est pas venu et ne viendra jamais selon nous : aussi nous
croyons-nous autorisés à traduire par la proportionnalité
suivante nos convictions sur ce sujet.

Les eaux minérales, bues à leurs sources, sont aux eaux
du même nom, bues à distance, ce que sont celles-ci aux
eaux artificielles destinées à les remplacer.

Mais pour ne parler que de Contrexéville, et pour reprendre au plus vite la livrée de ce moderne positivisme qui
nous rive, nous médecins, au matérialisme du fait et nous
enferme pêle-mêle avec le mécanicien, le physicien et le chimiste, dans le cercle étroit des actions chiffrées et pesées,
hâtons-nous de dire que parmi les raisons d'aller aux eaux
de Contrexéville au lieu de les appeler à soi, il en est une
qui peut se justifier par des chiffres : en effet, tel malade
qui, dans l'enceinte hydrominérale, boit sans peine, digère
et absorbe avec promptitude, expulse avec énergie douze
à quatorze verres d'eau, aurait peine à en tolérer quatre ou
cinq à quelques kilomètres de là; or, on ne peut avoir oublié que nos eaux sont puissantes surtout par leur rapide et
copieuse progression à travers les conduits et les réservoirs
de l'appareil urinaire et de l'appareil digestif.

Ceci étant dit de l'amoindrissement thérapeutique de notre
eau minérale considérée en elle même, est-il besoin de
comparer aussi, au point de vue du malade, les dispositions
si différentes qu'il porte dans ces deux modes de traitement
suivis l'un dans ses foyers, l'autre sur le terrain des sources,
l'un que l'on subit sans illusion, sans enthousiasme, sans
variation objective, sans rénovation hygiénique, dans la torpeur de la monotonie citadine; l'autre qui se fait espérer
avec les impatientes émotions d'une terre promise; qui n'est
abordé qu'avec les ardeurs de zèle, je dirais presque avec les
entraînements des croyances superstitieuses ; que l'on
accomplit enfin à l'exclusion de tout autre soin, au milieu

de la communicative confiance et de l'expansive gaieté d'une société d'élite, qui sait compatir à des maux qu'elle éprouve ou qu'elle a éprouvés elle-même ; dans les salutaires exercices des excursions agrestes et sous les voûtes de nos grands arbres des Vosges, si pleines d'apaisements et de vivifiantes émanations ; en un mot, dans un milieu, qui n'aurait besoin que d'être différent de celui où s'est développé le mal dont on souffre et qui est en surplus bien plus salutaire que celui où il s'est immobilisé surtout par inertie morale et par torpeur hygique.

Au cours de ces idées ou plutôt de ces principes, j'ai bien souvent obtenu, par le fait seul du déplacement, des guérisons aussi promptes qu'inespérées de pauvres malades arrivés aux pernicieuses apathies des fièvres typhoïdes graves et à l'épuisement de toutes les ressources connues de la thérapeutique.

Mais enfin la belle saison ne dure pas toujours et il n'est pas toujours possible de se vouer au soin exslusif de sa maladie. Il est donc utile de savoir quand et de quelle manière il convient le mieux de boire de l'eau de Contrexéville transportée.

Elle ne s'emploie pas aux fins immédiates et passagères d'une bouteille de sedlitz ou de pullna ; les affections morbides qui en réclament l'usage spécial sont généralement constitutionnelles et d'origine plus ou moins ancienne : ce sont donc là encore des cures prolongées et progressives qu'il faut faire.

Ces cures à domicile sont généralement de quinze à vingt jours. L'eau minérale est bue le matin à jeun, depuis un minimum de deux verres jusqu'à un maximum de six, de huit

même, si la tolérance va jusque-là. On met un quart d'heure
d'intervalle entre deux verrées, on fait en même temps un
léger exercice, qui vaut généralement mieux que le repos
au lit et l'on a soin de ne déjeuner que quand le dernier
verre n'est plus senti à l'estomac.

Lorsque nos hôtes, parvenus au terme de leur traitement,
se disposent à regagner leurs foyers, je donne à beaucoup
d'entre eux le conseil de se soumettre de deux en deux mois
à cette cure auxiliaire, et de prendre leurs mesures pour
réserver au moins un mois de repos des organes entre la
dernière bouteille vidée de cette façon et leur nouveau pèlerinage aux sources.

Dans les cas déjà spécifiés où l'on veut obtenir de ce traitement surtout ses effets toniques, la méthode est la même
qu'à la fontaine; l'eau est bue à doses moins copieuses, mais
plus souvent répétées dans la journée, elle est en outre mêlée
au vin des repas.

A tous ceux qui ont le col vésical susceptible et irritable
je recommande de s'abstenir de boire deux heures environ
avant de se mettre au lit.

Une crise néphrétique ou hépatique, une attaque de
goutte, une irritation rénale ou vésicale, survenant pendant
l'une de ces cures, pourraient, selon leur nature et leur tendance, exiger l'interruption ou réclamer au contraire l'emploi plus abondant de l'eau minérale; mais il est bien entendu qu'on a pour se diriger dans ce choix les conseils de
son médecin.

Diurétique et purgative à sa source, l'eau de Contrexéville
ne produit souvent hors de là que le premier de ces deux
effets; il peut être utile en pareil cas de lui ajouter quelques

grammes de magnésie pour faire cesser la constipation, cette fâcheuse et trop fréquente habitude des calculeux, des goutteux et des gastro-hépatiques.

Pour les mesures hygiéniques à observer pendant ces cures, je renvoie au chapitre spécial qui va suivre.

5° *Combien faut-il de pèlerinages aux sources de Contrexéville pour obtenir une guérison complète?*

Je ne puis répondre à cette question sans classer tout d'abord en trois groupes distincts les maladies qui se présentent habituellement à ces sources.

Le premier de ces groupes comprend des affections purement accidentelles, indépendantes, localisées, portant en elles-mêmes toutes leurs raisons d'être.

On y rencontre des calculs uriques qui se sont accidentellement formés dans les reins et ont pu s'arrêter dans la vessie de personnes bien portantes d'ailleurs, mais sujettes à la suracidité transitoire des sécrétions, à des digestions difficiles de repas trop copieux ou trop succulents, à des invasions rhumatismales, à des constipations rebelles.

Il s'y trouve aussi, mais plus rarement, des calculs urinaires phosphatiques déposés pendant le long séjour au lit, pendant la période de débilité, pendant les difficiles et incomplètes mictions d'une fracture, d'une longue maladie, d'une fièvre typhoïde grave, d'un désordre inflammatoire ou spasmodique des fonctions urinaires.

A ce groupe appartiennent encore les irritations, les spasmes, les flux muqueux sanguins et purulents, qui peuvent atteindre accidentellement la vessie au même titre que tous les autres organes membraneux.

Les écoulements, les ulcérations, les indurations et les

rétrécissements du canal de l'urètre que laissent à leur suite les blennorragies.

La chlorose et la dysménorrhée essentielles; les écoulements leucorrhéiques; les déviations, les engorgements et les érosions de l'utérus.

Les gastrites et les gastralgies idiopathiques.

Les inflammations et les engorgements chroniques du foie, l'ictère et les calculs biliaires qui en dépendent.

Les constipations par inertie, par contracture ou par état hémorroïdaire de la partie inférieure du gros intestin.

Le deuxième groupe ne diffère en rien de celui qui précède au point de vue des titres morbides qui le composent, mais ici la maladie a perdu son indépendance et son autonomie; elle n'est plus que le symptôme ou l'un des symptômes d'une affection généralisée, d'une diathèse urique, phosphatique, goutteuse, rhumatismale, séreuse, catarrhale.

Quand les affections généralisées que je viens d'énumérer en dernier lieu, ne sont pas seulement des contractations accidentelles d'états morbides qui intéressent l'économie tout entière, mais bien des diathèses radicales, natives, héréditaires et presque toujours inhérentes au type organique du sujet, elles forment le troisième groupe.

Les malades du premier groupe peuvent guérir, ont maintes fois guéri sous mes yeux en une saison; quand surtout, par mes conseils, elle se prolongeait en deux, trois ou quatre quinzaines entrecoupées de repos.

Il eût été sans doute prudent pour ces malades de revenir l'année suivante, mais beaucoup manquaient à l'appel, et de ces absents j'avais aussi moi l'habitude de dire, pas de nou-

velles, bonnes nouvelles; car enfin ils nous avaient quittés
emportant d'excellents souvenirs de nos sources.

Les malades du deuxième groupe peuvent prendre pour
base de leur traitement intégral la période triennale généralement accréditée dans les croyances populaires. Ils parviennent ainsi à une guérison complète ou tout au moins à
une situation exempte de souffrances et de dangers par une
série progressive d'améliorations sanitaires; et si de nouvelles
craintes ou si de nouveaux incidents morbides venaient à
quelques années de là troubler leur quiétude, il ne serait
plus besoin de leur indiquer l'eau minérale qu'ils devraient
préférer, plus besoin même de les exhorter comme autrefois
à prendre le plus tôt possible date du traitement sur la
maladie.

Quand on est malade et un peu aussi quand on est médecin, l'on ne sait jamais quel numéro l'on porte dans la
série que nous venons d'établir. A-t-on sa place dans le dernier ou dans l'avant-dernier de ces trois groupes? Est-on
goutteux à vie ou n'a-t-on qu'une goutte à terme? Est-on
calculeux ou n'est-on affecté que de concrétions urinaires
ou biliaires accidentelles? Est-on catarrheux ou a-t-on été
simplement atteint d'une irritation muqueuse de la vessie?
Est-on infiltré, œdématié par cause localisée ou par vice
général de la constitution?

A chaque jour suffit sa peine, à chaque année de ces
affections radicales suffit la saison de Contrexéville. Les
sujets les plus engagés de ce troisième groupe forment tous
les étés autour de la fontaine une phalange de fidèles qui se
rendent toujours et ne meurent jamais. Ils se font un glo-
rieux chevron de chacune de leurs campagnes hydrominé-

rales, et j'en ai vu qui étaient arrivés au trentième; ils n'étaient ni les moins alertes, ni les moins gais, ni surtout les moins fervents. Le pis aller serait d'imiter leur exemple : sacrifier, en expiation d'un vice originel, un mois sur son année et gagner ainsi vingt ans sur sa validité, vingt ans sur sa longévité, est-ce donc faire un mauvais calcul?

6° *Comment faut-il diriger sa cure?*

Au fond de la Russie, aux limites extrêmes de l'ignorance et de la crédulité, certains religionnaires fervents confient, dit-on, à un moulin mis en mouvement par le vent ou par l'eau, le soin de multiplier leurs prières par la vitesse de ses rotations : c'est à peu près ainsi que procèdent un certain nombre des nouvelles recrues de l'eau minérale de Contrexéville; ils n'ont d'autre souci que de remplir et vider leur verre le plus grand nombre de fois que faire se peut dans le moindre temps possible, et ils restent en paix avec leur conscience de malade en traitement. Je compte plus sur la réussite des croyants ci-dessus cités que sur celle de de ces buveurs empiriques : Dieu ne relève que de son infinie bienveillance, il peut ne tenir compte que des intentions; mais les sources de Contrexéville obéissent aux conditions immuables de leur composition médicamenteuse ; elles agissent selon leur prédestination et ne peuvent être rendues responsables de leurs fausses applications ou de leur inintelligente pratique.

On était venu avec de légitimes espérances de guérison; on s'en retourne avec son mal persistant sinon aggravé; on pouvait obtenir un résultat décisif, on a à peine réalisé quelques améliorations partielles ; l'on éprouvait pourtant ou l'on croyait éprouver les mêmes symptômes; on a bu le même

nombre de verres que messieurs tels ou tels qui ont obtenu
des résultats bien meilleurs. « Nous n'avons pas eu de
chance, » tel est le mot de la situation ; si La Fontaine l'en-
tendait, il redirait encore avec sa philosophique bonhomie :

> Est-on sot, étourdi, prend-on mal ses mesures?
> On pense en être quitte en accusant le sort :
> Bref, la fortune a toujours tort.

Pour moi qui redoute, surtout en médecine, les fausses
mesures et les fausses interprétations, j'ai coutume de demander à ces mécontents s'ils sont juges suffisants des similitudes qu'ils établissent entre leur état morbide et celui de
leurs cobuveurs favorisés.

Leur mal et le vôtre, dites-vous, se nommaient également
la gravelle. Cela est vrai, mais leurs urines étaient acides
et charriaient des matières uriques, les vôtres étaient alcalines et déposaient des concrétions phosphatiqnes ; leurs
calculs provenaient des reins et les vôtres de la vessie ; leurs
conduits étaient libres, les vôtres étaient rétrécis : et vous
êtes étonnés qu'un même médicament, employé aux mêmes
doses et de la même manière dans des cas aussi disparates
sous leur homonymie, ait pu donner des résultats aussi dissemblables !

Ou bien vous étiez goutteux, ils l'étaient aussi ; mais vos
articulations étaient tuméfiées par l'œdème séreux quand
les leurs étaient distendues par l'éréthisme inflammatoire.
C'était beaucoup déjà qu'une même eau minérale fût appliquée à des états morbides aussi contrastés ; au moins aurait-il
fallu compenser la fixité du médicament par la variabilité de
la médication.

Croyez-en ma longue expérience, il y a toujours un bon, souvent même un très-bon numéro pour vous dans l'urne de cette fontaine qui vous verse l'eau de Contrexéville, mais il faut savoir l'en tirer : c'est la longue habitude pratique, c'est la science laborieusement acquise des médecins du lieu qui vous y aideront : reposez-vous sur eux du soin de choisir et de veiller pour vous; ils ne tiennent à rien autant qu'à enrichir d'une guérison nouvelle les archives de leur établissement, et en cas de déception imprévue, je serais tenté de les plaindre plus que vous.

Je ne connais pas d'autres réponses à l'importante question que nous venons de mettre à l'étude.

CHAPITRE VI

HYGIÈNE

En faisant connaître les divers modes d'emploi de l'eau minérale de Contrexéville, nous avons simultanément indiqué les mesures hygiéniques spéciales qui se rattachent à la cure ; il nous reste maintenant à généraliser cette intéressante étude ; à tracer, en un mot, non plus seulement le programme hygiénique des hôtes de nos sources, mais encore celui qui ressort de la nature elle-même des maladies spéciales qui font l'objet de ce travail.

J'ai successivement acquis de bien chaleureuses convictions, au cours de mes longues recherches, sur la valeur curative de ces eaux, et pourtant si un sujet affecté de calculs urinaires ou biliaires, de goutte, de dyspepsie, de chlorose, d'aptitudes séreuses, catarrhales, etc., me mettait en demeure de diriger son choix entre deux déterminations qu'il me formulerait comme il suit : fréquentation assidue des sources de Contrexéville, mais abstention absolue de toute observance hygiénique ; ou en sens opposé, renoncement de l'eau minérale, mais adoption courageuse et persévérante d'habitudes de vivre raisonnées, je serais tenté de lui conseiller de préférence la seconde de ces méthodes. Ceci est l'extrême expression de ma foi en la toute-puissance d'Hygie ; mais cette bonne déesse n'est pas jalouse et elle réserve la meilleure part de ses faveurs pour les malades qui associent son culte à celui de la naïade des Vosges.

En raison du haut intérêt que comporte cette étude, nous ne pouvons donc mieux faire que de rechercher, pour chacune des actions de la vie habituelle, les préceptes rationnels d'hygiène qui s'y rattachent.

§ I. — HABITUDES MENTALES.

Les calculeux et les goutteux sont généralement doués de beaucoup d'initiative morale, très-impressionnables et très-expansifs tant que dure la forme régulière de leur affection, tant que les crises douloureuses, mais salutaires, qu'ils éprouvent vers les articulations ou mieux encore vers les reins, rétablissent, pour un temps plus ou moins long, l'ordre et l'équilibre dans leur économie troublée par une surabondante production de produits acides, phosphoriques et uriques.

Ils s'affaissent au contraire dans la défiance, dans la tristesse et dans le découragement à leur seconde époque, quand ils en sont venus à la période de continuité chronique du désordre de leur organisme, à la viciation alcaline de leur excrétion urinaire, aux productions phosphatiques insolubles et aux infiltrations séreuses.

Les dysuriques absorbent toutes leurs facultés de penser

et de sentir dans les risques éventuels et dans les difficultés
permanentes de leurs fonctions vésicales compromises par
des concrétions calculeuses, par l'hypertrophie prostatique,
par les coarctations de l'urètre, par l'affection catarrhale,
par l'atonie musculaire. J'en ai vu broyer ainsi du noir
jusqu'à énerver toutes leurs réactions vitales, jusqu'à s'a-
bandonner à cette désolante absorption mentale, à laquelle
j'ai donné le nom d'*uromanie*, qui substitue aux réalités
d'une affection même légère et très-guérissable, les imagi-
nations sombres et désolées d'un esprit que ne parvient pas
toujours à calmer la guérison elle-même du mal.

Les sujets affectés de gastralgies, de maladies de l'appareil biliaire, de constipations réfractaires sont, tout le monde
le sait, très-enclins à l'hypocondrie.

Les chloritiques et les chloro-anémiques s'abandonnent
sans résistance aux compromettantes inerties d'une passive
mélancolie.

Les femmes atteintes d'affections purement locales de
l'organe utérin peuvent ne subir d'autre trouble mental
qu'une certaine tendance aux inégalités d'humeur ; mais
celles chez lesquelles la lésion sexuelle se relie, comme
cause, ou comme effet, à un état général de déréglement
nerveux et de débilité constitutionnelle s'échouent fréquemment aussi dans le marasme moral.

Du premier au dernier des malades compris dans cette
énumération psychologique, tous méritent une sévère répri-
mande médicale.

Les calculeux et les goutteux de la première époque,
parce que, heureusement doués d'énergie et de spontanéité,
ils gaspillent cette richesse dynamique au gré de leurs ca-

prices au lieu de la réserver pour de plus mauvais jours ou de l'utiliser au profit de leur guérison.

Les calculeux et les goutteux de deuxième époque, ainsi que les divers malades énumérés à leur suite, parce que la défaillance morale est une mauvaise condition organique en même temps qu'une compromettante conseillère ; parce que l'efficacité de toute médication hydrominérale se proportionne exactement aux réactions vitales que peut fournir l'économie du sujet, et que cette faculté de réagir est bien plus étroitement liée qu'on ne saurait le croire aux mouvements de l'âme et aux initiatives de l'esprit.

Parce que, s'il nous suffit d'un simple désordre mental pour troubler l'ordre régulier des mouvements de notre cœur, cette dangereuse faculté nous est donnée bien plus encore au point de vue des organes du fonctionnement urinaire, dont la partie active est soumise à l'intervention de notre volonté. Le fou d'Athènes, uromane historique, en était venu au point de méconnaître les avertissements de sa vessie distendue ; l'eau de Contrexéville elle-même n'aurait peut-être fait qu'augmenter cette dysurie de cause cérébrale ; son médecin philosophe le guérit par une ingénieuse diversion mentale ; il le supplia d'éteindre un incendie qui, disait-il, menaçait la ville.

Que tous ceux dont il s'agit ici veuillent bien y songer sérieusement, la maladie imaginaire, si pénible et si rebelle dans son extrême développement, n'est à son origine que la perception exagérée et trop passivement subie d'un désordre organique sans autre gravité que celle qu'ils lui supposent. A cette date, l'énergique et persévérant usage de leur spontanéité, suffit à enrayer les progrès du désordre moral, disproportionnés avec ceux du mal organique ; mais il viendrait un moment où cette spontanéité elle-même leur ferait défaut, où celui-ci ayant cessé d'exister par le fait d'un traitement approprié, celui-là persisterait encore, assombrirait, abrégerait même les jours du patient.

Pour toutes ces raisons et pour bien d'autres encore, l'oubli le plus complet que faire se peut des exigences excessives de la maladie ; le complet abandon des préoccupations du moment et des prévisions de l'avenir, aux mains d'un médecin intelligent et dévoué ; la recherche des diversions de l'esprit, des réunions amicales, de leurs joyeux entraînements et de leurs sympathiques rassurements, doivent être partout et toujours la règle de conduite de tous ces malades.

Tel est le mot d'ordre spécial qui leur est donné aux sources de Contrexéville, où l'on chercherait en vain les très-regrettables excitations fébriles de la vie citadine, mais où se trouvent réunies toutes les salutaires conditions d'une agréable villégiature.

§ II. — HABITUDES PASSIONNELLES.

Quand il est question d'exhorter à un examen de conscience médico-hygiénique une réunion choisie comme celle des hôtes de Contrexéville, il ne peut guère être fait mention, au chapitre des excès, que de ceux qui dérivent des appétits vénériens.

Pour des buveurs passionnés, venir à ces sources serait abdiquer.

Quant aux gourmands, qu'il n'est pas impossible d'y rencontrer, qui se complaisent même entre cette eau qui aiguise leur appétit et ces maîtres d'hôtel qui le flattent, je les ajourne à l'article *Aliments et régime*.

Qu'il ne soit donc ici question que des méfaits sanitaires de la plus exigeante des passions.

Il est difficile de formuler pour des malades, qui ont le rare courage de subordonner leurs fantaisies à leur santé, des règles précises sur ce qu'ils peuvent concéder et sur ce qu'ils doivent refuser à leurs sollicitations génitales. Si l'intempérance de ce titre entraîne des conséquences regrettables, l'abstention intempestive n'en est pas absolument exempte ; seulement il y a plus souvent lieu de requérir au nom de la santé compromise contre le premier, que contre le second de ces abus. Tout ce que je puis dire de général à ce sujet est contenu dans la proposition que je vais formuler, qui n'est qu'une vérité d'hygiène et qui ne saurait en rien infirmer des principes d'un autre ordre : il est toujours possible de discerner les avertissements réguliers d'un besoin organique des excitations illégitimes d'un sensualisme déréglé ; au point de vue sanitaire, on est sage quand on obéit à un besoin, mais on est imprudent quand on le devance ou quand on le dépasse.

Que les calculeux, que les goutteux, que les dysuriques dits de première époque, se défient plus qu'aucuns de cette sorte d'imprudence, à laquelle ils sont spécialement enclins en tous temps, et spécialement pendant la période excitante de leur cure par l'eau minérale de Contrexéville, et plus encore sous les influences toniques qu'elle laisse à sa suite.

Quant aux formes ou aux époques de toutes ces maladies

qui sont caractérisées par la chronicité, par l'atonie morbide, par la débilité organique, par les flux muco-purulents, par les productions phosphatiques, par les infiltrations séreuses, quels que soient du reste les organes compromis, reins, vessie, prostrate, utérus, foie, intestins, articulations, elles amortissent généralement les incitations sensuelles en même temps que les activités organiques ; et c'est là une heureuse harmonie dans le désordre parce que de tels malades ont plus besoin de réparer que de perdre, de reposer que d'exalter leur irritabilité nerveuse.

Toutefois, même dans ces affections dépressives, de la débilité nerveuse elle-même, galvanisée par quelque irritation morbide, ou par quelque aberration passionnelle, il naît souvent des excitations sensuelles qu'il serait facile de prendre pour des permis réguliers.

Ce serait en toutes circonstances, et particulièrement aux sources de Contrexéville, la plus domageable de toutes les erreurs que je cherche à prévenir.

En résumé et pour compléter l'édification des dysuriques, pour lesquels nos sources versent surtout leur eau bienfaisante, les excès normaux et plus encore les abus anormaux de l'appareil génital, qui jouent un rôle dominant dans les origines de leur affection et dans ses complications les plus habituelles, constituent en outre le plus sérieux obstacle à leur guérison.

Après la sévère mercuriale que nous venons d'infliger à la plus antihygénique des passions, devons-nous mentionner la peccadille plutôt fantaisiste que passionnelle du cigare !

Je suis de ceux qui épargnent à la naïve impressionnabi-

lité des enfants l'épouvante des contes d'ogre, et à l'impas-
sible scepticisme des hommes les vaines alertes d'une science,
dont il importe d'éviter la dépréciation ; je me garderai donc
de déclamer à vide des malédictions contre le tabac et contre
la nicotine, de si émouvant effet littéraire depuis le célèbre
procès Bocarmé.

Mais, d'autre part, il n'est pour le médecin attentif rien
d'indifférent dans tout ce qui tient aux habitudes de ses malades ; il faut que leur conscience soit édifiée, ne fût-ce que
pour lui épargner des remords exagérés.

Beaucoup sans doute par zèle sincère, mais un peu aussi
parce que le moindre de ses péchés est celui que l'on con-
fesse le plus volontiers, les hôtes de Contrexéville ne manquent guère de consulter sur cette habitude leur médecin,
entre le cigare qu'ils viennent d'éteindre et celui qu'ils
vont allumer. Il faut deux réponses pour cette question unique, l'une au compte du tabac, l'autre au compte de l'habitude. Disposé, comme je l'ai dit, à pousser le plus possible
à la gaieté, à la distraction ces pauvres déshérités, on est
tout prêt à leur permettre, j'allais dire, à leur conseiller
quelques bouffées encourageantes entre deux verres d'eau
minérale ; mais il faut exiger d'eux concession pour concession : un cigare, deux cigares, quand ils ne sont pas trop
gros, égayent l'esprit et amorcent la soif ; trois cigares,
quatre cigares engourdissent les sens aussi bien que la
pensée. Pour deux que nous permettons, on peut bien nous
sacrifier les deux autres.

Quant à l'habitude elle-même, lorsque nous sommes
consultés à temps, nous dissuadons nos malades d'en contracter aucune qui ne soit légitimée par un véritable be-

soin ; mais quand on nous la présente vieillie déjà et enra-
cinée, nous n'oublions pas qu'il peut y avoir des inconvénients, des dangers même à la supprimer brusquement ; et
c'est à vrai dire l'une des meilleures raisons de n'aliéner son
indépendance hygiénique à aucune de ces servitudes fan-
taisistes.

<h2 style="text-align:center">§ III. — ACTES FONCTIONNELS.</h2>

1° *Fonctions cutanées.* — Nous avons déjà signalé
l'étroite solidarité qui relie entre elles les fonctions de la
peau et celles de l'appareil urinaire ; personne n'ignore avec
quelle instantanéité l'impression du froid, l'interruption de
la sueur, provoquent l'émission plus urgente d'urines plus
aqueuses et plus copieuses ; les affections de l'enveloppe
cutanée, la scarlatine entre autres, tirent leur principale gravité des irritations sympathiques qu'elles infligent aux reins ;
réciproquement le diabète sucré, qui a pour principale expression une perturbation urinaire, s'accompagne d'une
suppression absolue de la fonction sudorale ; enfin les irritations membraneuses dites catarrhales de la vessie sont en
connexion évidente avec les formes variées de l'affection
dartreuse ; je crois, au surplus, avoir démontré sans objection possible que les reins et le tégument externe ont une
même mission coordonnée d'expulsion des matières uriques et phosphoriques, détachées de nos liquides et de nos
solides.

D'autre part et par cela même que le libre exercice des
fonctions cutanées est une condition d'hygiène tout aussi

essentielle que celui des excrétions urinaire et intestinale, la suractivation de ces mêmes fonctions est l'une des plus puissantes ressources dont puisse disposer la médecine dans le traitement des maladies soumises à notre étude, lorsque surtout elles présentent les caractères de débilité et d'atonie sur lesquels nous avons déjà insisté.

Ces remarques sommaires suffiront à édifier mes lecteurs sur la sollicitude dont ils doivent entourer cette importante fonction ; ils comprendront pourquoi ils doivent éviter, soit dans leurs habitations, soit dans leurs vêtements, les influences du froid humide ; pourquoi ils doivent faire un fréquent usage des frictions, du massage, des bains et des douches.

Ces précautions se recommandent avec plus d'urgence encore aux sources de Contrexéville pendant la cure ; on a à subir les variations de température que provoque la proximité des montagnes et des bois ; les visites à la fontaine sont très-matinales et comportent de fréquentes excursions au grand air ; il est prudent de se vêtir chaudement au moins pendant la première moitié du jour ; de protéger ses pieds contre l'humidité du sol par des chaussures imperméables ; de ne stationner ni dans le brouillard, ni sous la pluie, ni dans les courants d'air ; de ne pas s'attarder dehors pendant les soirées humides ; de renouveler son linge de corps aussi souvent qu'il est imprégné de sueur.

Nos bains et nos douches variés, accompagnés de frictions générales, sont, au point de vue qui nous occupe, de très-utiles auxiliaires du traitement.

2° *Fonctions intestinales.*— Le régulier accomplissement de l'exonération abdominale, cette fonction plus immédiatement essentielle encore que celle des téguments, en ce sens qu'elle ne peut être suppléée par aucune autre, exige un concours complexe d'actions chimiques, mécaniques et vitales, dont le plus grand nombre font défaut dans les états morbides que comprend notre programme.

Des aliments concentrés, accompagnés de boissons et de condiments aggravatifs, mal préparés par une incomplète mastication, insoucieusement soumis à une digestion désordonnée, ne peuvent fournir aux intestins que des résidus imparfaits; cette imperfection du bol fécal s'accuse de plus en plus des premières aux dernières voies de l'appareil digestif, parce que, surtout sous les influences de la diathèse urique, d'où dérive la majeure partie des affections calculeuses, goutteuses et rhumatismales, les liquides biliaires et intestinaux sont plus rares et mal composés; parce que la contractilité des muscles qui le poussent vers sa destination naturelle est spasmodique et irrégulière. Il parvient enfin dans le rectum : la partie renflée de cet organe, où il doit séjourner un temps limité et qui, de même que le réservoir des urines, traduit par des sensations particulières le besoin d'exonération, la filière anale, qui accomplit l'acte terminal de cette fonction par la succession alternée de ses détentes et de ses resserrements, sont plus ou moins inertes, plus ou moins irrégulièrement contractées, plus ou moins déformées même par leurs états morbides particuliers ou par ceux des organes qui les avoisinent, vessie, prostate, utérus, canal de l'urètre. La dernière phase de l'excrétion fécale est d'ailleurs, je l'ai dit, un acte de sensation et de volonté, que l'on a maintes fois négligé et finalement compromis par distraction, par caprice, par incurie. Quel est celui d'entre nos

malades dénommés qui à tous ces points de vue se sent irréprochable dans son organisme ou dans ses habitudes? comment donc s'étonner si pour la plupart ils sont affectés de
constipation.

Elle n'est pas seulement un désordre sanitaire de plus
ajouté à tous ceux dont se compose la maladie, elle complique
en outre d'accidents tout spéciaux celles de ces maladies
qui ont pour siége les organes génito-urinaires des deux
sexes : ceux-ci peuvent en effet être sérieusement offensés
par le voisinage d'un bol fécal trop volumineux, trop con-
sistant, immobilisé au-dessus de l'anus.

Que tout soit donc fait pour éviter ce fâcheux état ; je n'en
ai décrit les origines que pour faire connaître à mes lecteurs
comment ils peuvent y contribuer ou s'y opposer du fait de
leur spontanéité ; mais enfin, soit qu'il faille accuser leur
imprévoyance, soit qu'il n'y ait qu'à accuser les influences
de leur maladie, ils en sont tous plus ou moins atteints et, il
faut le dire, plus ou moins affligés quand ils réclament nos
conseils. Leur initiative hygiénique, judicieusement dirigée
et courageusement appliquée dans le sens des idées que j'ai
développées, reste encore le plus sûr moyen de récupérer
tout ce qu'il est possible de leur régularité alvine. Quant aux
formules pharmaceutiques destinées mais trop souvent im-
puissantes à produire ce résultat, il serait trop long et même
hors de propos de les énumérer ici. Je me bornerai donc à
insister sur les importants services que peuvent rendre à ce
point de vue spécial les eaux minérales de Contrexéville.

Elles n'ont pas pour unique effet, comme les purgatifs
pharmaceutiques, de contraindre momentanément les organes abdominaux à des sécrétions plus abondantes, à des

contractions plus énergiques; elles laissent encore à leur suite, comme provision d'avenir contre la constipation, une vitalité plus active et plus régulière de tout l'appareil, en même temps qu'une réhabilitation des aptitudes impressives et contractiles du rectum et de l'anus.

Leur action dans ce sens est très-favorablement secondée par les douches chaudes ou froides, dirigées sur la partie inférieure du tronc et jusque dans le rectum lui-même.

3° *Fonctions urinaires.*—L'homme et aussi la femme possèdent la dangereuse faculté de céder ou de résister pendant un temps plus ou moins long au besoin d'exonérer leur vessie distendue par l'urine. Dans l'ordre de nature, il existe une étroite solidarité entre la sensation qui provoque et l'acte musculaire qui accomplit la miction; mais nos erreurs hygiéniques plus souvent encore que nos maladies altèrent, détruisent même cette coordination : la satisfaction de ce besoin n'est pas encouragée par le plaisir comme celle de plusieurs autres; trouble-fête, trouble-sommeil ou trouble-travail, on lutte le plus possible contre ses exigences; on ne reçoit plus le signal de sa vessie, mais on en demande l'heure à sa pendule, à ses affaires, à ses plaisirs. Cet organe finit par se résigner à taire ses exigences, mais il se détend et s'énerve ou s'irrite et s'exaspère.

Voilà de fâcheux antécédents pour le cas où surviendrait la maladie, c'en est assez d'ailleurs pour la produire, pour peu surtout que des urines sédimenteuses, trop longtemps retenues ou incomplétement évacuées, trouvent ainsi toute facilité de faire leur dépôt.

Le désordre fonctionnel qui résulte de la vicieuse hygiène que je viens de dire constitue, si je puis m'exprimer ainsi,

une constipation vésicale, généralement moins remarquée
dans ses débuts, mais plus compromettante dans ses résultats
que la constipation intestinale. Une foule de maladies de
vessie ne reconnaissent pas d'autre cause; et la station
hydro-minérale de Contrexéville lui doit les plus lettrés, les
plus opulents et les mieux titrés de ses hôtes, tous plus ou
moins coutumiers de cette rébellion de l'esprit contre la matière.

Il suffit d'énoncer ces origines et ces dangers pour faire
comprendre les moyens et pour faire naître le désir de les
éviter quand il en est temps encore, c'est-à-dire quand l'affection vésicale n'a pas dépassé les limites de la perturbation
nerveuse; mais ce désordre fonctionnel est essentiellement
progressif; il peut, par lui-même ou par l'intervention de
complications morbides nombreuses, rendre l'évacuation
des urines très-difficile, très-incomplète ou même impossible. Le sujet est réduit à employer des moyens artificiels
pour vider sa vessie : la vigilance et la volonté lui deviennent
alors plus nécessaires encore; il lui faut plus que jamais
s'astreindre à vider scrupuleusement la totalité du liquide
réuni dans l'organe, parfois même à y aider par des injections.

Il est de précepte vulgaire de faire quelques mouvements,
un peu brusqués même, avant d'uriner le matin au réveil :
cette pratique destinée, selon l'expression consacrée, à rincer
la bouteille est très-rationnelle et doit être tout particulièrement recommandée aux calculeux, aux goutteux, aux catarrheux et généralement à tous les dysuriques. Pour des
motifs analogues, ils doivent éviter de rester couchés pour
opérer leur miction, qui ne saurait être totale dans la situation horizontale.

Loin d'être impuissant par inertie, comme nous venons de le voir, l'appareil excréteur de l'urine est souvent au contraire affecté d'une excitabilité exagérée , qui se traduit par des besoins trop urgents et trop souvent répétés.

Cet autre désordre fonctionnel est moins grave mais plus impatiemment toléré que le précédent : en proie à des agacements nerveux et à des appréhensions continues, le patient surcharge sa situation de toutes les complications spasmodiques de son imagination anxieuse. Ce continuel éréthisme, ces incessants efforts de miction, d'autant plus pénibles qu'ils s'exercent sur de petites quantités de liquide, entretiennent dans le col vésical une irritation permanente, qui le prépare à l'envahissement plus ou moins prochain de l'atonie fonctionnelle.

Tant qu'il n'y a là qu'un déréglement nerveux, entretenu sinon produit par des préoccupations trop vives des excitations urinaires ressenties ou attendues, il faut prendre sur soi d'éloigner de son esprit cette absorption continue ; il faut moins se hâter d'obéir aux premiers avertissements du réservoir urinaire ; s'efforcer de distinguer entre eux les caprices des vrais besoins de cet organe ; résister aux uns et ne satisfaire qu'aux autres ; on finit ainsi par se rendre maître à un certain point du nervosisme de son appareil urinaire.

Si le désordre est produit ou entretenu par des urines trop rares, trop concentrées, trop agressives, il faut recourir aux bains prolongés et faire usage de boissons plus abondantes et plus aqueuses que de coutume.

S'il se prolonge malgré ces précautions, c'est qu'il se rattache à quelque affection confirmée de la vessie elle-même, ou des organes juxtaposés ; ce n'est plus assez pour le combattre des pratiques raisonnées de l'hygiène, le moment est venu de recourir, si on ne l'a déjà fait, aux ressources plus actives du traitement médical, et surtout de celui qui est mis en nsage aux sources de Contrexéville.

Sur ce terrain, les préceptes hygiéniques que nous venons d'esquisser prennent une opportunité toute particulière.

Les vessies paresseuses sont énergiquement stimulées en même temps que des liquides abondants s'y accumulent avec promptitude. Ces sensations plus vivement perçues et ces nécessités plus urgentes d'exonération sont d'excellentes conditions pour raviver l'activité fonctionnelle compromise.

Pour ces mêmes raisons, il est recommandé aux personnes qui font usage de la sonde évacuatrice d'y recourir plus fréquemment tant que le cours des urines n'est pas complétement rétabli.

Enfin ceux que leur excessive impressionabilité avait obligés jusque-là à des mictions trop fréquentes, résistent avec plus de chances de réussite aux sollicitations des faux besoins, et parviennent ainsi à récupérer la capacité normale de leur vessie presque toujours amoindrie.

4° *Exercice, repos, veille et sommeil.* — Je m'abstiendrai de paraphraser ici la charmante fable de la Goutte et de l'Araignée, ou le magistral proverbe qui vante la promenade au détriment des cataplasmes, je me contenterai de faire remarquer que cette recette de Jacques Bonhomme, parfaitement acceptable entre les attaques aiguës de la goutte, cesse de l'être le jour où celle-ci a installé son paroxysme in-

flammatoire sur les articulations et surtout sur celles des
membres inférieurs ; j'ajouterai aussi que si le mouvement
et l'exercice au grand air sont recommandés aux goutteux
de l'époque suracide, ceux de l'époque alcaline doivent plus
spécialement encore les prendre pour règle de leurs habitudes hygiéniques. La vie au grand air est le meilleur
tonique qui se puisse opposer à la débilité constitutionnelle
de la podagre chronique ; les contractions actives des muscles sont en outre un puissant résolutif des congestions
passives et des infiltrations œdémateuses qu'elle inflige non-
seulement aux articulations, mais encore aux organes plus
profonds. Mais que de volonté et de décision seraient
nécessaires à ces malades, et dont ils manquent pour la
plupart.

C'est ainsi que les goutteux des deux sortes sont conseillés
à Contrexéville ; nous obtenons en outre des douches pro-
menées sur leurs membres des effets de même nature que
ceux produits par le mouvement et que j'ai appelés, pour
cette raison, l'exercice concentré des paresseux.

Ces pratiques hygiéniques prennent plus d'opportunité
encore dans l'affection calculeuse. La marche mouvementée,
l'équitation, les promenades en voiture exercent une très-
heureuse influence sur la progression des concrétions urinaires en même temps que sur l'état de coarctation spasmodique qui sensibilise et rétrécit les conduits et les réservoirs
qu'il leur faut parcourir, salutaire influence qui s'étend en
outre à la constitution généralement pléthorique et conges-
tive des calculeux uriques, à celle débile et inerte des calculeux phosphatiques.

Au nombre des plus joyeux récits de la buvette figure la

narration des excentricités d'un gentleman, venu de Londres
à Contrexéville avec la résolution énergiquement exprimée
d'en finir à tout prix avec certains calculs stationnaires qui,
depuis fort longtemps, lui torturaient les reins. Sa séance
consciencieusement faite et son déjeuner non moins consciencieusement absorbé, il s'installait dans une antique patache,
aux ressorts ankylosés, dont il s'était assuré le monopole
incontesté, et il donnait au cocher le signal de la plus accidentée et de la plus tumultueuse des excursions : Aho! oha!
bon pour la gravelle! s'exclamait-il du plus pur de son
accent britannique à chaque cahot bien réussi de son dur
véhicule; il réglait alors son compte avec son automédon,
proportionnant ses libéralités au nombre et à l'intensité des
aho! et des oha! qu'il avait eu l'occasion d'accentuer. Au
départ, il eut pour lui tous les rieurs; ces calculs n'étaient
plus dans ses reins, mais dans une élégante petite boîte.

La courageuse méthode de ce calculeux ne pourrait être
conseillée qu'à ceux d'entre les pierreux qui portent dans
la vessie des concrétions immobiles; pour peu que celles-ci,
comme cela a lieu dans la pluralité des cas, soient mobiles,
dures et de surface inégale, il peut résulter de tout mouvement un peu brusque du corps des douleurs, des irritations,
des spasmes et même des hématuries. Ces malades sont
seuls compétents à discerner, au sujet de l'exercice, ce
qu'ils en peuvent faire impunément et ce qu'ils en doivent
éviter.

Les dysuriques par spasme, aussi bien que ceux par inertie
de la vessie, s'exposent par le repos, surtout dans la position
horizontale, au dépôt de matières sédimenteuses dans le
bas-fond de leur poche urinaire; l'exercice habituel est le

meilleur palliatif de cette fâcheuse tendance, il calme en outre l'excitation nerveuse des uns et tonifie l'inertie organique des autres.

Dans les irritations chroniques, dans les névroses et dans les engorgements de l'estomac, du foie et de l'intestin, l'exercice poussé jusqu'à la fatigue est le plus puissant régulateur de l'innervation et de la circulation de ces organes. Il rend les digestions moins laborieuses et l'appétit moins précaire. Seulement les sujets très-affaiblis et qui ont besoin de concentrer toute leur activité sur leurs digestions lentes et pénibles, doivent garder le repos pendant un certain temps à la suite de leur repas.

Les torpeurs organiques et fonctionnelles des chlorotiques et des anémiques, les désordres nerveux des femmes atteintes d'affections utérines éprouvent de la gymnastique, surtout quand elle s'exerce sous les vivifiantes influences de l'air végétalisé, de très-heureux effets sur lesquels je crois utile d'insister, parce que d'une part ces malades éprouvent généralement une grande répugnance pour toute locomotion, parce que d'autre part elles n'ont pas toujours été conseillées dans ce sens.

C'est ainsi que le célèbre chirurgien Lisfranc, mon maître, faisait du repos absolu la règle uniforme de sa vaste pratique des maladies féminines. J'étais fréquemment appelé à le suppléer pendant les nombreuses années que je restai attaché à son enseignement et à sa pratique : je fus frappé des déchéances organiques et des perturbations nerveuses que subissaient progressivement, de jour en jour, et de mois en mois, les femmes qui suivaient, avec une persévérance digne d'un meilleur sort, son traitement des maladies utérines. Je ne pouvais attribuer de tels mécomptes qu'à la rigoureuse immobilité uniformément prescrite à toutes ces malades ; j'en signalai les fâcheuses influences dans un travail sur les affections utérines, que je présentai à l'Académie de médecine ; non-seulement les idées entièrement contraires que j'y développai reçurent la complète approbation de cette illustre société, mais encore j'ai toujours obtenu de leur application des résultats tout autres que ceux dont j'avais été témoin.

Ce que je viens de dire de l'exercice et du mouvement renferme implicitement ce qu'il faut penser du séjour au lit hors des heures réglementaires et en dehors des exigences exceptionnelles de la maladie aiguë.

Il flatte peut-être les penchants, mais il aggrave les risques des calculeux et des goutteux entre tous autres malades. Les reins, auquel est dévolu le rôle principal, non-seulement dans la première, mais encore dans la seconde de ces affections, deviennent, sous son influence trop prolongée, le siége d'excitations et de congestions aggravantes; la vessie est maintenue dans une position défavorable au régulier accomplissement de ses fonctions; les organes génito-urinaires restent sous le coup d'un éréthisme de mauvais aloi.

Pour tous ces malades, le lit ne doit donc être qu'un devoir hygiénique mesuré ou une concession transitoire à certains accidents de nature inflammatoire.

Il faut qu'il soit élastique, résistant et plutôt frais que chaud. La laine des matelas est essentiellement congestionnante; la plume produit de tels effets d'isolement et de concentration vitale, que beaucoup de personnes éprouvent sur un coucher de cette sorte et sous un édredon les mêmes sensations que si, placées sur le trépied isolant, elles étaient

labourées par les étincelles d'une machine électrique. Par
cela même qu'en réponse à mes questions, on avouait ressentir entre un lit de plume et un édredon les pénibles effets
que je viens de dire, j'ai affirmé dans beaucoup de cas
l'existence d'une diathèse urique jusque-là méconnue ; j'ai
appris à des personnes qui l'ignoraient encore que leurs
urines charriaient des sables ou des graviers, que des calculs se formaient dans leurs reins ou grossissaient dans leur
vessie.

De tout ce qui précède on aura garde de conclure que je
recommande les veilles prolongées. Le repos légitime de la
nuit est nécessaire à la coordination des opérations vitales
de la journée ; il est le compensateur indispensable des dépenses organiques de l'existence active ; il est le modérateur
salutaire des dépenses plus compromettantes encore de la
continuité mentale et passionnelle.

§ IV. — RÉGIME ALIMENTAIRE.

Que mes lecteurs ne s'effrayent pas de ce mot régime,
beaucoup plus menaçant dans la bouche du médecin que
dans celle de l'hygiéniste ; il n'implique pas ici l'idée d'ascé-
tisme et de macération, mais simplement l'intelligente direction de ses actes alimentaires.

Quelques ménagements que je tienne à garder avec des
gens de bonne compagnie, je suis pourtant obligé d'avouer
à nos goutteux, à nos calculeux et au plus grand nombre
de nos dysuriques que j'ai vu peu d'entre eux prendre le

chemin de Contrexéville pour avoir abusé du jeûne ou du maigre.

A moins de complications gastriques particulières, ils sont généralement doués d'appétits exigeants, secondés et justifiés à leurs yeux par des digestions promptes et faciles ; s'ils n'avaient même autre chose à faire dans la vie que de bien vivre, s'ils pouvaient exclusivement appliquer à la perpétration de leurs digestions toutes leurs activités, toute leur attention, tous les loisirs nécessaires, il ne m'est pas bien démontré qu'on ne put adoucir beaucoup pour eux les rigueurs de la sobriété ; mais qu'ils sont loin de cet idéal hygiénique, de ce prosaïque programme de l'immunité morbide.

On déléguerait sans hésiter à qui voudrait s'en charger le soin de ses digestions, mais on se garderait de céder à personne ses droits à la bonne chère. On plie bon gré mal gré son estomac non-seulement à la tyrannie de ses caprices, de ses occupations et de ses préoccupations, mais encore aux exigences du monde où l'on vit ; on lui fait bien vite perdre l'habitude par trop primitive d'indiquer lui-même ses moments, ses dispositions, ses préférences et ses répulsions. Il se résigne d'abord, bientôt il abdique ; ne le sentant plus protester on le croit complice, mais c'est là une fausse et dangereuse sécurité : ce n'est pas de telles ou telles sortes d'aliments azotés ou non azotés, mais bien du desordre et de l'incurie des actes de digestion, d'absorption et d'assimilation que se forment ces vicieux acides urique et phosphorique, qui endolorissent les articulations des goutteux, qui torturent les reins des calculeux, qui compromettent la vessie et ne tardent guère en outre à étendre les désordres de l'ascessence aux fonctions digestives elles-mêmes.

Pour prévenir la formation, pour retarder et même pour faire cesser le développement de cette douloureuse et périlleuse diathèse, il ne suffit donc pas d'être sobre, il faut encore seconder, par l'observance attentive des prescriptions de l'hygiène générale, le parfait exercice de ses fonctions digestives. La vie au grand air, la gymnastique poussée jusqu'à la fatigue pour les sujets pléthoriques et vigoureux, convenablement mitigée par le repos pour les sujets débiles, les loisirs de l'esprit et le calme passionnel sont les conditions essentielles de ce despotisme gastrique, qui ne devrait pas durer moins de deux heures après chaque repas.

> Digérez à loisir, quelque ordre qui vous presse,
> Et ne vous piquez pas d'une folle vitesse.

Les mêmes recommandations doivent être faites à ceux d'entre nos malades qui présentent, au lieu de la pléthore, l'anémie, au lieu de la diathèse acide, la diathèse alcaline : la débilité organique et fonctionnelle, l'atonie morbide, les flux passifs, les productions phosphatiques, les infiltrations séreuses réclament sans doute une alimentation plus substantielle et plus concentrée ; mais ce n'est ni par la satiété de ses appétits, ni par l'incurie de ses digestions que l'on obtient les résultats recherchés ; c'est par un choix raisonné d'aliments et de boissons réparateurs, auxquels on sait concéder tout ce qu'exige leur parfaite assimilation.

Il est d'ordre général d'éviter l'uniformité des aliments, non-seulement d'un jour à un autre, mais encore à chaque repas. Cette nécessité ressort de notre organisation tout entière; elle s'affirme en outre par la variabilité même de nos appétits. Je ne la mentionne ici que pour prémunir ceux de nos malades que nous venons de citer en dernier lieu contre un abus qui les concerne spécialement, et qui mérite d'autant plus d'être combattu qu'il est très-bien patronné. Pour raviver vos forces, leur dit-on, il vous faut manger toujours et encore des viandes rôties et grillées : nous verrons bientôt ce qu'il faut penser des mérites alimentaires de ces dernières, mais je tiens tout d'abord à protester contre les hérésies hygiéniques dont est grosse cette malencontreuse provocation à la satiété, au dégoût, à la révolte gastrique et à la saturation intersticielle. Aussi bien au point de vue des aptitudes fonctionnelles que des appétits, il sera toujours et partout vrai que l'on en vient à mourir de faim ou plutôt d'absence de faim devant l'uniforme continuité du meilleur des pâtés d'anguille.

§ V. — ALIMENTATION ANIMALE, ALIMENTATION VÉGÉTALE.

Le temps n'est plus où les substances alimentaires étaient classées en azotées et non azotées, selon qu'elles étaient d'origine animale ou d'origine végétale. Nous savons maintenant de science certaine que l'albumine, la caséine et la fibrine, qui constituent les bases azotées des chairs animales, sont représentées dans les tissus végétaux par des principes de même nom et de même composition; nous commençons en outre à nous apercevoir que ce n'est pas seulement de l'azote, mais encore du concours obligé d'un grand nombre d'autres principes alibiles que nos aliments tiennent le pouvoir

de subvenir à l'entretien si complexe et si varié de nos
solides et de nos liquides; enfin il est démontré que les
animaux trouvent toutes formées dans les plantes les substances organiques qui ne font que prendre rang dans leur
économie vivante. Entre le brin d'herbe et le lion, a dit un
célèbre physiologiste, il n'y a que le bœuf qui mange l'un
et qui est mangé par l'autre.

On voit déjà, par ce qui précède, qu'au point de vue de
l'approvisionnement substantiel de nos tissus, la viande
n'est pas du tout indispensable et qu'elle peut être remplacée dans notre régime par un grand nombre d'aliments végétaux. Cette substitution, par similitude de composition, peut
être faite aussi au moyen du lait et des œufs, qui sont des
produits animaux, mais non des viandes.

Après ces données générales, hâtons-nous d'aborder les
notions plus pratiques que doivent prendre de cette intéressante question les calculeux, les goutteux, les dyspepsiques
et les dysuriques.

Les viandes, et plus parliculièrement les viandes noires,
contiennent la substance nutritive sous un état de grande
concentration; il en résulte que, d'une part, elles introduisent dans notre économie une provision souvent surabondante des principes plastiques; que, d'autre part, elles obligent notre appareil urinaire à un travail laborieux destiné
à éliminer cet excédant. De cette surcharge substantielle
naît le désordre interstitiel, qui provoque la production
vicieuse de l'acide urique au lieu de la production normale
et inoffensive de l'urée; la perturbation urinaire qui en est
la suite comporte tous les degrés successifs de l'affection
calculeuse ; l'affection goutteuse a pour point de départ cette

même génération urique, étendant ses actions nuisibles jusqu'aux tissus articulaires. Enfin, cet excès de principes acides joue un rôle essentiel dans un grand nombre des états mordides dont les organes digestifs sont le siége.

Les substances végétales sont réputées exercer et exercent en effet une action toute différente, qui paraît dépendre surtout des deux causes suivantes :

En premier lieu, leur titre alibile est moins élevé, et par conséquent elles diminuent la plasticité de nos humeurs au lieu de l'accroître : les matières qu'elles fournissent à la circulation générale et à l'élimination rénale sont moins denses et plus aqueuses ; elles se rapportent presque toutes à une atténuation plutôt qu'à une exagération de l'état acide de nos principales sécrétions ; leurs résidus, relativement plus abondants mais insolubles, parviennent au dehors par la voie intestinale sans pénétrer dans le sang, et de celui-ci dans la sphère d'action de l'appareil urinaire.

En second lieu, les chairs des animaux contiennent des proportions élevées de sels sodiques et surtout de chlorures spécialement dévolus à l'élimination urinaire et, partant, susceptibles de provoquer l'excitation rénale ; tandis que les aliments végétaux offrent dans leur composition la prédominance des sels calciques et spécialement des phosphates, réservés, comme je viens de le dire, à l'élimination intestinale, ou qui, du moins, exercent sur le système urinaire des influences bien moins agressives que les composés sodiques.

Qui ne sait, à l'appui de ces assertions, l'extrème rareté des affections goutteuses, calculeuses, dysuriques et dyspepsiques chez les campagnards, essentiellement frugivores ;

on connaît la réaction neutre ou même alcaline de l'urine des herbivores, qui ne contient jamais l'acide urique si facilement concrescible, en compagnie de l'acide phosphorique incitateur actif de cette dangereuse tendance, mais seulement l'acide hyppurique beaucoup plus soluble. J'espère enfin démontrer péremptoirement dans la suite de cette étude que l'appareil urinaire est bien moins brusquement impressionné par l'eau minérale de Contrexéville, véritable solution des sels calciques, que par l'eau minérale de Vichy, où abondent les sels sodiques.

Partageant donc en deux catégories distinctes les malades de notre spécialité, au point de vue de leurs convenances alimentaires, nous disons aux uns de beaucoup les plus nombreux :

Vous qui êtes doués de la plénitude de vos forces et de vos réactions ; vous qui avez les bénéfices mais aussi les risques d'un sang richement pourvu en principes plastiques ; vous qui présentez parallèlement à l'acidité urinaire des animaux carnivores les accidents aigus de la gravelle, de la goutte, de la dyspepsie et de la dysurie, faites dominer dans votre régime les légumes au lieu des viandes, les viandes blanches au lieu des viandes noires, les préparations culinaires anodines au lieu des condiments de haut goût. Recherchez aussi le laitage, les œufs, les farineux, qui ont une valeur alimentaire bien suffisante pour vous ; ne faites qu'un usage partiel et modéré du poisson, aliment de facile digestion, mais qui fait affluer vers les reins les principes phosphoriques, d'où vient sans doute la réputation qu'on leur a faite de surexciter l'appareil génito-urinaire. Il vous faut, en outre, tenir grand compte de vos aptitudes digestives individuelles, et ne pas oublier qu'une ration de pommes de terre, que vous digérez mal, dispose votre économie à produire et vos reins à charrier beaucoup plus d'acide urique concrescible qu'un beefteak que vous digérez facilement. Je ne vous laisserai pas d'ailleurs ignorer que si vous devez éviter la suracidité urique et phosphorique du régime trop animalisé, il faut vous garder de l'alcalinité périlleuse aussi du régime insuffisant.

Quant aux sujets de la seconde catégorie, qui offrent des conditions constitutionnelles et morbides tout opposées, chez qui l'appauvrissement des tissus et l'imperfection des actes fonctionnels impriment à la maladie une marche lente et passive; dont les tissus subissent l'infiltration séreuse; dont les excrétions alcalines laissent déposer des concrétions phosphatiques, ils doivent évidemment donner la préférence aux aliments fortement réparateurs. Les viandes plus complétement assimilables que les végétaux, plus riches, à volume égal, en principes réparateurs et qui exigent de moindres dépenses de forces pour leur digestion, agissent en outre favorablement quand elles exercent sur leurs reins inertes l'action excitante que je leur ai attribuée. Pour que les viandes réunissent au plus haut degré toutes ces qualités, il faut qu'elles proviennent d'animaux adultes, qu'elles soient préparées très-simplement, qu'elles aient été le moins possible modifiées par l'action du feu. Mais, ici encore, je répète qu'il faut éviter l'uniformité, et, retournant ma première proposition, je dis qu'un plat de pommes de terre que l'on digère bien, crée plus de forces qu'un beefteak dont on a satiété et que l'on digère avec peine.

§ VI. — CONDIMENTS.

Ils méritent de nous une attention particulière, parce que leurs propriétés plus ou moins agressives les rapprochent des médicaments plus encore que des aliments.

Ils sont constitués par des matières salines ou par des substances riches en principes sapides et odorants.

Sous le premier titre, nous ne trouvons guère que le sel commun (chlorure de sodium) et très-partiellement le salpêtre (nitrate de potasse).

L'ail, la moutarde, le poivre, la vanille, la muscade, le gingembre, la cannelle, le laurier, le thym, le clou de girofle, composent les secondes.

Les condiments sont tous entachés d'un même inconvénient, qui peut passer inaperçu pour les heureux possesseurs d'une santé irréprochable, mais qui doit les rendre suspects à des malades, à nos malades surtout pour qui la sobriété est de rigueur spéciale : ils ont pour destination et pour effets de développer des appétits en disproportion avec nos besoins légitimes ; or cette propriété ne saurait être indifférente ; on ne pourrait pas sans inconvénients y recourir dans la continuité du régime normal ; au plus devrait-elle être réservée pour les occurrences, où les appétences alimentaires déprimées réclament un certain degré de stimulation.

Les condiments salins, composés solubles sodiques et potassiques, produisent, comme nous le savons déjà, l'excitation organique et fonctionnelle de l'appareil urinaire ; leur usage immodéré appauvrit le sang et développe la diathèse séreuse, que doivent surtout redouter nos malades de l'espèce atonique.

C'est encore sur les reins et sur tout l'ensemble du système urinaire que se fait tout particulièrement sentir l'influence irritante des condiments aromatiques ; ils déterminent en outre une stimulation générale, une action échauffante, selon l'expression vulgaire, qui s'accompagne toujours d'une production plus ou moins vicieuse d'acide urique.

Signaler de telles propriétés, c'est indiquer aux hôtes ou aux prédestinés de Contrexéville l'opinion qu'ils doivent se faire des mets fortement épicés, les réserves qu'ils doivent s'imposer au sujet des salaisons qui réunissent à un haut degré tous les vices condimentaires, au sujet des truffes, véritables condiments, trop réfractaires à la digestion et surtout trop excitantes pour rester dans les rangs des substances alimentaires.

§ VII. — QUELQUES ALIMENTS SPÉCIAUX.

1° *Les acides*. — Je ne sais s'il faut en accuser les entraînements irréfléchis des opinions conçues par le public plutôt qu'exprimées par les médecins dans les réunions nombreuses qui se groupent autour de certaines sources alcalines de haute et légitime réputation ; mais l'effroi des aliments acides prend de jour en jour les proportions d'une véritable acidophobie. A Contrexéville même, dans le sanctuaire de cette bienfaisante naïade qui a pour principal mérite de rendre aux organes urinaires qui les ont perdues, l'énergie de leurs fonctions et l'acidité nécessaire de leurs produits, de respecter en outre, malgré son titre faiblement mais en réalité alcalin, les sécrétions normalement acides des premières voies digestives, combien n'ai-je pas vu de nos hôtes pâlir à la vue de la petite bande de papier tournesol qui ressortait rouge de leurs urines où il était entré bleu ; douter de ma validité d'esprit, peut-être même de mes intentions quand je leur permettais les aliments acides, quand surtout je les leur recommandais dans les conditions que je vais dire :

Un certain nombre de viandes préparées, de fruits et de légumes doivent leur acidité plus ou moins accusée à l'acide acétique ou vinaigre, aux acides tartrique, malique, citrique, qui figurent parmi leurs principes constituants ou qui ont été introduits dans leur assaisonnement.

Ces aliments peuvent être, en dehors de ce fait particulier, plus ou moins faciles ou plus ou moins difficiles à digérer, plus ou moins rafraîchissants ou plus ou moins échauffants, et ce sont autant de motifs pour les rechercher ou pour les repousser ; mais leur propriété acide, à condition d'être modérée, n'altère en rien leur titre alimentaire. Ils ont tous cela de commun que leurs acides, quoique de noms différents, se comportent d'une seule et même manière quand ils ont pénétré dans notre organisme. Par le fait de nos actes respiratoires, ils éprouvent une véritable combustion semblable à celle que leur ferait subir le feu de nos foyers ; de cette combustion il ne résulte que de la vapeur d'eau et du gaz acide carbonique ; de ce gaz une portion va, accompagnée par la vapeur d'eau, se mêler à l'air que nous respirons ; une autre portion se combine avec la soude qui existe toujours dans nos humeurs et en particulier dans

notre sang, ou encore avec celle que contiennent les substances alimentaires dont ils font partie. La soude ainsi car-
bonatée ne change guère d'état; mais la chaux et la magnésie qui figurent à côté d'elle, quoique en moindres proportions, deviennent plus solubles et plus assimilables sous
l'influence de cet acide carbonique en excès ; et ces aliments
acides produisent ainsi, comme résultat ultième, une alcalescence modératrice, de même nature que celle d'où l'eau
minérale de Contrexéville tire ses meilleurs titres.

On peut donc éviter à juste titre ces substances acides de
par son estomac qui les tolère mal ou qui est habituellement
surchargé lui-même de sucs ascessants ; mais au point de
vue de son appareil urinaire, on n'en doit rien attendre
qu'une neutralisation urique et phosphorique très-sou-
haitable dans le plus grand nombre des affections soumises
à notre étude. Ajoutons encore que quelques-unes des
transformations salines de ces acides végétaux exercent une
action laxative presque toujours très-opportune dans les cas
très-fréquents où la sécheresse alvine et la constipation compliquent ces affections.

Tels sont les démérites spéciaux et les mérites généraux
des salades, d'un certain nombre de légumes, de diverses
préparations accommodées au vinaigre ou au jus de citron.
Aux acides végétaux susnommés, ajoutez une certaine proportion de pectine, de gomme et de sucre, toutes substances
essentiellement anodines et conversibles, elles aussi, en acide
carbonique, vous connaîtrez de même le titre alimentaire
des oranges, des fraises, des cerises, des groseilles, des
raisins. C'est ainsi que s'expliquent les bons résultats que
des calculeux et des goutteux retirent des cures de fraises,

de raisins, voire même de petit-lait, auxquelles les convient un certain nombre d'établissements sanitaires, plagiaires indirects et partant amoindris de celui de Contrexéville.

L'oseille, les épinards, les tomates, les haricots verts, une foule d'autres légumes qui ne perdraient rien à être compris dans cette liste, contiennent un acide particulier que j'ai mis à part pour étudier son dossier très-chargé devant l'opinion.

L'acide oxalique, puisqu'il faut l'appeler par son nom, a pour le public et même pour un certain nombre d'hommes de science, le malheur de se trouver l'homonyme d'un produit organique coupable de concrétions urinaires, peu communes et peu nombreuses, mais très-douloureuses ; et cette complicité paraît d'autant mieux établie que des chimistes recommandables ont constaté l'existence de cet acide dans les urines de personnes qui venaient de manger à outrance de l'oseille et des épinards.

Je démontrerai par la suite que l'acide oxalique, qui sert de matière basique à certaines formes de l'affection calculeuse, dérive des mêmes sources intraorganiques, et se forme à l'occasion des mêmes désordres fonctionnels que l'acide urique ; il me sera facile de prouver que, pour découvrir ses éléments originels, pas n'est besoin de sortir de notre économie vivante et de faire intervenir tel ou tel autre aliment ; je veux seulement ici faire ressortir des simples enseignements de l'observation directe la non-culpabilité des aliments détenteurs de cet acide.

Par lui-même, l'acide oxalique est très-soluble, et, à ce titre, il pourrait être porté aux organes de l'élimination urinaire ; mais d'une part il rencontre dans les cavités di-

gestives autant et plus de chaux qu'il n'en est besoin pour
le rendre à l'instant même insoluble, lui interdire tout accès
dans les vaisseaux absorbants et l'obliger à s'en aller par la
voie de l'excrétion fécale ; d'autre part, il est tout aussi combustible, tout aussi réductible en éléments carboniques gazeux que les acides malique, tartrique, citrique, et ne pourrait ainsi être présenté par les voies de la circulation aux
organes respiratoires sans subir cette décomposition.

Mais cela ne fût-il vrai que pour de petites quantités de
tous ces légumes oxaliques, ce qui suffirait à nous rassurer,
car enfin il n'est pas dans nos habitudes de les consommer
aux doses énormes mentionnées par les expérimentateurs,
nous pourrions encore admettre avec eux que c'est bien
de l'acide oxalique de cette provenance qu'ils ont trouvé
dans les urines de sujets auxquels ils avaient, pour les besoins de l'étude, ingurgité des quantités exceptionnelles
d'oseille ou d'épinards ; mais à leur place, nous en conclu-
rions que puisque cet acide, bien et dûment dissous et non
concret, était ainsi sorti instantanément et à point nommé
des reins et de la vessie, c'est qu'il n'est ni dans ses habitudes ni dans ses convenances d'y faire un long séjour.

Que de pauvres diables se rassasient d'oseille, de haricots
verts, d'épinards, et combien en faut-il pour cela ! qui n'ont
jamais eu et qui n'auront jamais de concrétions oxaliques !
Serait-ce qu'ils ne connaissent pas la chimie ? Heureuse
ignorance !

En 1853, j'ai dirigé aux sources de Contrexéville la cure
de M. de P..., riche propriétaire de la ville de Caen. Il rendit
dès les premiers jours trois petits calculs très-durs et très-
anguleux de l'espèce oxalique. Ce fut pour lui l'occasion

d'une très-virulente philippique contre la science, qui lui avait, disait-il, imposé d'inutiles privations, attendu que depuis dix ans qu'il avait rendu un premier calcul de cette nature, il s'était rigoureusement abstenu de tout mets, de toute préparation suspects d'oxalisme.

Je lui répondis qu'en effet, un grand buveur de cidre comme lui serait bien plus dans son rôle s'il rendait des concrétions d'acide malique, dont on ne cite pas d'exemple, il est vrai, mais qui devraient exister, ne fût-ce que pour donner un pendant à la théorie des concrétions oxaliques.

Le plus grand nombre de nos aliments, notre pain entre autres, contiennent de l'acide phosphorique, et sont d'autant mieux titrés qu'ils en contiennent davantage. Est-il jamais venu à la pensée de personne d'accuser le boulanger des trop fréquentes concrétions dont fait partie cet acide?

Que l'on accorde donc, à condition d'un usage modéré et à moins qu'on ait à leur reprocher quelque incompatibilité avec certaines intolérances gastriques, une amnistie complète à l'oseille, aux haricots verts, aux épinards, et surtout que l'on tienne compte à ces derniers des propriétés particulièrement utiles que leur attribue un proverbe vulgaire.

2° *Les asperges.* — Cette étude ne serait pas complète, si nous omettions d'apprécier les influences, connues de tous, que cet aliment exerce sur la sécrétion urinaire.

De même que la plupart des principes volatils, ceux de l'asperge, portés aux reins pour être éliminés de l'économie, forment, avec les matières urinaires, une combinaison odorante, spécialement désagréable, et que nous nous contenterions de détester en silence, si tout se bornait là ; mais il se produit en outre une excitation particulière de tout le système urinaire, qui se traduit par un trouble muqueux du liquide excrété, par des besoins d'uriner plus fréquents et plus vifs, parfois même par des sensations douloureuses vers les lombes et le bas-ventre.

Ce sont là des effets trop intenses pour être indifféremment acceptés dans la continuité de l'alimentation normale. Le médecin seul doit juger de leur exceptionnelle innocuité, en faire même l'objet de ses prescriptions, et l'on sait en effet que les asperges figurent dans un certain nombre de préparations pharmaceutiques. Ce n'est donc qu'avec toutes réserves que cet aliment doit figurer sur la carte des personnes disposées aux irritations rénales et vésicales.

M. G..., ancien négociant en soieries venu à nos eaux pour une cystite chronique, avait tout lieu de se féliciter des résultats de sa cure. Son imagination alarmée n'en continuait pas moins à broyer du noir. A tous les efforts sincères et convaincus que je tentais pour rétablir le niveau entre ce mal qui guérissait et cette dépression mentale qui allait s'aggravant, M. G. opposait cette désolante fin de non-recevoir : « La preuve que vous voulez m'abuser sur la gravité de ma situation, c'est que je peux manger des asperges sans qu'il y paraisse dans mon vase de nuit ! »

Triste exemple des défaillances mentales que j'ai déjà eu l'occasion de reprocher aux dysuriques même les plus intelligents ! Certain pauvre fou, créé par l'imagination d'un célèbre poëte, se désolait d'avoir perdu son ombre. Celui-ci s'alarmait non moins vivement de ne plus trouver dans ses urines l'odeur des asperges.

3° *Le maïs.* — Les farineux occupent dans l'alimentation une place d'élite ; l'un d'eux, peu connu malgré ses mérites, le maïs ou le blé de turquie, a été l'objet de mes recherches spéciales, en raison des influences particulières qu'il exerce sur le système urinaire : je dois le recommander à l'attention de mes lecteurs spéciaux.

En 1858, j'étais passé de Contrexéville à Eaux-Bonnes. Dès les premiers jours de la saison, j'y reçus la visite de M. O..., ancien notaire à Lyon, littérateur de mérite, que j'avais compté pendant plusieurs années dans la phalange fidèle des habitués de Contrexéville : il venait, disait-il, soumettre à mon appréciation médicale tous les malades de sa maison, son fils, sa fille, sa belle-sœur, qu'il me présentait en effet. Quand vint son tour d'inspection sanitaire, je m'enquis des faits et gestes de sa vessie, assez sérieusement compromise lors de notre première entrée en relations. « Dieu merci ! me dit-il, tout va bien, grâce aux eaux que vous quittez, et beaucoup aussi, je dois vous l'avouer, grâce aux bouillies de maïs dont je fais tous les matins mon déjeuner, de même que vos anciens amis de Lyon, qui tous... fonctionnent à merveille. »

Cette phrase, qui m'était faite en pleines Pyrénées, à quelques cents kilomètres des Vosges, m'impressionna comme un souvenir de mes travaux regrettés ; le maïs me ramenait à mes études de prédilection. J'ajoutai à mon bilan expérimental et pratique une richesse de plus, de celles que j'aime, qui tirent leur valeur des naïves observations de l'hygiène, au lieu des combinaisons auguriales de la pharmacie.

Des auteurs bien informés et bien intentionnés, que j'eus

soin de consulter, je tirai les renseignements suivants :

« L'expérience et le raisonnement firent voir aux Espagnols que le maïs avait beaucoup de sucs, qu'il était fort nourrissant, et qu'il était très-propre à guérir les maux de reins, les douleurs de la vessie, la gravelle et les rétentions d'urine. Ils remarquèrent sans doute qu'il n'y avait presque pas d'Indiens qui fussent tourmentés de ces maux, auxquels ils sont sujets eux-mêmes. » (Jean de Laërte, *Histoire des Incas.*)

« Depuis l'établissement des Incas au Mexique, les habitants de ces contrées, qui ont changé leur manière de vivre, en substituant au maïs d'autres espèces de grains, ont vu régner parmi eux des maladies qu'ils ne connaissaient pas auparavant, et particulièrement la *pierre* » (Recchio.)

Le père Labat raconte que les flibustiers, qui avaient fait un long usage du maïs, lui ont assuré que cet aliment les rafraîchissait et les fortifiait en même temps. Il insiste, lui aussi, sur ce fait d'observation que, dans les pays à maïs, les maladies des reins et de la vessie sont extrêmement rares.

Selon Cadet de Vaux, le Cincinnatus de l'Amérique du Nord, Washington, dont tous les contemporains admiraient la verte vieillesse, se nourrissait de maïs, et réservait pour les étrangers, qui allaient le visiter, le froment qu'il cultivait lui-même sur ses terres.

M. Poggiale, autorité scientifique du premier ordre dans les questions alimentaires, dit du maïs : « Parmi les productions naturelles, il y en a peu qui réunissent mieux que cette denrée les principes nécessaires à la nutrition de l'homme ; c'est un aliment agréable, substantiel et d'une digestion facile. »

C'était donc bien ma bonne étoile d'urologiste qui avait
fait prendre à M. O... le chemin des Pyrénées, au lieu de
celui des Vosges; de ce jour, le maïs prit place dans tous les
conseils que je donnai à mes amis et à mes clients, graveleux ou dysuriques. Or, j'ai la conviction que pour beaucoup
d'entre eux j'ai rendu, non pas inutile, mais plus fructueuse,
la fréquentation de Contrexéville.

La formule alimentaire en question est des plus simples :
on se procure des farines ou des semoules de maïs exemptes
de la rancidité que leur communique facilement le corps gras
spécial contenu dans ce grain, et l'on en mange une ou deux
fois par jour une bouillie ou un potage.

Désirant étendre plus directement aux organes génito-
urinaires les influences salutaires du maïs, j'ai fait de nombreuses recherches pour parvenir à substituer ce grain à
l'orge dans la fabrication de la bière. Mes efforts ont été
couronnés d'un plein succès, et cette bière, exceptionnellement agréable du reste, a produit les plus heureux résultats sanitaires chez un certain nombre de calculeux, de
goutteux, de dysuriques et de dyspepsiques soumis à mon
observation.

CHAPITRE VII

LES BOISSONS

Quand on a pour sujet d'études les convenances et les disconvenances hygiéniques d'une nombreuse famille de malades chez qui l'appareil urinaire joue le principal rôle morbide, soit en raison de ses propres désordres, soit en raison de la part qu'il prend à tous les actes normaux ou anormaux de notre économie, on ne peut donner à rien plus d'attention qu'aux boissons, aux matières qui les composent et aux effets qu'elles peuvent produire.

Comme nous venons de le voir, entre les aliments solides eux-mêmes, il en est qui exercent sur cet appareil de notables influences, et il en devait être ainsi, ne fût-ce qu'en raison des principes aqueux, des matières salines et des substances volatiles sapides et odorantes qui entrent dans leur composition en proportions plus ou moins grandes; mais ces influences deviennent bien plus directes et bien plus actives encore quand il s'agit des liquides qui nous servent de boissons. Une certaine proportion de ces liquides, introduits dans nos voies d'absorption, reste dans notre sang, dont elle répare les pertes aqueuses; une autre part sert à entretenir les exhalations cutanée et pulmonaire; la portion la plus copieuse se présente aux issues du filtre urinaire, entraînant avec elle toutes les épaves de notre vie interstitielle, toutes les substances solubles introduites dans la sphère de notre circulation sanguine et qui, ne pouvant entrer dans la composition normale de nos tissus organiques, doivent être éliminées.

Un peu de naturalisme ne peut qu'être bien accepté dans une question d'hygiène : qu'il nous soit donc permis de résumer tout ce que nous pourrions dire de la haute influence vitale des boissons par cette remarque, dont tous nous avons conscience, que la soif fait sentir son urgence bien plus vivement que la faim, et que de même, la satisfaction du premier de ces deux besoins s'accompagne d'une sensation de bien-être plus immédiate et plus vive que celle du second.

Le sensualisme de notre imagination se complaît au souvenir ou au désir d'une eau bien limpide et bien fraîche, bue en quelque sorte toute vive; or, il y a là plus qu'un caprice des sens, c'est une appétence instinctive de notre organisme, sinon intelligent, au moins intelligemment doué.

La température élevée qui se développe dans notre économie, sous l'influence des actes de combustion qu'elle ne cesse d'accomplir, retentit, quand elle s'exagère, plus péniblement et plus noctieusement sur nos reins qu'en aucun autre point. Cette exagération est fréquente chez les calculeux, chez les goutteux, chez les dysuriques doués, au moins dans les phases initiales de leurs maladies, d'une active caloricité, soit du fait de leur organisation, soit du fait de leurs habitudes. L'abaissement de température, qui accompagne et qui suit l'ingestion d'une boisson fraîche, produit un apaisement général, favorablement accueilli surtout dans les régions rénales, qui en ressentent une action tonique des plus salutaires. Peut-être n'est-ce pas là le moindre des mérites de notre bonne source de Contrexéville, toujours aussi fraîche que limpide.

La médecine moderne, plus indulgente parce qu'elle est plus éclairée, a cessé de torturer par les boissons chaudes les pauvres patients brûlés par les ardeurs de la fièvre ou des crises aiguës de la goutte, du rhumatisme, du néphrétisme; les eaux nos rivales, qui se targuent du degré élevé de leur thermalité, ne sauraient-elles aussi se ranger à ce progrès?

Résignez-vous donc, quand votre médecin le croît utile, à l'usage éventuel des boissons chauffées, des tisanes en un mot; mais ne faites durer que le moins possible cette infraction aux suggestions de votre sens intérieur; gardez-vous surtout d'imiter ces naïfs idolâtres qui croiraient mériter la damnation sanitaire s'ils prenaient leur boisson autrement que sous forme d'eau chaude plus ou moins droguée.

Il doit rester bien entendu entre nous que cette recommandation des boissons fraîches vous est faite sous toute réserve des précautions qu'exige l'état d'abondante transpiration; encore est-il bon de ne pas vous exagérer cette restriction : grâce surtout aux hydrothérapistes, nous savons maintenant que le danger en question, très-réel quand le corps a été mis en sueur par quelque violent exercice qui a tumultueusement accéléré les mouvements du cœur et des poumons, cesse d'exister quand l'exhalation sudorale, tant abondante soit-elle, s'est spontanément établie dans le calme et dans le repos.

J'ai dit et souligné *boissons fraîches*, qu'il ne faut pas confondre avec *boissons glacées* : de celles-ci à celles-là, il y a toute la distance d'une violente révolution à une pacifique réforme. La réaction, le choc en retour du froid intense subitement déterminé par les glaces et par les boissons frappées peut être le signal d'une crise néphrétique, d'une attaque de goutte, d'une congestion, d'une irritation de l'appareil génito-urinaire ou de tout autre organe menacé par les diathèses, urique, phosphatique, herpéthique, œdémateuse. En outre, le premier effet produit sous cette influence est une constriction spasmodique que ressentent surtout les réservoirs et les conduits vecteurs des liquides urinaires et biliaires, les méats artériels et veineux de l'organe excréteur du sang menstruel : or, cette astriction est des plus contraires au libre fonctionnement de ces appareils.

J'ajouterai avec tous les auteurs, sans toutefois en être convaincu comme eux, que le refroidissement brusque du liquide urinaire favorise la précipitation de l'acide urique, bien moins soluble à froid qu'à chaud.

Je viens de spécifier les inconvénients de la commotion instantanée provoquée par les boissons glaciales; ils sont plus sérieux encore quand elle n'est suivie que d'une réaction imparfaite : d'où la prohibition des glaces plus formelle encore pour nos malades débiles et atoniques que pour ceux dont l'organisme lutte avec énergie, par des crises régulières, contre les désordres de l'affection diathésique.

Obligés ou très-désireux de prendre, au moment d'une forte transpiration, dans le milieu tropical d'un salon ou d'un théâtre, des boissons frappées ou des glaces, on en peut prévenir les risques par une simple manœuvre, vulgairement accréditée et qui n'en a pas pour cela une moindre valeur : on rafraîchit ses mains et sa figure avec quelques gouttes du breuvage suspect, on évite ainsi de surprendre brusquement les organes profonds.

Il n'est pas un des malades compris dans le cadre de ce travail qui n'ait fait ou qui n'ait dû faire à son médecin la question suivante : vaut-il mieux boire peu ou beaucoup quand on a à compter avec des habitudes calculeuses et goutteuses ou avec les divers désordres de l'appareil génito-urinaire ?

A ce point de vue et d'une manière générale, il faut d'abord ranger en deux groupes les sujets qui désirent être renseignés.

Dans l'un se classent tous ceux qui, doués de vives réactions sanitaires et morbides, rendent habituellement des urines chaudes, rares, denses, colorées, fortement animalisées, sédimenteuses et très-acides.

Le second groupe est formé par les sujets torpides, anémiques, phosphatiques, catarrheux, œdémateux, dont les urines, neutres et même alcalines, sont d'habitude froides, louches, décolorées, aqueuses et abondantes.

Les premiers ont tout intérêt à augmenter et à diluer leurs boissons ; celles des seconds doivent être plus concentrées et moins copieuses.

Mais il faut tenir compte aussi de ses facultés digestives, que l'on ne doit pas entièrement sacrifier aux convenances de ses fonctions urinaires, compte encore de l'état local de cet appareil lui-même, qui peut être tel qu'il rende plus ou moins difficultueuses et plus ou moins compromettantes l'élaboration, la collection et l'expulsion de liquides trop abondants.

Qu'on ne s'autorise pas de ces dernières réserves contre les copieuses libations hydro-minérales auxquelles se livrent les hôtes de Contrexéville sous nos yeux et par nos conseils. Cette eau est comme la lance d'Achille, qui réparait les désordres qu'elle causait ; sur son sol, sous ses influences, on devient des aigles capables d'enlever des moutons ; hors de là, on pourrait n'être que des corbeaux capables seulement de s'empêtrer dans leur toison.

Et maintenant à quelles qualités d'eaux faut-il donner la préférence dans les habitudes de la vie ?

On a fait une réputation détestable aux eaux calciques ; on n'ouvre pas un livre sur l'affection calculeuse où ces eaux ne soient traitées comme le fut le trop naïf baudet par les animaux malades de la peste ; il faut même un certain courage pour entreprendre de les réhabiliter ; mais ce courage m'est facile à moi, qui suis resté, pendant de longues années, témoin des merveilles hygiéniques et thérapeutiques opérées par la plus calcique de toutes les eaux, celle que débitent à flots les sources de Contrexéville [1] ; moi, qui, pendant ce long espace de temps, ai dirigé le traitement hydro-minéral de

---

1. Desault et Choppart ont, d'ancienne date, fait la remarque que dans le pays d'Arcueil, où l'eau est chargée de carbonate calcaire, on n'observe jamais de calculeux.

dix Lyonnais, buveurs d'eaux granitiques pour un Champenois buveur d'eaux crayeuses; moi qui, recherchant avec soin les formules curatives préconisées contre la gravelle, la goutte, le gastricisme acide, ne rencontre partout que composés calciques, depuis l'eau de chaux et la poudre de coquilles d'huîtres jusqu'au remède si généreusement payé à mademoiselle Stephens, son auteur, par la chambre goutteuse et calculeuse des lords d'Angleterre; moi enfin, qui ai pris une certaine part à la propagation toute moderne de ce principe, que les composés calciques jouent un rôle de haute importance dans la nutrition et dans l'accroissement des animaux aussi bien que des plantes, que partout il est d'urgence vitale, dans les cas très-nombreux où ils se trouvent en proportions insuffisantes, de les ajouter non-seulement aux provisions alimentaires des végétaux, l'engrais, mais encore à celles des animaux et entre autres de l'homme.

Pourvu qu'une eau de rivière ou de source, pure, fraîche et limpide, contienne de l'acide carbonique supplémentaire et libre ou combiné avec ses principes calciques même très-abondants, je n'hésite pas à lui accorder son permis pour tous et surtout pour ceux que concerne ce travail.

Quand elle est dépourvue de ce salutaire condiment gazeux, agent de stimulation gastrique, de tonification réno-vésicale et de solubilisation générale des concrétions humorales, elle se dénonce elle-même par sa fadeur à la bouche et par sa lourdeur à l'estomac.

Ainsi, bien et dûment édifié par ses sensations, et sans l'aide de l'analyse chimique, l'on doit s'abstenir; l'on peut encore, quand on n'a pas le choix, mettre en provision dans

un vase quelconque une certaine quantité de cette eau, à
laquelle on ajoute, par chaque litre, un décigramme environ
de carbonate de soude : l'on carbonate ainsi la chaux qu'elle
contient, et on en précipite une portion à l'état de dépôt
insoluble.

§ 1. — BOISSONS GAZEUSES.

L'usage en devient tous les jours plus général et vaut que
nous en recherchions les mérites et les démérites au point
de vue de notre sujet.

Je ne parlerai que de l'eau de Seltz artificielle, qui, plus
ou moins similaire de l'eau minérale dont elle a emprunté
le nom, mais beaucoup moins saline qu'elle, s'obtient par
l'introduction forcée du gaz acide carbonique dans l'eau
banale.

Les nombreuses eaux minérales naturelles, plus ou moins
gazeuses et de diverses provenances, qui disputent à celle-
ci la faveur du public, me paraissent, quoique ou parce que
supérieures en mérite, ressortir plutôt à la thérapeutique
qu'à l'hygiène ; la soude des unes, le fer des autres, l'arsenic
de celles-ci, l'iode de celles-là, peuvent avoir d'utiles applications en temps opportun, mais, par cela même, ne sauraient
convenir en tout temps et à tous les cas.

Ce que j'ai dit précédemment du rôle de l'acide carbonique
dans les eaux potables pourrait me dispenser d'en faire
un plus long éloge ; mais dans le cas actuel, nous sortons
d'une combinaison naturelle et de proportions gazeuses très-
restreintes, pour nous trouver en présence d'un produit de
l'art surabondamment approvisionné ; or quoiqu'un excès de

bien soit réputé ne pas nuire, encore faut-il y regarder de près, quand il s'agit de santé et surtout des santés compromises de mes lecteurs.

L'acide carbonique, ainsi absorbé en grandes quantités, a ses avantages et ses inconvénients.

Il est sthénique, gastrique, et diurétique, ou, en d'autres termes, il stimule l'activité fonctionnelle du système nerveux, des organes digestifs et de l'appareil urinaire.

Ce sont des nuances délicates à discerner que celles de l'opportunité ou de l'inopportunité de ces diverses stimulations, en rapport avec la situation particulière de chaque individu ; tout ce que je puis dire de général, c'est qu'un bon nombre de mes lecteurs spéciaux ont intérêt à cette stimulation fonctionnelle ménagée, soit en raison de leurs habitudes sédentaires, et de leur régime copieux, soit en raison des déchéances morbides successives de leur activité vitale ; c'est que les indications de recourir ou de renoncer à l'usage de l'eau gazeuse peuvent leur être enseignées, mieux que par personne, par leurs propres sensations et par leurs propres remarques.

Autre propriété non moins intéressante, le gaz carbonique, malgré son anodine acidité, est l'un des meilleurs dissolvants de l'acide urique concret. J'affirme ce fait peu connu, pour l'avoir maintes fois vérifié expérimentalement. Il exerce en outre une action dissolvante plus manifeste encore sur les phosphates calciques précipités ; il est apte, en un mot, à remplir l'une des principales indications de la gravelle rouge en même temps que de la gravelle blanche, de la goutte régulière, en même temps que de la goutte atonique.

A ces caractères, il est difficile de ne pas reconnaître des similitudes d'action entre les eaux gazeuses et l'eau minérale de Contrexéville ; elles s'en rapprochent surtout par leurs propriétes gastriques et diurétiques ; mais elles en diffèrent moins encore par leur composition saline que par ce je ne sais quoi de nature, d'où elle tire sa race et qu'elles ne sauraient jamais imiter.

En résumé donc, toutes réserves étant faites pour les sujets doués d'une trop vive excitabilité, et hors les éventualités d'accidents aigus vers les articulations, les reins, le foie, la vessie et l'utérus, ou de tendances aux spasmes du cœur et des bronches, les eaux de Seltz peuvent être acceptées comme de bons auxiliaires hygiéniques. Seulement, pour les eaux comme pour toutes les choses actives d'un usage exceptionnel, il faut ne pas oublier que toute excitation continue devient une irritation quand elle n'aboutit pas à une habitude inerte : pour éviter ces deux éventualités, on n'a rien de mieux à faire que d'interrompre et de reprendre, par intervalles alternés, l'usage de l'eau gazeuse.

§ II. — BOISSONS FERMENTÉES.

Les philosophes en *us* des beaux temps de la métaphysique creuse, démontrèrent à l'envi que c'est crime de lèze-nature que boire des liquides souillés par la fermentation. De leur côté, les voyageurs et les historiens ont avoué que partout où se sont portées leurs explorations ou leurs recherches, ils ont trouvé l'usage établi d'offrir aux divinités préférées ou redoutées, les prémices de quelque

liqueur fermentée, dont les fidèles se réservaient pour eux-
mêmes la plus grosse part. Enfin, les chimistes de l'école
moderne ont établi que la fermentation est l'une des plus
merveilleuses opérations de la nature agissante, en même
temps que l'un des plus puissants modes de vie et de transformation des substances organiques; il ne reste plus que
les immuables mahométans à tenir bon, ils le disent du
moins, pour ce qu'ils croient être le *statu quo* fatidique
des choses données par Dieu et inventoriées par son pro-
phète.

Ce serait donc venir bien tard pour s'inscrire au nom de
l'hygiène contre la fermentation; à condition qu'elle soit
franchement alcoolique et non acide ou putride, je ne vois
d'ailleurs pas de raisons pour signaler ses produits aux
défiances de mes lecteurs calculeux, dysuriques ou goutteux.

1° *Le vin*. Le type par excellence des boissons fermentées,
le vin, réclame le premier notre attention; nous ne pouvons
oublier que les moralistes de notre langue, qui n'étaient
pas pour cela tenus de partialité, ont victorieusement démontré que nous sommes le peuple le plus spirituel du
monde, et que nous devons cette supériorité intellectuelle,
en même temps que notre gaieté proverbiale, aux vins que
nous produisons et que nous consommons en plus grande
quantité et en meilleure qualité qu'aucuns de nos amis ou de
nos ennemis des deux hémisphères.

Admettons donc, comme chose notoire, que le vin
féconde l'esprit et engendre la gaieté. Nous n'avons que
faire du premier de ces effets, nous qui demandons aux
substances et aux actions seulement ce qu'elles peuvent

d'utile ou de nuisible pour de pauvres malades, absorbés dans l'anxieuse attente de leur guérison. Quant aux effets exhilarants, nous leur devons une place de choix dans notre répertoire hygiénique et même thérapeutique.

La gaieté franche et spontanée, celle qui n'est pas l'ironie ou la diversion d'une souffrance ou d'une douleur, ne peut naître que de l'harmonie des fonctions et de la puissance de vie des organes. Or, tels sont bien, en effet, les résultats que produit l'usage opportun d'un vin de bonne qualité et de convenance relative.

Ce n'est pas le lieu de donner un traité complet de la science œnologique, dans ses rapports avec la santé et la maladie; je dois me borner à diriger le plus utilement possible le choix de mes lecteurs spéciaux sur les types vineux les plus saillants.

Les vins de nos extrêmes contrées nord-est sont peu alcooliques et très-acides; ils se montrent en outre, surtout dans leur premier âge, âpres et astringents à la bouche. Les composés tartriques, dont ils sont abondamment pourvus et desquels ils tiennent leur acidité, les rendent généralement diurétiques, laxatifs, purgatifs même pour quelques personnes.

De telles propriétés pourraient exceptionnellement trouver leur application utile dans certaines occurrences transitoires des maladies que nous étudions, mais elles ne sauraient, sans de sérieux inconvénients, être subies en permanence par des sujets valétudinaires. En outre, et ce doit être le principal grief des calculeux, des goutteux et des gastralgiques contre ces vins, ils portent au pyrosis, aux acidités gastriques et autres perturbations digestives.

Qu'on les réserve donc pour l'estomac blindé des robustes vignerons qui les produisent, et si l'on est contraint
de les subir, qu'on les traite comme le faisait l'impitoyable
Boileau, à la table de son malencontreux amphitryon :

> Toutefois, avec l'eau que j'y verse à foison
> J'espérais adoucir la force du poison ;

ou tout au moins qu'on attende que leur long séjour dans
la cave leur ait permis d'harmoniser leurs éléments discordants et de déposer leurs tartres excessifs.

A l'autre extrémité de la série, se trouvent les vins du
midi de la France et des pays chauds. Ils sont très-alcooliques, en raison de la richesse saccharine du fruit dont
ils proviennent; ils sont plus ou moins sucrés, parce que
généralement après leur fermentation ils ont reçu une addition de jus de raisin concentré par l'ébullition; ils sont
dénués d'acidité, parce qu'ils contiennent beaucoup moins
de tartre que les précédents.

Pour une composition ainsi différente, ils ont des effets
tout opposés; ils échauffent, selon l'expression vulgaire ; ils
tonifient et ils stimulent la circulation sanguine.

Ce ne sont pas là encore des propriétés banales, autorisant leur libre pratique : effets salutaires pour nos malades
affectés de débilité et d'atonie, excitations compromettantes
pour ceux d'état constitutionnel et morbide tout opposé,
elles réclament le contrôle du médecin plus que de l'hygiéniste, et se rapprochent des actions du quinquina ou du fer
plus que de celles des substances alimentaires.

Entre ces deux limites extrêmes de maturité incomplète

et de maturité excessive, notre beau pays, merveilleuse
réduction de l'échelle thermométrique du monde entier,
offre une zone moyenne, dont le Bordelais et la Bourgogne
sont les deux termes les plus complets. C'est sur ce sol de
prédilection que les malades devraient avoir le pas sur les
gourmets. Tout est harmonieusement pondéré dans les vins
de cette zone parvenus à leur généreuse maturité d'âge.
Leur bouquet suave ne fait appel qu'à une sensualité délicate, légitime auxiliaire des aptitudes digestives; ce n'est
pas de l'alcool, ce brutal agent chimique des deux sortes
précédentes, c'est un esprit vaporeux et léger qu'ils font
pénétrer dans tous nos appareils de vie, qui ranime leur
énergie chancelante, qui équilibre leur nervosité irrégulière, qui produit en un mot l'activité et l'ordre, mais jamais
l'irritation.

Depuis le jour où le célèbre Fagon désigna le bordeaux
aux préférences de son royal malade, le bourgogne a plus
souvent figuré sur la table que dans les ordonnances des
médecins; pour moi, qui ne signe pas ici des formules
thérapeutiques, mais de simples conseils d'hygiène habituelle, je reconnais, en effet, que le bordeaux est plus pla-
cidement tonique, grâce surtout à son œnantine, ce principe
moelleux dont il a seul le privilége; que le bourgogne est
plus tumultueusement réconfortant en raison de son titre
vineux un peu plus élevé; mais j'avoue que je ne trouve pas
là des motifs suffisants pour forcer la main aux malades,
dont j'étudie les convenances sanitaires. Au plus, pourrai-je
leur conseiller de tenir en disponibilité ces deux sortes de
vin, l'une pour leurs époques d'irritabilité, l'autre pour leurs
périodes de dépression et d'atonie.

Je dirai peu de choses du vin blanc, n'ayant guère que des critiques à en faire.

Vous me le défendez, il est pourtant diurétique, m'ont souvent objecté des malades, à qui il n'était pas indifférent. Voilà un mot que je ne suis pas fâché de surprendre dans des bouches profanes pour le qualifier une bonne fois. S'il nous fallait accepter, comme légitimement doué de la propriété diurétique, tout ce qui fait affluer vers les reins et expulser par la vessie des liquides urinaires abondants et aqueux, un refroidissement subit du corps est diurétique, de même la peur, de même le rire immodéré. Ce mot doit être réservé pour exprimer l'incitation des organes urinaires à extraire plus activement de notre sang les résidus organiques dont il s'est chargé en parcourant nos divers tissus. Ce ne sont pas, à beaucoup près, les effets du vin blanc, simple promoteur des urines crues de l'état spasmodique.

Sa réputation d'incitateur nerveux est beaucoup plus réelle, et il faudrait être beaucoup plus homœopathe qu'on ne l'est maintenant pour soumettre des calculeux, des goutteux, des disuriques au régime des spasmes permanents.

Ce dernier effet est aussi celui des mélanges divers d'eau et de spiritueux, du wisky entre autres, ce sosie britannique du produit de nos vignes. Sans doute nos voisins d'outre-Manche en font, n'ayant mieux, un très-fréquent usage; mais leur impassibilité organique égale généralement leur phlegme moral, et une fois de plus ce qui est vérité par delà le détroit pourrait bien n'être qu'erreur en deçà.

Quant aux vins blancs liquoreux et sucrés, franchement toniques et bien moins excitants que les autres, ils peuvent être utiles dans les cas exceptionnels que nous avons déjà cités.

Le champagne est des mieux famés, et ce m'est une raison de plus de lui dire son fait : tout d'abord c'est plutôt contre ses entourages que contre lui-même que nous avons à prémunir nos malades; ensuite il est de la famille des vins blancs, ce qui, on vient de le voir, n'est pas pour nous une bonne recommandation ; enfin, autre grief qui n'est pas le moindre, il contient, du fait de sa fabrication spéciale, des proportions plus ou moins fortes d'un alcool apocryphe. Il est très-riche, il est vrai, en gaz carbonique, pour lequel j'ai exprimé mes sympathies au chapitre de l'eau de Seltz; mais ce gaz se trouve ici en mauvaise compagnie, et je dis avec le poëte latin :

Timeo Danaos, et dona ferentes.

Quelques-uns de mes lecteurs, soumis à la torpeur organique et à l'inertie fonctionnelle, réclameront sans doute les bénéfices de l'exception; ils peuvent fort bien être restés ou être devenus très-excitables, quoique débiles, et dans ce cas, c'est au contraire avec une exceptionnelle rigueur qu'il faudrait leur défendre le champagne. Dans les cas où, n'ayant pas à craindre cette vicieuse excitabilité, l'on se croirait à l'abri des risques de ce vin, on ferait bien de n'admettre à sa table ou du moins de ne boire à un même repas que lui seul, d'éviter en un mot cette anarchie gastrique que provoque la promiscuité discordante des vins blancs et des vins rouges.

Je ne suis pas, j'en ai déjà donné la preuve, l'ennemi des

diversions et des réactions de la gaieté, et le champagne en est bien l'un des plus sûrs instigateurs ; mais celui que l'on verse à des amis possède cette propriété plus encore que celui que l'on verse dans son propre verre.

2° *La bière.* — Je ne connais pas de plus intéressante étude que celle des œuvres du brasseur ; je ne connaîtrais pas de boisson plus hygiénique que celle qu'il prépare, si les exigences de son art restaient sa seule préoccupation.

Cette orge de choix, convenablement trempée, dont il recouvre l'aire de son germoir, accomplit en peu de jours le plus merveilleux des actes de la continuité vitale. Son germe latent passe à l'état d'embryon et s'organise pour la vie extra-ovarique. Par une admirable harmonie providentielle, de même que le lait se forme aux seins de la femme fécondée, de même l'amande dure et résistante, qui avait jusqu'à ce jour formé une retraite protectrice au germe inactif, se transforme, sous les influences d'un nouvel agent vital, la diastase, en un lait végétal assimilable comme celui de cette femme-mère et composé des mêmes substances élémentaires. Ce grain désormais vivant, le malt, desséché d'abord sur la touraille, infusé ensuite dans la cuve-matière à une température incapable de détruire son activité organique, poursuit dans l'eau du brassin son œuvre de transformation comme s'il ignorait que le brasseur lui a soustrait son nourrisson flétri par l'air chaud de la touraille. Ses matières protéiques, provisions de sang et de chair transmissibles aux animaux, son albumine, sa caséine, sa fibrine se liquéfient dans cette eau, qui prend le nom de moût ; simultanément sa fécule devient gomme dextrine, la dextrine devient sucre, et ces matières, qui étaient destinées à approvisionner les actes respiratoires de la jeune plante, si elle avait continué de vivre, sont changées par la fermentation en principes alcooliques aptes de même à subir notre combustion respiratoire et à entretenir notre chaleur spontanée[1].

Selon que cette fermentation, tempérée par un suffisant abaissement de température, est plus calme et plus régulière, le lait initial, dont nous venons de décrire la formation, transmet plus utilement au liquide vineux qui lui succède ses propres éléments plus convenablement combinés et transformés.

L'huile aromatique, le tannin, la résine amère du houblon ajouté au moût pendant sa cuisson, maintiennent la fermentation, cette périlleuse crise de mutations substantielles, dans des limites salutaires, et assureront pendant quelques mois encore le *statu quo* des résultats obtenus.

L'action métamorphique ne cesse pas avec les phénomènes apparents de cette première fermentation ; elle continue plus calme et en quelque sorte inaperçue tant qu'il reste dans la bière du sucre et des matières protéiques en présence ; mais, pourvu qu'elle soit soustraite aux influences de l'air et des variations atmosphériques, elle ne fait ainsi qu'accroître sa vinosité et se saturer de gaz acide carbonique, qui lui donne un attrait de plus et un nouveau mérite hygiénique.

Quand mes lecteurs calculeux, goutteux, dyspepsiques et dysuriques pourront se procurer une bière qui réunisse

---

1. On voit par là à quelles fins les graines céréales contiennent d'autant plus de fécule qu'elles se développent sous un climat plus froid. Cette matière est aux plantes ce que sont les graisses et les fourrures aux animaux des mêmes latitudes.

toutes ces conditions, je la recommande, sinon à leur consommation exclusive, au moins à leur soif extra-réglementaire; tant que nous aurons nos vins pour nos besoins de fond et de la bière pour nos seules fantaisies, nous n'aurons pas à craindre l'assimilation germanique.

Je dois ajouter que si certaines excitations rénales et vésicales, si même des écoulements urétraux ont parfois été mis sur le compte de cette boisson salutaire, c'est qu'elle avait cessé de l'être par l'abus qu'on en avait fait; c'est qu'on avait sans doute contraint ses organes urinaires à en charrier des quantités capables de rebuter les épaules du plus robuste brasseur; c'est aussi que certaines bières, additionnées de sucre de fécule ou dont on a voulu augmenter la coloration, contiennent de fortes proportions de chaux.

Je conseille à mes lecteurs atoniques les bières alcooliques des Anglais, à mes lecteurs irritables les bières gommeuses et azotées des Allemands; quant à mes lecteurs libres de leur choix, qu'ils s'en tiennent aux bonnes bières doubles que produit l'Alsace, que produisait Paris aux bons temps où l'anglo-germanicomanie ne lui avait pas enlevé ses consommateurs; qu'il produirait encore si l'on consentait à accorder à la qualité le prix que l'on attribue au titre de provenance étrangère.

3° *Le cidre.* — Il est gazeux, mais l'eau de Seltz et la bière le sont aussi. Dans son état doux, il est plat et laxatif; dans sa maturité, il n'est ni moins acide ni plus gastrique que les mauvais vins du Nord; je ne lui connais aucun mérite qui lui soit propre, sinon son bon marché. Si j'écrivais pour d'impassibles Normands, je serais moins sévère ou plus réservé; je me souviendrais d'ailleurs que *l'accoutu-mance ainsi nous rend tout familier;* mais j'ai charge de susceptibilités hygiéniques et morbides où le cidre n'aurait que faire.

4° *Liqueurs alcooliques.* — Elles n'introduisent dans l'économie que des matériaux de combustion, d'où leur réputation bien méritée de boissons échauffantes; elles provoquent le développement vicieux des acidités gastriques; elles exercent sur l'appareil urinaire une action spasmodique et astrictive, surtout quand on a à compter avec les états maladifs de notre programme; c'est plus qu'il ne faut pour les suspecter, alors même que l'on éprouverait un bien-être momentané de la passagère exaltation plutôt thermométrique que dynamique à laquelle elles donnent lieu.

5° *Café.* — Qu'on me pardonne cette succession immédiate du plus expansif des breuvages aromatiques à la plus agressive des boissons spiritueuses; je n'y mets aucune intention de rapprochement.

Je ne sais s'il n'y a pas plus de risques à prôner le café devant des médecins qu'à blâmer le champagne devant des calculeux et des goutteux; mais mes convictions sont telles que je ne dois pas les dissimuler.

A des trappistes qui, cherchant la mort sans le suicide, stupéfient leurs chairs par des privations et leurs sens par la fatigue, je ne conseillerais pas, dussé-je être écouté, l'usage vivifiant du café.

Mais ceux à qui j'adresse mes conseils se tiennent bien plus volontiers au delà qu'en deçà de cette abnégation vitale; leurs organes surmenés, mal secondés par les habitudes inactives ou tumultueuses de leur existence sociale, élaborent péniblement et irrégulièrement des aliments trop copieux ou trop réfractaires. Sous ces influences, les organes les moins résistants, les plus spongieux et les plus vasculaires, le cerveau, le foie, les poumons deviennent le siége de stases artérielles et veineuses. On a la sensation définie d'une somnolence torpide et l'on subit, sans en avoir conscience, une autre torpeur plus compromettante, celle des actes latents de la vie interstitielle. L'élaboration, les mutations, la circulation des humeurs fondamentales sont par là viciées dans leurs actions et dans leurs produits; par suite, des matières insolites, imparfaites, impropres aux combinaisons régulières de la chimie vivante, cherchent, à tout prix et même au prix de douleurs et de dangers, des issues vers la peau, vers les reins et vers les tissus articulaires. On ne meurt généralement pas de ces premiers désordres, mais leur continuité finit par créer des diathèses morbides, c'est-à-dire une éviction radicale de l'ordre originel par le désordre contracté.

Du premier au dernier terme de cette série, qui ressemble beaucoup à la généalogie de la gravelle, de la goutte et de bien d'autres maladies encore, faites intervenir un agent hygiénique doucement tonique, éminemment diffusible, c'est-à-dire activant dans tous les tissus les mouvements des liquides vivants, apportant à tous les appareils fonctionnels l'activité et l'ordre, à tous les centres nerveux l'apaisement et l'expansion, vous aurez bien des chances de tout prévenir et de tout empêcher.

Cet agent, c'est le café.

C'est bien peu pour de tels résultats qu'une tasse de café, qui ne met en œuvre jour par jour que quelques décigrammes d'un extrait qu'il faut encore diviser par mille pour trouver ou plutôt pour soupçonner le poids de son principe actif, la caféine !

C'est bien peu sans doute pour le chimiste qui extrait, pour le physicien qui pèse et qui mesure, mais c'est assez pour le vitaliste, qui sait par qu'elle étroite solidarité sont reliés entre eux les actes concordants de l'organisme vivant ; qui a pu se convaincre qu'il suffit de mettre en jeu la moins retentissante des touches de ce merveilleux diapason pour que toutes les notes harmoniques vibrent spontanément à l'unisson.

Il est des moments, des journées ou de plus longues périodes d'irritabilité morbide qui pourraient être aggravés par le café ; mais il en est aussi où l'air et le soleil sont dangereux ; on en est averti par son sens intime ; vous trouverez toujours d'ailleurs un médecin assez intelligent pour en juger, assez zélé pour vous en avertir.

Je m'étais pénétré à l'école de Lisfranc de la haine fanatique du café au lait ; il mettait tant de chaleur et tant de conviction à lui imputer l'accroissement progressif des maladies utérines et surtout des affections leucorrhéiques ! J'ai eu plus récemment connaissance, j'ai même été témoin d'expériences qui tendraient à prouver que le tannin du café empêche la coagulation du lait, condition essentielle de sa digestion normale. Mais mes souvenirs d'école et mes terreurs théoriques m'ont bien vite abandonné dans la fréquentation de très-vivaces vieillards des deux sexes, qui réclamaient pour le café au lait les bénéfices de la phrase attribuée à Voltaire, je crois, sur le café à l'eau : mettant donc de côté toute explication scientifique, j'en suis venu à ne blâmer que le café au lait qui compose à lui seul le premier repas de la journée, et à amnistier celui qui ne vient que comme accessoire à la suite d'une réfection plus confortable.

6° *Thé.* — Au temps de nos pères, les pharmaciens, seuls détenteurs de l'herbe de Chine, ne la livraient qu'à bon escient ; les plus timorés même, seulement sur ordonnance de médecins : nous avons appris des Hollandais et surtout des Anglais à en faire un usage beaucoup plus banal. Généralement phlegmatiques et intrépides mangeurs, ils avaient peut-être de bonnes raisons pour faire plus fréquemment que nous usage de cette infusion stimulante et digestive ; mais que mes lecteurs, plus excitables et plus sobres, je veux le croire, n'oublient pas que, surtout quand il est bu peu de temps avant de se coucher, le thé concentre au détriment du sommeil son action excitante sur les reins et sur la vessie, qu'ils ont plus souvent besoin de calmer que de stimuler. Résumons notre opinion sur lui en disant qu'il est au café ce qu'est le champagne au bordeaux.

CHAPITRE VIII

ÉTUDE ANALYTIQUE DES URINES

Je crois ne pouvoir mieux préparer mes lecteurs à l'étude des maladies qui les appellent aux sources de Contrexéville que par une description sommaire des caractères physiques et chimiques du liquide urinaire dans l'état de santé, et comparativement dans les conditions morbides afférentes à mon sujet.

On peut opérer cette analyse par deux méthodes différentes : l'une, très-longue et très-compliquée, exige les ressources du laboratoire et les aptitudes spéciales d'un chimiste compétent ; l'autre, beaucoup plus simple et néanmoins presque toujours suffisante, peut être comprise et même exécutée par toute personne intelligente.

C'est de cette dernière seule que je me propose de donner ici les applications.

Pour que mes lecteurs puissent apprécier tout ce que cette initiative, à laquelle je les convie, peut leur offrir de notions utiles et intéressantes, il me suffirra de leur rappeler ou de leur apprendre :

Que de toutes les parties tant solides que liquides de notre corps se détachent successivement, par un mouvement non interrompu de rénovation substantielle, une certaine proportion des matériaux qui ont momentanément pris part à leur organisation;

Que ces matériaux traversent le filtre urinaire, soit en nature, soit après avoir reçu une forme nouvelle;

Que le plus grand nombre des maladies, ou même des simples désordres momentanés dont notre économie tout entière est le siége, modifient plus ou moins profondément, dans ses qualités et dans ses quantités, cette élimination, ou plus exactement cette purgation interstitielle; qu'en outre ils retentissent plus ou moins vivement sur le système urinaire lui-même, dont les produits se trouvent ainsi altérés de deux façons, primitivement et consécutivement.

Qu'en outre les affections spéciales de ce système se traduisent plus directement encore par des modifications variées du liquide qui en provient.

Ai-je besoin d'ajouter que cette étude analytique est féconde en utiles enseignements sur l'opportunité, sur le mode d'action, sur les éventualités et sur les résultats du traitement usité aux sources de Contrexéville?

§ I. — URINES RÉGULIÈRES.

Pour un homme adulte, que nous prenons pour type, la quantité d'urine rendue dans les vingt-quatre heures, est, en moyenne, de 12 à 1400 grammes.

Elle mousse légèrement par l'agitation; elle est limpide et transparente. Sa nuance, d'autant plus foncé que le sujet a moins bu, ou plus abondamment transpiré, varie du jaune paille au jaune brun; son odeur spéciale est plutôt aromatique que repoussante; sa saveur est salée et amère; sa température, au moment de l'émission, est de 30 à 35° centigrades.

Sa densité dépasse de 18 à 20 millièmes celle de l'eau distilée, ce dont il est facile de s'assurer en plongeant dans le liquide un petit densimètre gradué.

Elle est acide, ce qui se reconnaît par la teinte rouge que son contact communique au papier bleu de tournesol.

Soumise à l'ébullition, elle ne se trouble ni ne se coagule.

Abandonnée dans un vase ouvert à l'accès de l'air, elle entre en fermentation et ne tarde pas à devenir neutre, puis alcaline, d'acide qu'elle était. A dater de là, elle perd sa transparence, elle forme un dépôt blanchâtre et répand des émanations amoniacales. En cet état, elle ramène au bleu le papier de tournesol rougi par un acide.

D'après A. Becquerel, dans 1,000 parties, soit 1 litre d'urine normale, on trouve :

Eau.			968,814
Matières volatiles.			31,185
Urée.			10,338
Acide urique.			0,391
Matières organiques	acide lactique. lactate d'ammoniaque. matières colorantes. matières extractives. hydrochlorate d'ammoniaque. acide hippurique.		9,261
Sels fixes indécomposables à la chaleur rouge.	chlorures phosphates sulfates	de chaux de soude de potasse de magnésie	7,694

1° *Transparence.* — Elle peut être momentanément diminuée par une digestion difficile, par une rétention trop prolongée de l'urine dans la vessie, par une extrême fatigue corporelle, par l'usage de certaines substances alimentaires, solides ou liquides. Après l'ingestion d'aliments très-gras, l'urine peut se recouvrir d'une pellicule huileuse.

2° *Coloration.* — Elle varie dans les limites que nous avons indiquées; en outre, certaines substances introduites par les voies digestives abandonnent au liquide urinaire leurs principes colorants : ainsi les carottes, la rhubarbe, la garance, etc.

3° *Odeur.* — Elle est modifiée par un certain nombre de substances alimentaires ou autres : ainsi les asperges, l'ail, l'oignon, ou bien les essences et les résines de térébentine, de Tolu, de copahu, etc.

4° *Densité.* — Elle est augmentée par une forte transpiration et par des aliments riches ; elle est diminuée par des boissons aqueuses abondantes et par le régime végétal.

5° *Acidité.* — Elle est constante dans l'état de santé ; mais elle subit de très-fréquentes variations de degrés, selon une foule de circonstances de régime, d'exercice ou de repos, de séjour plus ou moins prolongé du liquide dans la vessie, de boissons concentrées ou étendues, et même d'états passionnels différents, etc.

6. *Température.* — Les impressions intenses de chaud et

de froid qu'éprouve le corps se font sentir à certain point dans les régions urinaires, par des changements de température des liquides.

7° *Quantité.* — Elle augmente ou elle diminue pour un temps donné, soit vingt-quatre heures, selon que les boissons ont été plus abondantes et plus aqueuses, ou plus rares et plus concentrées ; selon que la transpiration a été plus ou moins copieuse ; selon la température, la pression barométrique, la sécheresse ou l'humidité de l'atmosphère ; sous l'influence d'une alimentation animale ou végétale ; par le fait de divers mouvements de l'âme, etc.

8° *Eau.* — Ses proportions dans l'urine suivent les variations que je viens d'énumérer à propos des quantités. Une alimentation très-animalisée, des exercices violents, les sueurs intenses, les emportements de la colère et d'autres passions, les boissons alcooliques, diminuent sensiblement les proportions aqueuses de l'urine.

9° *Urée.* — Sa quantité s'accroît sous l'influence d'une alimentation très-azotée, à la suite d'exercices fatigants, pendant une diète prolongée. Dans ces deux derniers cas, les principes azotés que représente l'urée ont été fournis plus abondamment par la substance organique du sujet, qui se nourrit de lui-même ou s'use plus rapidement. Quand les reins cessent de fonctionner, ainsi dans certaines maladies ou encore chez certains animaux à qui l'on a supprimé expérimentalement ces organes, l'urée reste dans le sang, où on peut la retrouver. D'une manière générale on peut dire qu'un sujet rend d'autant plus d'urée qu'il est plus vigoureux, qu'il se nourrit plus richement, et que ses digestions sont plus actives ; sous les mêmes influences,

l'acide urique s'amoindrit dans les mêmes proportions que
s'accroît l'urée. De telles conditions proportionnelles constituent la perfection hygiénique : *rara avis !*

10° *Acide urique.* — Il dépasse dans l'urine ses proportions normales dans toutes les circonstances où le travail
d'assimilation et de désassimilation dont la trame de nos
tissus est le siége subit quelque désordre même momentané.
Les deux principales causes de ce désordre sont l'apport alimentaire de matières trop abondantes ou trop riches pour
les besoins de notre économie, et les perturbations fonctionnelles que produisent toutes les excitations vitales irrégulières ou excessives. Dans ces circonstances, les principes
azotés qui pénètrent dans le courant de la circulation sanguine, et qui par cette voie sont portés au foyer de la respiration, n'y subissent qu'une combustion incomplète, ne
sont qu'incomplétement modifiés par l'oxygène de l'air
respiré; au lieu de passer à l'état normal d'urée, ils restent
à l'état inférieur d'acide urique, plus pauvre en oxygène et
plus riche en carbone, et qui, par le fait de cette composition, aussi bien que par celui de ses origines, offre une
complète similitude avec la suie qui se forme dans la cheminée d'un foyer qu'on a surchargé de combustible, ou
dont la combustion est incomplète à défaut d'une aération
suffisante. Cette similitude est telle qu'on a pu dire avec
toute vérité que l'acide urique n'est autre chose que le fu-
meron de l'urée.

11° *Mucus.* — Ce principe, compris dans l'analyse ci-
dessus rapportée sous la désignation vague de *matière ex-
tractive*, est fourni au liquide urinaire par la membrane
qui tapisse toute l'étendue des réservoirs et des canaux

qu'il parcourt ; toute excitation inusitée de cette membrane provoque une production plus abondante de cette matière, qui devient en outre plus dense et plus compacte. Dans ces circonstances, l'urine perd sa limpidité, devient nuageuse, et peut même déposer au fond du vase où on la reçoit le mucus excédant sous forme d'un enduit poisseux. Les fatigues corporelles excessives, les brusques refroidissements, le séjour prolongé dans un lit trop chaud, certaines boissons, certains aliments et surtout les substances salines capables de surexciter les reins et la vessie produisent cette surcharge muqueuse de l'urine.

12° *Sels*. — De tous ceux qui figurent dans notre nomenclature, il n'en est guère que deux qui offrent quelque intérêt au point de vue de leurs variations de proportions et d'état : ce sont les phosphates divers et le chlorure de sodium.

A. *Phosphates*. — De même que l'urée et l'acide urique, ils proviennent de deux sources : de nos aliments qui en contiennent toujours certaines proportions, et de nos organes eux-mêmes dans la trame desquels ils se retrouvent en abondance. Ils sont avec excès d'acide ou avec excès de base.

Ceux avec excès d'acide (biphosphates) se produisent et se mêlent aux urines en proportions élevées dans les mêmes conditions que l'acide urique, dont ils diminuent la solubilité et favorisent la précipitation. Ces conditions nous sont déjà connues.

C'est dans des conditions toutes contraires, qui dérivent toutes de l'affaiblissement constitutionnel originel ou provoqué par un régime insuffisant et par une vicieuse hygiène, qu'apparaissent dans les urines les phosphates avec excès de base (phosphates bibasiques), ceux de chaux tout particulièrement. A leur formation toujours irrégulière se rattache la disparition des caractères acides de l'urine. Ils sont essentiellement insolubles et se montrent sous forme de sédiments blancs grisâtres, qui troublent le liquide au moment de la miction et ne tardent pas à faire dépôt.

Nous verrons qu'outre les phosphates bibasiques de provenance constitutionnelle, il en est encore qui se forment de toutes pièces dans les cavités urinaires sous l'influence de leurs divers états maladifs.

B. *Chlorure de sodium (sel marin)*. — Il entre dans la composition de tous nos solides et de tous nos liquides organiques. Il leur est fourni par nos boissons et par nos aliments, qui le contiennent en proportions très-variables, d'où les variations très-fréquentes de sa quotité dans le liquide urinaire : ces variations méritent une attention spéciale, parce que ce sel ne pourrait pas longtemps se maintenir à un chiffre élevé sans exciter d'abord et bientôt irriter la membrane muqueuse baignée par le liquide urinaire.

§ III. — VARIATIONS MORBIDES DE L'URINE.

On doit rapporter à deux types principaux les changements d'ensemble que peut présenter le liquide urinaire sous l'influence de nos diverses affections morbides, ou simplement de nos divers types constitutionnels vicieusement exagérés.

Le premier type est celui des *urines riches*.

Les *urines pauvres* constituent le second.

§ I. Urines riches. — Nous les qualifions ainsi parce que, à première vue et sans le secours d'aucune étude chimique, elles indiquent par leur coloration, par leur densité, par leurs prompts et faciles dépots sédimenteux, les proportions élevées de matières solides qu'elles contiennent.

Leur caractère saillant est la prédominence de l'acide urique et des biphosphates qui leur communiquent un haut degré d'acidité. En se refroidissant, elles laissent déposer de nombreux cristaux de ce premier acide pur ou combiné avec la soude, l'ammoniaque; très-fermentescibles, parce qu'elles renferment beaucoup de mucus et surtout d'urée, matières essentiellement altérables, elles ne tardent pas à se charger de produits ammoniacaux, à devenir proportionnellement alcalines et à laisser déposer des phosphates insolubles.

On observe ce type chez les sujets vigoureux et pléthoriques, chez ceux surtout qui sont issus de familles sujettes à la gravelle ou à la goutte; il peut aussi se montrer accidentellement chez les personnes qui n'offrent ni ce tempérament ni ces prédispositions héréditaires; mais presque toujours alors il est transitoire, et il ne devient permanent que par suite d'habitudes sédentaires et d'excès de régime.

Il se produit encore, comme incident isolé, sous l'influence du plus grand nombre des maladies inflammatoires de forme aiguë. Il ne manque guère pendant la durée et surtout au déclin des attaques de goutte, de rhumatisme et de néphrite calculeuse.

Les urines riches, toujours très-acides, avons-nous dit, peuvent exceptionnellement présenter l'état contraire dans les conditions suivantes : il existe une lésion organique ou fonctionnelle en un point quelconque de l'appareil urinaire : sous son influence, le cours du liquide est ralenti; il s'y mêle en outre du mucus, du pus, du sang, matières qui augmentent sa tendance déjà très-prononcée à la fermentation. Celle-ci a lieu au sein même des organes collecteurs et vecteurs de l'urine; la suracidité de celle-ci est neutralisée et même remplacée par l'état alcalin, grâce au développement des principes ammoniacaux produits par la fermentation. Voici donc des urines riches qui déposent non plus des matières uriques, mais des matières phosphatiques.

§ II. Urines pauvres. — Elles sont plus ou moins copieuses, de température peu élevée, de faible densité, pâles, incolores, verdâtres, peu transparentes ou louches et très-peu acides.

Tels sont les caractères des urines que rendent habituellement les sujets dont la constitution molle et sans énergie porte les stigmates du lymphatisme exagéré.

On les retrouve dans toutes les affections morbides où dominent la torpeur fonctionnelle et l'inertie organique : telles sont la chlorose, l'anémie, le plus grand nombre des maladies chroniques; elles se montrent encore à la suite des suppurations et des hémorragies prolongées; dans la goutte, dans l'affection calculeuse parvenues à leurs périodes irrégulières et à leur tendance séreuse; sous les influences débilitantes des catarrhes, des pertes séminales, des écoulements leucorrhéiques, etc.

Au cours des aggravations progressives de ces divers

états morbides, les urines peuvent devenir transitoirement
ou définitivement alcalines, en dehors des influences précitées des organes de leur production et de leur excrétion. Ce
grave désordre, dont nous avons déjà signalé les résultats,
se fait observer dans les fièvres typhoïdes graves, dans les
troubles profonds des centres nerveux, dans les infiltrations
et les épanchements séreux, dans les appauvrissements
organiques qui résultent des influences prolongées d'un régime insuffisant ou d'une grave perturbation des fonctions
digestives.

Dans ces occurences, les urines appauvries prennent les
caractères de celles des herbivores. A la place de l'urée, de
l'acide urique et de l'acide phosphorique, elles présentent
une surabondance de principes calciques phosphatés et
même carbonatés, comme le prouve l'effervescence qu'y
provoque l'addition d'un acide.

On peut encore ranger parmi les urines pauvres, de formation accidentelle et passagère, celles qui sont rendues à
l'occasion de divers désordres de nature spasmodique. Elles
ont reçu le nom d'urines nerveuses et ne font guère qu'indiquer un trouble momentané des actes auxquels se rattachent
leur formation et leur élimination.

§ IV. MATIÈRES ANORMALES QUE L'ON TROUVE DANS L'U-
RINE. — Ces matières sont le muco-pus, le pus, le sang, les
débris organiques, les hydatides, les sables, les graviers, les
calculs, dont nous nous sommes déjà occupé au sujet des
actions expulsives de l'eau minérale de Contrexéville ; il faut
encore y joindre l'albumine, l'humeur prostatique, le sperme,
le sucre, la bile et les matières colorantes, dont nous allons
dire quelques mots :

1° *Albumine*. — Cette substance, qui entre dans la composition de nos chairs, de notre sang, de nos principales humeurs, et qui, s'en détachant sans cesse par le travail de désassimilation, doit être transformée en urée et en acide urique avant de pénétrer dans la sphère urinaire, peut se trouver accidentellement mêlée en nature à l'urine dans divers états morbides, qui s'indiquent par là même avec une certaine gravité : telles sont la néphrite albumineuse ou maladie de Bright, les maladies du cœur et des poumons qui s'accompagnent d'une altération profonde des actes de la circulation et de la respiration, enfin les hydropisies et les œdèmes.

L'urine albumineuse se coagule à la façon du blanc d'œuf quand on la fait bouillir seule, ou surtout après l'avoir additionnée de quelques gouttes d'acide nitrique.

2° *Humeur prostatique*. — Sous les influences d'une défécation difficultueuse, elle se mêle souvent aux dernières portions de l'émission urinaire, qu'elle rend blanchâtres opalines, filantes et poisseuses au toucher. Dans la spermatorrhée, dont nous allons parler, elle accompagne ordinairement la matière séminale proprement dite. Elle se trouve aussi dans les urines des sujets affectés d'inflammations aiguës ou chroniques de l'urètre et de la prostate.

3° *Sperme*. — Le liquide urinaire des individus soumis à des pertes séminales contient cette matière en proportions plus ou moins élevées; le fait peut dépendre d'une débilité nerveuse générale, ou se rattacher à quelque affection des vésicules séminales, des testicules et des conduits spermatiques; il peut être simplement motivé par l'inflammation et les rétrécissements de l'urètre, quand surtout ils siégent au voisinage des conduits éjaculateurs; enfin il peut être uniquement causé par la constipation rebelle.

Un nuage laiteux, demi-transparent, assez lent à gagner le fond du vase, fait présumer la présence du sperme; elle est mise hors de doute par le microscope, qui permet d'apercevoir les animalcules spéciaux de la liqueur séminale.

4° *Sucre.* — Le sucre ne peut rester impunément mêlé à notre sang, ni prendre place dans nos tissus sous forme plastique; la loi est qu'il soit brûlé et expulsé sous forme de gaz acide carbonique, à mesure qu'il est présenté à nos organes respiratoires par le courant de la circulation.

Le sucre est introduit en nature dans notre économie; il provient aussi des matières féculentes du plus grand nombre de nos aliments végétaux, matières qui ne peuvent être absorbées qu'à condition d'être transformées en glucose (sucre incristallisable) par les actes de la digestion; les beaux travaux de M. Claude Bernard nous ont en outre tout récemment appris que le foie ne sécrète pas seulement de la bile, mais encore des proportions notables de glucose.

La combustion respiratoire du sucre, ainsi mis en circulation dans nos liquides vivants, peut rester insuffisante, soit qu'il s'y trouve en proportions excessives, soit qu'il existe dans les fonctions digestives et respiratoires quelque désordre qui s'y oppose, soit encore que nos humeurs trop riches en principes acides, ou trop pauvres en principes alcalins, favorisent la conversion des fécules en sucre, bien plus que la conversion de ce dernier en matières carboniques gazeuses.

Dans tous ces cas de surabondance ou d'incomplète combustion des substances saccharines, celles-ci se mêlent par substitution de fonctions aux autres matériaux de l'excrétion urinaire.

Ou donne le nom de diabète sucrée ou de glucoserie à cet état de choses; l'urine est décolorée, très-dense, d'odeur fade et de saveur sucrée. Elle abandonne des taches blanches pulvérulentes par son évaporation sur des objets qui en ont reçu des éclaboussures. Exposée à l'air, surtout si on y ajoute un peu de levûre de bière, elle subit la fermentation alcoolique, qui se décèle par l'odeur que tout le monde connaît, et par des émanations gazeuses d'acide carbonique. On constate d'une manière plus précise encore, la présence du sucre urinaire par divers moyens chimiques, et entre autres par celui-ci, très-facile à exécuter. On fait bouillir le liquide après l'avoir additionné d'une petite proportion de chaux, de soude ou de potasse caustiques; il prend ainsi une couleur de caramel plus ou moins prononcée.

5° *Bile.* — Dans les maladies du foie, dans l'ictère ou la jaunisse, et même dans de simples perturbations de la sécrétion et de l'excrétion biliaires, celles par exemple qui résultent d'une mauvaise digestion, d'une action purgative irrégulière ou incomplète, d'un accès de colère ou d'une vive émotion, cette matière prend irrégulièrement pour son expulsion la voie du filtre urinaire. La coloration anormale qu'elle communique au liquide suffit souvent pour déceler sa présence; on la rend plus certaine encore par la caléfaction de celui-ci, après addition de quelques gouttes d'acide nitrique : on obtient ainsi une teinte verdâtre qui passe ensuite au rouge brun.

6° *Matières colorantes*. — Nous avons déjà vu que certains principes colorants, et entre autres ceux de la rhubarbe, de la garance, des carottes, des betteraves rouges, des cerises noires, etc., sont entraînés hors de l'économie mêlés aux urines; celles-ci se sont en outre montrées teintées de bleu dans un certain nombre de cas restés jusqu'à ce jour inexpliqués.

7° *Matières concrescibles* ou *calculeuses*. — Les unes résultent de l'insolubilité accidentelle des matières normalement contenues et dissoutes dans le liquide urinaire, telles que l'acide urique, l'urate d'ammoniaque, le phosphate de chaux, le phosphate double d'ammoniaque et de magnésie, le mucus, les substances animales de nature albuminoïde.

Les autres sont des produits morbides dont la production est complétement accidentelle : telles sont les carbonates de chaux et de magnésie, la cilice, la cystine, l'oxyde xanthique, l'acide oxalique et les oxalates.

Toutes ces matières concrétées servent de base à autant de variétés de l'affection calculeuse; nous y reviendrons avec plus de détails.

8° *Matières diverses*. — Des matières fécales, des vers intestinaux, des corps étrangers introduits par la bouche ou qui ont pénétré à travers les tissus, de même des caillots de sang utérin, des débris de placenta et de fœtus ont été trouvés dans les urines de sujets chez lesquels la vessie communiquait par quelque trajet fistuleux avec la cavité de l'intestin, ou avec celle de l'utérus et du vagin. C'est de la même

manière que des gaz intestinaux peuvent être expulsés par le
canal de l'urètre; mais ces gaz peuvent aussi provenir de la
vessie où ils se sont formés, soit sous l'influence d'états nerveux particuliers, soit par suite de la fermentation ammoniacale du liquide urinaire.

CHAPITRE IX

PARALLÈLE ENTRE L'EAU MINÉRALE DE CONTREXÉVILLE ET CELLE DE VICHY

On ne pourrait rien tenter de plus utile pour les malades qui fréquentent ou qui sont appelés à fréquenter ces deux importantes stations hydro-minérales et pour les médecins qui dirigent leur choix entre l'une et l'autre, que de différencier d'une manière claire et précise les propriétés thérapeutiques spéciales de chacune de ces deux eaux médicamenteuses, que de déduire de leur parallèle des raisons évidentes de prescrire celle-ci ou celle-là selon l'état dynamique du sujet, selon les formes, les degrés, les tendances de son affection morbide, si souvent confondues, de par notre indigente langue médicale, sous des désignations communes, malgré leurs discordances radicales.

Pour mener à bien cette entreprise, la condition première serait d'y porter une impartialité à toute épreuve ; il faudrait en second lieu s'y être préparé en observant attentivement et en partie double les effets ressentis et les résultats obtenus par un grand nombre de malades semblables ou dissemblables soumis à ces deux modes de traitement; en outre, on serait d'autant mieux autorisé à traduire en déductions pratiques les faits observés, qu'on aurait pu appliquer à l'analyse de la maladie et de ses éléments, du médicament et de la médication, des influences exercées et des résultats obtenus, les puissantes ressources que la science moderne a mises à la disposition de nos études et de notre art.

Cette impartialité est dans tous mes désirs, et que pourrait-on de plus? J'ai poursuivi le contrôle des faits pendant bien des années sans quitter Contréxeville, qui fait avec Vichy un fréquent échange de malades; j'ai trouvé d'ailleurs dans les nombreuses publications consacrées à ce dernier établissement ce que je n'en pouvais voir moi-même et que j'aurais sans doute moins bien vu. Quant aux procédés d'investigation fournis par les sciences accessoires, je m'en étais avec un soin tout spécial approprié les ressources par des études assidues. Ceci dit, il ne me reste plus qu'à mettre sous les yeux de mes lecteurs les titres de cette intéressante enquête.

L'inventaire chimique, en partie double, que je vais prendre pour base de cette enquête, frappera tout d'abord l'attention de mes lecteurs par la complète identité des principes intégrants constatés par l'analyse dans les deux eaux mises en parallèle; elles ne diffèrent en effet que par les quantités absolues et par les proportions relatives de leurs principes minéralisateurs, et je suis ainsi tout d'abord justifié de faire de Vichy et de Contrexéville les deux coefficients, l'un intense, l'autre modéré d'une même médication, dite médication alcaline.

Les deux analyses que je mets en regard sont d'un même auteur, M. O. Henry.

	CONTREXÉVILLE	VICHY
	SOURCE DU PAVILLON	SOURCE DE LA GRANDE GRILLE
	par litre.	par litre.
Acide carbonique libre............	0,019	 0,231
— mêlé d'azote et d'oxygène.....	»	
Bicarbonates alcalins. { de soude / de potasse	0,197	 4,900
Bicarbonates terreux. { de chaux / de magnésie	0,894	 0,162
Sulfates alcalins.... { de soude / de potasse	0,130	 0,489
Sulfates terreux..... { de chaux / de magnésie	1,340	 0,000
Chlorures alcalins... { de soude / de potasse	0,140	 0,442
Silicate alcalin.................	0,000	 0,400
Silicate terreux.................	0,120	(d'alumine) 0,200
Iodures, bromures alcalins ou terreux.	indices	.... sensib.
Fer et manganèse bicarbonatés......	0,009	Sesquioxyde..... 0,001
Arsenic sans doute uni au fer.......	indices	Arsenic. .... indices
Matières organiques.............	indét.	.... non mentionnées.

Nous allons maintenant isoler et apprécier en lui-même chacun des termes de cette analyse synoptique.

1° *Acide carbonique*. — Vichy en contient plus que Contrexéville, mais un grand nombre d'eaux minérales et surtout d'eaux gazeuses artificielles en contiennent plus encore et sont pourtant bien loin d'équivaloir aux deux sources en question; ce n'est donc pas dans ce gaz qu'il faut chercher leur raison d'être et d'agir. Rappelons seulement ce que nous en avons déjà dit, qu'il exerce une action stimulante sur l'estomac, sur les reins, sur la vessie, et peut-être tien-

drons-nous compte à la source du Pavillon de cette atténuation de l'un de ses principes excitants, surtout si nous
nous rappelons à quelles hautes doses elle doit être bue
pour produire la plénitude de ses effets.

2° *Fer et manganèse.* — Beaucoup plus abondants et de
forme plus soluble dans l'eau de Contrexéville que dans
celle de Vichy, ces agents thérapeutiques, que la matière
médicale met au premier rang de ses toniques reconstituants, introduisent entre ces deux eaux une première
différence digne d'être notée. Celle de Vichy serait plus
excitante de par son gaz; celle de Contrexéville serait plus
réconfortante de par son fer et son manganèse.

3° *Iodures, bromures, arsenic.* — Ce sont tout autant de
principes altérants, ou, en d'autres termes, de modificateurs
des actes intraorganiques, que l'on retrouve dans l'analyse
des eaux minérales les plus diverses, qui constituent sans
doute l'un de leurs meilleurs titres à la spécialisation médicamenteuse, mais qui ne sauraient en rien nous aider à
dégager la caractéristique différentielle que nous cherchons.

4° *Matières organiques.* — Dans son remarquable travail sur les sources de Vichy, M. Bouquet dit y avoir trouvé
des traces de matières bitumineuses; d'autre part, Bagard et
Thouvenel ont aussi retiré de l'eau de Contrexéville une
matière bitumineuse, que ce dernier compare au succin.
Cette matière est loin de mériter l'indifférence que semblent
avoir pour elle les analystes modernes, et entre autres M. O.
Henry, qui l'englobent sous la désignation banale de matière organique indéterminée; elle motive mieux qu'aucune
autre les propriétés anticatarrhales d'un composé médicamenteux; or son chiffre est bien plus élevé dans l'analyse de

Contrexéville que dans celle de Vichy. N'est-ce pas encore à ce même principe intégrant qu'il faut rapporter les vertus détersives, cicatrisantes et antidartreuses spécialement et itérativement attribuées à la première de ces eaux par les auteurs anciens que j'ai déjà cités?

5° *Sels fixes*. — Ceux-ci peuvent être acceptés comme les coefficients les plus effectifs de l'action médicamenteuse spéciale des deux eaux que nous mettons en parallèle; ils sont à celles-ci ce qu'est la quinine au quinquina; mais de même que cet alcali organique, isolé de cette substance complexe, n'en reproduit pas à beaucoup près toutes les propriétés, de même faudrait-il se garder de ne voir dans Vichy qu'une solution concentrée de sels alcalins sodiques, et dans Contrexéville qu'une solution diluée de sels alcalins calciques.

L'analyse comparée que nous poursuivons ici exige ces appréciations partielles des agents minéralisateurs étudiés en eux-mêmes; mais nous avons en vue une synthèse thérapeutique directement conversible en pratique médicale; or cette synthèse se fonde sur les conditions suivantes :

1° Évaluation des diverses actions convergentes dont se compose l'activité d'ensemble de l'eau minérale à l'étude.

2° Détermination des éléments complexes que comporte une affection morbide qu'il s'agit de traiter par cette eau.

3° Comme conclusion, appréciation des rapports de convenance et de disconvenance entre ces actions médicamenteuses définies et les réhabilitations substantielles et dynamiques au prix desquelles l'ordre normal peut être rétabli à la place de l'anarchie morbide.

Reprenons donc, sous ces réserves, mais aussi avec toute

l'importance que nous venons d'y assigner, l'analyse thérapeutique de ces principes salins prédominants dans la composition des deux eaux mises en parallèle. Nous les étudierons d'abord dans leurs influences dynamiques ou vitales,
puis dans leurs effets physiques et chimiques.

A. *Sels alcalins sodiques et potassiques.* — Dans l'eau
de Vichy leur chiffre total est de 6^{gr},331 ; dans l'eau de
Contrexéville il n'est que de 0^{gr},467.

Tous les auteurs de matière médicale, et, mieux qu'aucun
d'eux, MM. Trousseau et Pidoux, ont signalé l'énergie médicamenteuse des alcalins sodiques, qui, selon eux, ne le
cèdent en rien à nos moyens les plus puissants de déprimer
les réactions vitales et d'atténuer la plasticité du sang, c'està-dire à la saignée, au mercure ou à la diète. La médication
à laquelle ils servent de base serait bien, suivant eux, une
autre boîte de Pandore, d'où une main réservée sait tirer de
grands biens, mais qui présente des dangers non moins certains à une main indiscrète.

Telle est aussi mon humble opinion, moi qui ne reconnais aux agents curatifs dont nous prescrivons l'usage
d'autre propriété que celle de mettre en jeu les aptitudes
conservatrices de notre économie vivante, d'autre efficacité
que celle qu'elles empruntent au concours seul tout-puissant
de nos forces agissantes, qui ont besoin d'être détournées
de la direction vicieuse que leur imprime la maladie, mais
autant que possible par les moyens capables de les rehausser au lieu de les déprimer.

Tels sont en effet les avantages et les risques que Vichy
tient du chiffre élevé de ses principes alcalins sodiques.
Nulle eau minérale ne remplit mieux que celle-ci les indica-

tions résolutives que présentent les engorgements hypertro-
phiques du foie et d'autres organes encore ; mais du fait
même de cette énergique incitation interstitielle naîtraient
des dangers proportionnels si des dégénérescences squirrheuses, cancéreuses ou tuberculeuses motivaient ou com-
pliquaient ces hypertrophies. Cette eau se recommande
encore avec une opportunité incontestable dans tous les cas
d'affections calculeuses, goutteuses, dyspepsiques, qui s'accompagnent de l'acuïté crisiaque des manifestations morbides, jointe à la richesse plastique et à l'activité interstitielle
de l'organisme du sujet. Dans toutes ces occurrences, la
prescription du traitement sodique part des mêmes induc-
tions et tend aux mêmes résultats que le régime atténuant,
que l'alimentation végétale, que l'hygiène comminatoire,
que nous recommandons à tous ces sujets ; mais ce ne sont
là que de simples réformes physiologiques aux effets calmes,
bien définis, non moins bien délimités, et qui ne pourraient
pas, à moins d'impéritie ou de négligence, compromettre
l'avenir au profit de l'actualité ; tandis que la médication qui
nous occupe crée les risques et impose les restrictions de
toute entreprise brusque et radicale.

Que les goutteux et les calculeux, impatients de leurs
épreuves douloureuses, me le pardonnent, mais je redoute
pour eux la répression médicale trop héroïque de leurs manifestations morbides ; je les préfère de beaucoup dans la
virilité énergique, accidentée, orageuse même de leur affection diathésique, que dans son apathique caducité, fatalement échue ou imprudemment provoquée.

Malades et médecins, nous avons tous conservé le souvenir de la trop longue dictature médicale de Broussais, le fou-

gueux proscripteur des richesses du sang et des forces vives
de l'organisme. Les évacuations sanguines réduisaient à
néant ce que la diète laissait survivre des réactions vitales.
Les actes conservateurs de l'organisme étaient compris dans
les mêmes proscriptions que ses manifestations douloureuses ; on dévastait toute l'économie sous prétexte d'étouffer
tout vestige d'irritabilité. On ne pouvait en effet que se féliciter des résultats apparents d'une telle méthode, puisque les
malades cessaient de se plaindre ; mais un jour venait où en
même temps que l'irritabilité morbide ils avaient perdu la
résistance vitale. Combien ne fallut-il pas de ces tristes déceptions pour comprendre enfin et définitivement, je l'espère,
qu'ouvrir spontanément une brèche dans les œuvres vives de
la résistance organique, c'est renouveler la pernicieuse
erreur des défenseurs de Troie? Les dangers de cette manœuvre pourraient être contestés à la rigueur lorsqu'il s'agit
d'un mal accidentel, inopinément infligé à un organisme
régulier, capable de réagir énergiquement ; mais nul n'ose-
rait les désavouer dans les affections constitutionnelles et
spécialement dans les diathèses calculeuses et goutteuses,
qui subordonnent en quelque sorte à leur vicieux dynamisme celui de la constitution tout entière du sujet; qui,
dans leurs premières phases, affectent, il est vrai, les caractères d'une tonalité vitale et morbide exagérée, mais qui, à
leur seconde époque plus ou moins précoce, s'immobilisent
fatalement dans l'inertie et dans l'impuissance.

Il n'est plus, je dois le dire, de Broussais pour la médication alcalino-sodique ; la génération moderne des médecins
de Vichy, plus judicieusement soucieuse que ne le fut le
docteur Petit des intérêts solidaires de ce célèbre établisse-

ment et des malades qui le fréquentent, ne voit ni n'exprime les choses autrement que je viens de le dire ; seulement elle se préoccupe moins vivement des contre-indications de ce traitement intensif que l'ancien inspecteur Prunel, qui renvoyait de Vichy les goutteux avec une brusquerie proverbiale, et qui, gourmandant maints calculeux de la fausse direction qu'on leur avait fait prendre, les dirigeait sur Contrexéville, comme j'en ai recueilli le fréquent témoignage pendant les premières années de mon inspection.

Ceci étant dit des effets d'ensemble de la médication sodique, nous allons étudier avec un soin tout particulier les influences partielles qu'elle exerce sur le système urinaire, lui qui, chez le plus grand nombre de nos malades, participe toujours plus ou moins au désordre morbide ; lui qui, d'ailleurs, joue le principal rôle tout aussi bien dans les mouvements réparateurs provoqués par les deux eaux minérales que nous comparons entre elles, que dans les crises spontanées par lesquelles s'effectue la détente et même la guérison des maladies en question.

Tous les sels solubles qui ne peuvent prendre part à la composition de nos solides ou de nos liquides vivants, soit en raison de leur nature spéciale, soit en raison de leurs proportions excédantes, parcourent, en les impressionnant plus ou moins vivement, nos appareils vasculaires, pour se présenter à notre filtre urinaire, plus spécialement chargé de leur élimination. Il ne peut que résulter de là une excitation organique et fonctionnelle non-seulement des deux reins, mais encore de la membrane muqueuse qui tapisse, dans tout leur développement, les conduits et les réservoirs de l'urine ; or, cette incitation n'est salutaire que dans certaines limites, que rétrécissent beaucoup les susceptibilités irritatives de ces organes, et, à ce nouveau point de vue, l'on peut regretter encore que les agressions des sels sodiques dont abonde l'eau de Vichy, bien plus actives que celles des sels calciques qui en tiennent lieu dans l'eau de Contrexéville, ne soient pas atténuées, en outre, dans la première de ces eaux, comme ils le sont dans la seconde, par une salutaire dilution. Nous pouvons ainsi une fois de plus, et au sujet des voies urinaires, répéter que richesse oblige mais que médiocrité protége.

Si nous étudions maintenant les effets chimiques que produisent, dans les profondeurs de l'organisme, les sels alcalins à base de soude et de potasse, voici ce que nous observons.

Dans tout son parcours, de la bouche au méat urinaire, l'eau qu'ils minéralisent impose passivement sa manière d'être chimique aux humeurs intraorganiques qu'elle rencontre : les liquides urinaires, de même que les sucs gastriques et la sueur, toujours acides dans l'état de santé, suracides dans les diathèses actives, neutres ou même alcalins dans les diathèses cachectiques ou dans les affections locales des organes qui les produisent, passent forcément, et par une brusque substitution des lois de la chimie aux actes de la vie, passent, dis-je, au dernier de ces états, indice certain de déchéance vitale, comme le prouvent, entre autres, ces nombreuses fleurs qui portent la livrée rouge de l'acidité dans leur verte primeur, et qui revêtent, à leur déclin, la livrée bleue de l'alcalescence.

A condition d'être surveillée de près, cette substitution chimique a du bon, et même du très-bon dans les prédomi-

nances uriques et phosphoriques de la goutte, de la gravelle, des dyspepsies; la membrane gastrique est instantanément préservée du contact irritant des sucs suracides;
la bile fluidifiée parcourt plus librement son étroit conduit
excréteur; les sécrétions du pancréas et de l'intestin empruntent de ce surcroît d'alcalinité une puissance nouvelle
d'émulsionnement des matières grasses alimentaires, rendues ainsi plus assimilables; l'appareil urinaire, allégé,
comme l'estomac, de l'impression irritante de ses liquides
trop acidifiés, ressent un bien-être inusité et charrie des
urates et des phosphates sodiques anodins au lieu d'acide
urique et d'acide phosphorique agressifs. Tout est bien
jusque-là; mais pour peu que la saturation sodique outre-
passe ces limites, les biphosphates de chaux tenus en dissolution dans l'urine deviennent neutres et même alcalins,
perdent leur solubilité et se précipitent, entraînant dans leur
dépôt, association dangereuse, les matières animales contenues dans le liquide. S'il y a lieu de regretter cette insolubilité imposée aux phosphates essentiellement concrescibles,
il n'y a guère plus à se féliciter de la transformation de
l'acide urique en urate de soude, quand on sait, avec
Wollaston, que ce dernier sel forme la presque totalité
des tophus qui se déposent au voisinage des articulations
des goutteux; quand on sait, avec MM. Robin et Verdeil,
qu'il domine dans les sédiments et dans les calculs urinaires.

Ces mutations chimiques radicales comportent un périlleux état de l'organisme vivant: périlleux sans doute pour
l'appareil cutané et pour les premières voies digestives,
qui ne sauraient longtemps fonctionner sans péril dans ces

conditions anormales d'alcalinité; dangereux, à coup sûr, pour la filiaire urinaire, dont la perméabilité est plus sérieusement compromise par les dépôts muco-phosphatiques que par tous les autres.

Cette éventualité est surtout à redouter quand le cours des urines est gêné ou ralenti par un obstacle organique, par quelque corps étranger stationnaire, ou par une coarctation spasmodique ou par une inertie nerveuse : il se fait derrière les obstacles, et surtout dans le bas-fond de la vessie, un dépôt sédimenteux, de la même nature que celui que vous pouvez produire instantanément si, dans un verre à moitié rempli de vos urines, tant limpides soient-elles, vous versez une suffisante quantité de solution sodique ou d'eau de Vichy, pour en faire cesser la réaction acide. Qu'il existe sur quelque point des cavités urinaires où a lieu cette précipitation lithique un calcul d'acide urique ou d'autre nature, et il ne manquera pas de s'ajouter en couches concentriques ces nouvelles provisions concrescibles. Ces couches additionnelles ne prennent pas tout d'abord la dureté qu'elles offriront par la suite; elles commencent par être molles et onctueuses; elles amortissent les sensations douloureuses que provoquait le noyau primitif, plus dur et plus rugueux, qui souvent cesse ainsi de manifester sa présence; mais elles font payer cette fausse sécurité par des accroissements successifs de volume.

J'ai recueilli un certain nombre de calculs urinaires, stratifiés comme je viens de le dire; le docteur Philips m'en a montré dans sa collection; j'en ai vu entre les mains du docteur Mercier; MM. Ségalas, Leroy d'Étiolles père, en ont présenté aux académies. Il n'est guère de chirurgien lithotriteur qui n'ait observé le même fait et qu ne l'ait interprété de cette façon.

B. *Sels alcalins calciques et magnésiens.* — Dans l'eau de Contrexéville, leur chiffre total est de 2,344; dans l'eau de Vichy, il n'est que de 0,362.

Procédons maintenant pour les sels qui spécialisent Contrexéville, comme nous l'avons fait pour ceux qui caractérisent Vichy.

Ce sont bien aussi des composés alcalins; mais ils contiennent, au lieu d'un peu de potasse et de beaucoup de soude, de faibles doses de magnésie et des proportions prédominantes de chaux. Ces deux bases, outre qu'elles présentent dans notre eau un chiffre bien moins élevé que les premières dans l'eau de Vichy, accusent une bien moindre intensité alcalimétrique; chimiquement, elles sont moins actives, moins aptes à violenter les composés intraorganiques, pour se substituer à leurs principes intégrants et les solubiliser. Leurs actions de contact sont ainsi moins agressives, leurs effets de substitution plus limités; les mutations chimiques des liquides vivants moins promptes et moins radicales.

Loin de diluer, de solubiliser les matières albumineuses et fibrineuses qui constituent la base substantielle de nos tissus, l'élément plastique de notre sang et de nos principales humeurs, les composés calciques communiquent au contraire une stabilité supérieure, une consistance plus grande aux principes organiques solides ou liquides du corps vivant; ils agissent, en un mot, comme le quinquina, le fer et les analeptiques, quand les composés sodiques agissent au contraire comme le mercure, la saignée et la diète.

Introduits en proportions notables dans les premières voies, grâce aux doses élevées d'eau minérale que comporte le traitement aux sources de Contrexéville, ils suivent trois destinations différentes :

Une première portion reste dans l'économie du sujet et complète la provision calcique indispensable à l'accroissement et à l'entretien de sa substance organisée, provision qui s'amoindrit par un régime trop animalisé, et plus encore par les désordres de l'assimilation et de la désassimilation dont s'accompagnent les diathèses dégénérées et le plus grand nombre des affections chroniques constitutionnelles.

Une deuxième portion forme dans le canal intestinal des composés insolubles, qui le parcourent dans toute son étendue, qui stimulent ses sécrétions et ses mouvements péristaltiques, qui contribuent, en un mot, utilement secondés par les principes magnésiens qui les accompagnent, à provoquer les effets purgatifs intenses que nous avons portés au compte de Contrexéville et que nous regrettons de ne pas trouver à celui de Vichy.

Enfin la troisième portion, restée ou devenue soluble, se rend aux organes de l'élimination urinaire et contribue très-modérément à leur incitation fonctionnelle, qu'il faut surtout attribuer à la forte proportion d'eau qui leur sert de véhicule.

La médication alcaline calcique, ainsi analysée chimiquement et physiologiquement en regard de la médication alcaline sodique, nous offre donc déjà pour notions certaines la tonification organique, l'hypersécrétion intestinale et l'action diurétique tempérée : comme ce sont bien en effet les résultats qui se font observer à nos sources, nous ne devons pas craindre d'y insister.

Je pourrais emprunter à un grand nombre d'auteurs modernes, qui ont publié d'intéressantes études sur le rôle des principes calciques dans la nutrition des végétaux et des animaux, mille preuves de leurs propriétés organoleptiques ; mais je puis mieux faire que de prouver comment l'eau de Contrexéville, calcique et ferrugineuse, doit être tonique reconstituante ; je puis me borner à affirmer que telle est bien son influence sur tous les malades qui en font usage dans les conditions d'une cure régulière.

Les goutteux et les calculeux sont généralement vigoureux et pléthoriques, au moins dans les phases régulières de leur affection diathésique, et ils semblent avoir à redouter plus qu'à rechercher les effets hypersthénisants que je viens de dire.

Oui peut-être, si ces effets étaient les mêmes que ceux que produisent les toniques spéciaux, le quinquina entre autres ; mais grâce aux puissantes dérivations et aux copieuses déplétions humorales qui résultent des purgations quotidiennes subies par nos buveurs, grâce aussi sans doute à l'énergique rénovation interstitielle opérée par leur système urinaire, la sécurité est complète à ce point de vue, plus complète qu'elle ne saurait être aux sources alcalines sodiques, inaptes à produire ces salutaires actions intestinales. J'ai maintes fois vu repartir dans les conditions évidentes d'une hétamose plus facile, plus calme, plus régulière, des malades qui nous étaient venus avec des dispositions pléthoriques plus ou moins accusées.

Quelque satisfaisant que soit cet inventaire des mérites

imputables aux sels alcalins calciques qui minéralisent nos sources, je ne sais si ce n'est pas du plus humble, du moins titré de leurs principes constitutifs, de leur eau, en un mot, prise en elle-même, abstraction faite de toute intervention médicamenteuse spéciale, qu'elles tirent leur plus grande valeur thérapeutique.

Je ne reviendrai pas sur ce que j'ai dit au commencement de ce livre des prodigieuses quantités d'eau minérale que peuvent boire et diriger nos malades; des effets de dilatation des conduits, de dilution, de désagrégation et d'entraînement des matières concrètes qui en sont les effets immédiats : je me contenterai d'insister ici sur l'impression qu'en ressentent les organes eux-mêmes des sécrétions biliaire et urinaire.

S'il est vrai, comme tendent à le prouver les travaux des physiologistes modernes, que tout liquide aqueux introduit dans les cavités digestives traverse le foie avant de parvenir aux reins, une telle proportion d'eau, injectant pour ainsi dire le réseau vasculaire de cet important organe, ne peut que l'impressionner à un haut degré. Si, par le fait de leur composition chimique, les eaux alcalines sodiques semblent plus aptes à exercer des influences résolutives sur son parenchyme engorgé, des influences dissolvantes sur ses sécrétions épaissies, on ne pourra s'empêcher de reconnaître que le fait que nous étudions compense et au delà cette activité chimique par l'énergie de ses actions dynamiques et mécaniques.

Cette opinion trouve sa justification dans les cas nombreux où j'ai vu nos eaux provoquer la rapide disparition d'ictères rebelles et l'expulsion de nombreux calculs hépatiques, en—

traînés au dehors par des déjections abondantes de matières billaires diluées.

Quant aux organes sécréteurs et vecteurs de l'urine, qui ne voit avec quelle energie et en même temps avec quelle sécurité ils doivent être parcourus et baignés par ces abondantes affusions anodines ?

Mais c'est surtout au point de vue des résultats chimiques que nous allons trouver non plus seulement des différences, mais un contraste radical entre l'eau alcaline sodique de Vichy et l'eau alcaline calcique de Contrexéville.

Dans le parfait équilibre des forces et des actes de l'organisme, secondé par le régulier fonctionnement de l'appareil urinaire, le liquide excrémentiel que fournit ce dernier est modérément mais constamment acidifié par les acides phosphorique et urique, que met sans cesse en liberté la désassimilation de nos substances organiques et que ne saturent que partiellement la soude, la chaux, la potasse, la magnésie et l'ammoniaque de même provenance. Les diathèses aiguës, les excitations vitales, les excès qualitatifs et quantitatifs de régime, les acuïtés fébriles exagèrent cette élimination et cette excrétion de matières acides, d'où naît l'insolubilité et la précipitation de l'acide urique en excès

Les diathèses atoniques, les désordres profonds de la nutrition et de l'innervation produisent au contraire 'élimination excessive des matières basiques et leur prédominance sur les acides qu'ils saturen et au delà. Dans ces conditions, les urines deviennent neutres, puis alcalines, et laissent déposer des phosphates basiques insolubles.

Cette alcalescence et cette précipitation phosphatiques peuvent en outre s'effectuer dans les cavités urinaires elles-mêmes quand le liquide y fait un trop long séjour, quand surtout il s'y mêle avec les produits mucopurulents de leurs sécrétions morbides.

Dans la première de ces trois occurrences, l'eau de Contrexéville, faiblement, mais enfin alcaline, suffit à modérer l'excessive acidité interstitielle et excrétoire sans jamais lui substituer l'état alcalin ; elle provoque en outre, pour premier effet, une élimination exceptionnellement abondante de matières uriques, qui peut être regardée comme une véritable crise spoliatrice.

Dans la seconde et dans la troisième occurrence, l'effet chimique direct est primé par les réhabilitations fonctionnelles en même temps que par les actions mécaniques ; l'urine perd son alcalinité morbide, finit même par récupérer son acidité normale sous les influences concordantes de la tonification de l'économie tout entière et de la réhabilitation fonctionnelle du système urinaire ; le liquide qu'il sécrète et qui le parcourt redevient apte à dissoudre les phosphates au lieu de les déposer comme auparavant, apte aussi à ramollir et à désagréger les matières organiques qui servent de ciment aux concrétions lithiques, soit de nature urique, soit de nature phosphatique.

Celles-ci, devenues ainsi moins consistantes et moins volumineuses, mais aussi plus irrégulières et plus rugueuses, sont énergiquement poussées vers leurs issues naturelles ; elles parviennent le plus souvent à les franchir, ou, au pis aller, elles s'indiquent clairement et ne laissent persister aucune équivoque sur les mesures qu'il convient de prendre pour débarrasser complétement le malade, soit par les seules ressources du traitement hydro-minéral prolongé, soit par les moyens plus expéditifs de la médecine opératoire.

Je viens de comparer le plus complétement et le plus exactement possible les deux médications usitées, l'une aux sources de Vichy, l'autre à celles de Contrexéville. J'ai successivement mis en parallèle les actions générales qu'elles exercent sur les forces radicales, les modifications qu'elles impriment aux états organiques et fonctionnels des principaux appareils sécréteurs et excréteurs, les mutations chimiques qu'elles imposent ou qu'elles font naître dans les liquides et les solides vivants : c'est plus qu'il ne faut pour éclairer le choix de mes confrères appelés à opter pour leurs malades entre ces deux établissements, également attentifs à garder de toute erreur et de toute déception leur antique renommée.

ÉTUDE SUR LES MALADIES

AUXQUELLES S'APPLIQUENT PLUS PARTICULIÈREMENT

LES EAUX DE CONTREXÉVILLE

ÉTUDE SUR LES MALADIES

AUXQUELLES S'APPLIQUENT PLUS PARTICULIÈREMENT

LES EAUX DE CONTREXÉVILLE

Nous avons jusqu'ici procédé par analyse ; il nous reste maintenant à synthétiser sous leurs dénominations usuelles et à étudier dans leur unité d'ensemble les diverses maladies qui font partie de notre programme.

Nous pouvons désormais nous montrer plus sommaire et plus précis, sans cesser autant que possible d'être clair. Nous avons isolé les uns des autres, pour mieux les apprécier, les éléments substantiels et dynamiques de ces maladies ; nous avons déterminé les influences particulières exercées sur chacun de ces éléments par l'eau minérale de Contrexéville, le modificateur le plus puissant, et en même temps le plus inoffensif, du plus grand nombre d'entre eux ; nous avons fait connaître avec soin les conditions hygiéni-

ques les plus propres à favoriser leur curation quand elles
n'ont pas suffi à prévenir leur développement ; nous n'avons
plus en quelque sorte qu'à rassembler sous leurs numéros
d'ordre pathologique ces matériaux préparés à l'avance.

L'exécution stricte de ce programme m'obligera à certaines redites inévitables : s'il en résulte des notions plus
précises et des convictions mieux motivées pour mes lecteurs, j'en assumerai volontiers la responsabilité littéraire.

CONCRÉTIONS URINAIRES

SÉDIMENTS, GRAVIERS, CALCULS, PIERRE

Cette étude comprend les manifestations très-multiples
et très-diverses d'une même affection, dite calculeuse :
nous ne pouvons la rendre complète et claire qu'à condition
de la diviser non selon un ordre classique de convention,
mais selon les similitudes et les dissemblances naturelles des
formes morbides particulières qu'elle embrasse.

Deux grandes familles, de types très-distincts, s'offrent
tout d'abord pour base à cette division.

L'une comprend les concrétions qui se forment dans des
urines acides et qui ont pour matières constitutives l'acide
urique et ses dérivés.

Dans la seconde se rangent les concrétions auxquelles donnent lieu des urines alcalines et qui offrent dans leur composition des phosphates et des carbonates basiques.

Celles-ci portent dans la pratique le titre général de concrétions *blanches*, celles-là sont dites concrétions *rouges*. Ces deux dénominations sont loin d'être toujours exactes, de reproduire toujours la véritable couleur des concrétions urinaires qu'elles désignent; elles s'appliquent seulement aux deux types chimiques qui se font le plus habituellement observer dans les deux sortes différentes de l'affection calculeuse : aussi, à l'occasion des diverses concrétions, nous aurons soin de spécifier leurs colorations individuelles.

CHAPITRE PREMIER

CONCRÉTIONS URIQUES. — GRAVELLE ROUGE

L'affection calculeuse ainsi dénommée offre plusieurs
degrés, ou mieux plusieurs époques définies, dont l'évolution s'étend du simple dépôt sédimenteux abandonné par
les urines sur leurs parcours à la pierre cantonnée dans la
vessie.

§ I. — Première époque. — Sédiments.

Le liquide urinaire, examiné au moment de son émission, est clair, très-limpide même, plus ou moins coloré,
plutôt rare qu'abondant, et rougit fortement le papier bleu
de tournesol; ou bien il est louche, dense, de teinte obscure
et également très-acide.

Dans le premier cas, il s'en sépare après le refroidissement des corpuscules granuleux ou lamelleux et pailletés,
qui se réunissent en un seul groupe au fond du vase, ou
qui restent un certain temps au milieu du liquide, tenus en
suspension par un léger nuage de mucus filamenteux.

Dans le second cas, les parois du vase ne tardent pas à se recouvrir d'un enduit gluant, granuleux, briqueté, assez adhérent pour n'être pas détaché par l'agitation du liquide qui le baigne.

Ces deux sortes d'urines sont dites sédimenteuses et ces sédiments sont composés d'acide urique, d'urate de soude, d'urate d'ammoniaque.

Elles se montrent accidentellement ou d'une manière continue.

Accidentelles et n'apparaissant qu'à des époques plus ou moins éloignées, elles ne constituent pour ainsi dire qu'une participation transitoire du système urinaire aux désordres des actes d'assimilation et de désassimilation que provoquent les écarts de régime alimentaire et d'hygiène générale.

Cette élimination de principes organiques mal élaborés, sous forme de matières uriques surabondantes, répond à une crise salutaire, à un effort de réhabilitation interstitielle spontanément effectuée; mais il eût mieux valu que cette excitation fonctionnelle et ce contact irritant de substances anormales fussent épargnés aux reins et à la vessie par des habitudes de vivre plus régulières. Il n'y a là encore que de simples avertissements; mais bien inspirés sont ceux qui, les recevant, prennent des mesures pour ne s'y exposer que le moins possible.

Quand les sédiments deviennent habituels; quand ils se montrent abondants et prompts à former dépôt au cours des circonstances les plus variées, sans qu'on puisse les rapporter à telle ou telle fausse manœuvre de régime ou d'hygiène; quand surtout ils accompagnent non-seulement les urines concentrées du réveil, mais encore celles plus étendues qui succèdent aux repas ou à l'ingestion des boissons aqueuses, on est déjà calculeux, ou du moins on est en voie de le devenir. Il se trouve que l'on est atteint d'une exagération morbide des sécrétions acides, que l'on subit les influences d'une surcharge organique, d'une diathèse goutteuse ou rhumatismale, d'une excitation fébrile permanente ; ou du moins on a des habitudes de vie qui fécondent ces aptitudes morbides quand elles existent, qui en imitent les fâcheux résultats et en provoquent l'invasion quand elles n'existent pas encore.

Une fatigue douloureuse ressentie dans l'une des régions rénales ou dans les deux, des envies plus fréquentes d'uriner qui provoquent la vessie avec une urgence inusitée, une certaine ardeur éprouvée, dans le canal de l'urètre, au passage de l'urine, indiquent l'excitation fâcheuse ou même l'irritation confirmée de tous ces organes.

Le désordre coordonné de l'économie tout entière se traduit par une irritation générale, souvent accompagnée d'insomnie, par le ressentiment d'une chaleur pénible, éprouvée surtout la nuit, et qui rend intolérable l'usage des lits de plume ou d'édredon, par des pointillements aigus semblables à des étincelles électriques ressenties en diverses régions des téguments, par une sécheresse brûlante de la plante des pieds, par des secousses spasmodiques des membres inférieurs.

L'imperfection et la lenteur des digestions, les aigreurs et le pyrosis, l'échauffement et la constipation indiquent la part prise par l'appareil digestif au désordre général des fonctions sécrétoires et excrétoires, dont les urines sédimenteuses uriques ne sont que la traduction partielle.

A cette époque, l'on peut déjà concevoir les appréhensions et prendre les mesures préventives de l'affection calculeuse. Rarement les choses en restent aux ébauches symptomatiques que nous venons d'énumérer ; le plus souvent, elles progressent en un temps plus ou moins court vers les degrés suivants.

§ II. — DEUXIÈME ÉPOQUE : SABLES, GRAVIERS.

A cette seconde phase de l'affection calculeuse, les cristaux d'acides et de sels uriques ne sont plus isolés les uns des autres comme précédemment, mais bien groupés en un certain nombre de petits agrégats cimentés par du mucus desséché ; leur précipitation date des reins eux-mêmes et toujours ils se présentent tout formés dans les urines.

Ces agrégats se nomment *sables* quand ils sont de petit volume et réunis en grand nombre ; ils prennent le nom de *graviers* ou de *calculs* quand ils contiennent une plus forte proportion de sédiments, associés sous un plus gros volume et en moindre nombre.

Leur teinte jaune rougeâtre se rapporte plus directement et plus simplement aux diathèses pléthorique, goutteuse et calculeuse.

Leur teinte marron plus ou moins sombre provient presque toujours d'un certain degré d'exhalation sanguine effectuée dans les reins, sur lesquels elle doit éveiller l'attention pour peu qu'elle devienne habituelle. Souvent, en outre, le dépôt lithique est mêlé de petits caillots et le liquide urinaire est coloré par du sang, qui peut provenir aussi des réservoirs et des conduits qu'il parcourt.

La teinte jaune orange indique la prédominance de l'urate d'ammoniaque ; elle se relie plus spécialement au rhumatisme généralisé ; elle devient grise ou brunâtre quand, sous l'influence de quelque état catarrhal ou ulcéreux de la membrane urinaire, il se mêle aux autres éléments concrescibles des phosphates basiques et du mucus puriforme.

La nuance rose, spéciale à une modification de l'acide urique à laquelle on a donné les noms d'acide *purpurique* ou *rosacique*, se rapporté chimiquement à la suroxydation de l'acide urique et à sa combinaison avec l'ammoniaque ; elle appartient bien moins aux sables et aux graviers qu'aux dépôts sédimenteux ; elle est généralement passagère et ne se montre qu'à l'occasion et surtout au déclin des crises aiguës de rhumatisme, de goutte, de néphrite rhumatismale ou goutteuse. Chez les sujets rhumatisants, il suffit d'une digestion laborieuse, d'un excès tel qu'il soit, d'une atteinte fébrile, pour produire transitoirement cette teinte rose ou pourpre des urines sédimenteuses.

J'ai observé un certain nombre de sables et de graviers blancs quoique de nature urique ; ils m'ont paru se rattacher à un degré peu intense de l'affection calculeuse urique.

De même que les sédiments, les sables et les graviers se montrent accidentellement ou en permanence.

L'émission accidentelle reconnaît presque toujours des causes accidentelles aussi, que l'on aurait pu éviter. Elle engage moins l'avenir quand le sujet est exempt de diathèses, quand son appareil urinaire fonctionne régulièrement ; mais elle est toujours plus douloureuse. Elle est le

résultat d'un trouble momentanément plus profond de l'économie, elle suppose un état d'irritation et de spasme urinaires plus intense que celui dont s'acompagnent les émissions sédimenteuses. Les matières lithiques ont fait un plus
long séjour dans les tubes urinifères; une plus forte proportion d'un mucus plus plastique, se rapportant à une plus
vive irritation des organes sécréteurs et vecteurs, a pu relier
les cristaux uriques en groupes plus ou moins volumineux.

L'émission habituelle dérive de dispositions constitutionnelles plus accusées, plus profondes et plus persistantes;
mais elle est ou elle devient plus inoffensive par elle-même;
elle est en un mot le résultat et l'occasion de moindres
désordres actuels.

Un grand nombre de graveleux, gais et très-valides d'ailleurs, plus même qu'il ne conviendrait à leur état sanitaire,
rendent tous les jours ou même plusieurs fois par jour, un
nombre souvent fort élevé de graviers, sans éprouver de
douleurs ni de dérangements d'aucune sorte. C'est ainsi que
le général X..., petit de taille, de large poitrine, de constitution énergique et de caractère à l'avenant, recueillait
journellement, pendant toute la durée de son séjour à Contrexéville, 100 à 120 graviers uriques du volume moyen
d'un grain de millet. Il se servait pour sa récolte habituelle
d'une petite écumoire, qu'il avait fait fabriquer à cet effet et
qui laissait passer les simples sables, indignes de figurer
dans ce compte.

De cause accidentelle ou de cause permanente, ces sables
et ces graviers comportent le plus souvent, ai-je dit, un
certain désordre organique ou fonctionnel de l'appareil urinaire. Leur émission, alors même qu'elle semble inoffensive

comme dans le cas exceptionnel que je viens de citer, mérite toujours une sérieuse attention; les causes et les effets s'aggravent réciproquement et progressivement : de chaque émission il résulte pour les organes urinaires un surcroît de spasme, d'irritation, de vicieuses sécrétions; les concrétions rendues à la suite en deviennent plus volumineuses, plus denses, plus fortement agrégées. Cette progression conduit aux calculs excessifs, que compliquent le plus souvent les affections morbides des organes eux-mêmes.

C'est sans doute par une telle progression que s'expliquent les observations nombreuses que m'ont fournies des goutteux, qui avaient passé une longue période de leur existence dans les conditions ordinaires de leur maladie, rendant sans incidents spéciaux une certaine proportion de sables ou de gravier à la suite de leurs attaques aiguës, et chez lesquels l'affection calculeuse en venait à jouer le principal rôle, se substituent complétement à la goutte ou du moins à ses manifestations crisiaques.

§ III. — Troisième époque : calculs.

Ceux-ci ne sont autres que des graviers plus volumineux que ceux que nous venons de décrire.

Au point de vue de leur composition, ils n'en diffèrent guère qu'en ce sens que les matières uriques qui en constituent le noyau se trouvent souvent mêlées dans leurs couches superficielles avec des phosphates ou des carbonates de chaux et simultanément avec des matières animales concrètes, muqueuses ou fibrineuses, dont la présence se rattache aux sécrétions morbides des organes urinaires.

Leur volume dépasse plus ou moins le calibre des uretères, heureusement extensibles à un certain degré, mais qui dans l'état ordinaire ne mesurent pas plus de 2 millimètres de diamètre ; il peut même dépasser les proportions beaucoup plus larges du canal de l'urètre.

Leur forme est très-variée : ils sont simples ou multilobés, arrondis, lenticulaires ou prismatiques et anguleux ; il en est qui offrent un certain allongement pyriforme, conique ou cylindroïque ; ils présentent des facettes et des méplats sur les points par lesquels ils ont subi la pression d'autres calculs voisins. J'en ai vu un qui était parvenu à franchir les voies naturelles par l'action de notre traitement hydrominéral, qui pesait 17 grammes et qui offrait la couleur, le volume et la forme d'un très-gros ergot de coq.

Leur surface est lisse et polie ou bien rugueuse et inégale ; rarement on les trouve hérissés de petits mamelons anguleux comme les calculs oxaliques, sur lesquels nous reviendrons. L'addition consécutive des phosphates les rend plus gras et moins rudes au toucher.

Leur cohésion, leur densité et leur poids sont variables : il en est qui se laissent entamer avec l'ongle et dont la pesanteur spécifique est à peine supérieure à celle de l'eau ; ce sont ceux d'origine récente, dont le ciment organique n'a pas encore acquis toute sa consistance ; ils sont au contraire d'autant plus denses et cohérents qu'ils ont fait un plus long séjour dans les cavités urinaires.

Leur nombre, on le conçoit, est bien moindre que celui des graviers, leur formation est bien moins instantanée et

leur émission ne se produit qu'à des intervalles beaucoup
plus longs. Chez les sujets franchement affectés de diathèse
urique, ces émissions donnent issue à trois ou quatre calculs,
rarement à un plus grand nombre. Les calculs stationnaires
sur quelques points de la filiaire urinaire sont généralement
uniques ou peu nombreux.

Des sédiments, des sables, des graviers peuvent précéder,
accompagner ou suivre l'expulsion des calculs. Le cas le
plus ordinaire est que sédiments et sables cessent de se montrer, soit quelques jours avant cette expulsion, soit pendant
tout le temps que les calculs restent stationnaires et gros-
sissent sur place.

Par elle-même et abstraction faite de toute complication,
ce qui peut avoir lieu, ce qui a souvent lieu chez les sujets
pléthoriques, calculeux et goutteux, la concrétion lithique
peut se former, grossir et même parcourir ses voies naturelles
sans provoquer d'autres désordres sanitaires que quelques
sensations peu douloureuses vers les reins, les uretères, la
vessie et le canal de l'urètre; mais pour peu que ces organes
soient le siége de quelque irritation, de quelque astriction
nerveuse ou de quelque rétrécissement, des symptômes plus
compliqués, plus douloureux surtout, accompagnent leur
sortie et même leur séjour.

L'intensité de ces symptômes est sans doute en rapport
avec les conditions particulières de nombre, de volume, de
forme, de dureté du ou des calculs; mais ces influences
sont moindres dans ce sens que celles que je viens d'énumérer. Ainsi j'ai vu des crises néphrétiques très-intenses
accompagner l'expulsion de très-petits calculs, et par contre
des calculs très-volumineux accomplir leur évolution, or-

dinairement très-lente, d'une manière presque insensible.

Pendant la période de formation, le rein gauche, plus rarement le droit, plus rarement encore les deux sont le siége d'une douleur sourde, pongitive, qui s'accroît par les mouvements brusques du tronc et sous l'influence de tous les écarts de régime ou d'hygiène générale. Les mictions sont plus fréquentes et plus urgentes ; la quantité de liquide rendu est souvent amoindrie, des sensations douloureuses s'irradient des lombes vers le bas-ventre, vers les aines et le long des cordons jusqu'aux testicules, qui deviennent parfois le siége d'irritations répétées. Les fonctions digestives deviennent irrégulières, le ventre est douloureux et resserré. Il n'est pas rare d'observer en outre des étouffements et des palpitations, qu'il serait facile de rapporter à des causes toutes différentes.

La scène pathologique qui accompagne la progression plus ou moins difficultueuse des calculs en voie d'expulsion se nomme *crise néphrétique ;* elle donne heureusement lieu à moins de dangers que de désordres sanitaires et de sensations douloureuses ; elle ne dure guère plus de vingt-quatre ou trente-six heures, et cesse brusquement à l'instant même où le corps étranger tombe de l'uretère dans la cavité vésicale. Une douleur déchirante, ressentie dans la profondeur des reins et qui s'étend à tout le tronc ; des ardeurs vésicales ; une dysurie pénible ; des urines rares parfois mêlées de sang ; un endolorissement et des rétractions testiculaires ; une tension douloureuse de la verge et du gland, que traversent de fréquents élancements ; des vomissements spasmodiques ; une constipation absolue ; des hoquets et divers

autres désordres nerveux sont les symptômes les plus ordinaires de cette crise.

Lorsque la concrétion est parvenue dans la vessie, le
calme se rétablit instantanément en quelque sorte; après un
intervalle très-court, mais qui peut se prolonger quelques
heures ou même quelques jours, elle franchit le détroit
vésico-prostatique et le canal de l'urètre. Ces organes, distendus par son trop gros volume ou éraillés par sa surface
anguleuse, la repoussent au dehors très-vivement et en un
temps généralement assez court pour que le passage des
urines n'en soit que très-transitoirement gêné ou empêché.

Toute crise néphrétique n'a pas l'issue régulière que je
viens de décrire; un calcul peut en provoquer une et même
plusieurs et n'en pas moins rester immobile à la place qu'il
occupait antérieurement, ou ne parcourir qu'une faible portion de la filière qui s'étend des bassinets à la vessie ou s'arrêter et se fixer dans ce dernier organe.

Un grand nombre de pierres vésicales n'ont pas d'autre
origine que la dernière de ces occurrences. La première se
rapporte à certains calculs adhérents aux tissus ou empri-
sonnés dans des dilatations anormales des reins et des uretères; la seconde peut ne reconnaître d'autre cause que le
volume exagéré du corps étranger, qui pourra bien par cela
même s'arrêter aussi dans la vessie, mais qui souvent l'a
franchie sous nos yeux aux sources de Contrexéville, malgré
ses dimensions peu ordinaires.

Ce dernier calcul finit donc généralement par descendre
au moins jusqu'à la vessie après un temps plus ou moins
long, après un certain nombre de crises moins compliquées
et moins douloureuses que la crise efficace. Le calcul adhé-

rent ou enchatonné peut rester en place pendant toute l'existence plus ou moins maladive et tourmentée du sujet.

Dans certains cas peu nombreux, qui aboutissent à des accidents de haute gravité, mais qui peuvent aussi se terminer par une heureuse guérison, ce même calcul peut se frayer une voie artificielle à travers les parois des cavités digestives et arriver au dehors par le canal intestinal; il peut encore traverser les parois abdominales en creusant dans leur épaisseur des trajets fistuleux, qui lui permettent de sortir spontanément ou d'être extrait sans danger.

J'ai tout récemment observé, malheureusement à une époque où la constitution du sujet n'offrait plus aucunes ressources, un fait de ce genre. Le malade, homme de quarante-cinq ans, faisait remonter à plusieurs années ses premières souffrances. Une douleur habituelle du rein droit, qui subissait tous les jours, et principalement pendant la nuit, de violentes exacerbations; une dysurie presque habituelle; des urines sédimenteuses, sanguinolentes, mucopurulentes; une fièvre continue de forme rémittente irrégulière; un complet désarroi des fonctions digestives; une émaciation extrême avec teinte terreuse des téguments constituaient les principaux symptômes de cette affection, arrivée à son extrême gravité, sans qu'on en eût jusque-là reconnu la nature. Presque immédiatement au-dessous de la dernière fausse côte, et à trois centimètres environ de l'épine dorsale, je reconnus une petite tumeur profonde très-dure, arrondie, isolée des tissus avoisinants, du volume d'une noisette, et qui faisait une légère saillie à la peau. La situation était désespérée; les forces du sujet étaient notoirement insuffisantes pour accomplir les dernières

phases de cette émigration irrégulière d'un volumineux
calcul rénal, car c'en était bien un ; d'autre part, une opération n'offrait guère plus de chances d'être tolérée ; comme
ressource dernière, je fis sur la petite tumeur une première
application de pâte de Vienne, qui devait être renouvelée
jusqu'à détruire les tissus recouvrant le calcul et lui ouvrir
un trajet sans communication avec la cavité du péritoine ;
mais le malade, qui ne tolérait plus aucun aliment, mourut
épuisé avant que l'eschare de ma première cautérisation se
fût complétement détachée.

Dans un cas analogue, plus grave en apparence, au moins
au point de vue des accidents locaux, un abcès s'était formé
dans les parois abdominales qui recouvrent le rein gauche :
plusieurs médecins de Paris jugèrent urgent d'y plonger
le bistouri. Je conseillai d'attendre, dans la crainte que les
adhérences du rein avec le péritoine ne fussent pas suffisantes. Cet abcès ne tarda pas à s'ouvrir spontanément et
donna issue à des flots de pus infect, en même temps qu'à
des concrétions phosphatiques. La malade était en voie de
convalescence quand je cessai de la voir, et tout faisait espérer que la fistule urinaire qu'elle portait encore sur le lieu
où s'était ouvert son abcès ne tarderait pas à se cicatriser
complétement.

§ IV. — COMPLICATIONS DE LA GRAVELLE ROUGE.

Les sables et les graviers sont des complications des dépôts sédimenteux ; les calculs sont une aggravation des sables
et des graviers.

A l'origine de l'affection calculeuse que nous étudions et qui a pour base essentielle l'acide urique et ses dérivés, les organes urinaires du sujet étaient généralement irréprochables et ne faisaient qu'accomplir, à son profit sanitaire, l'éviction de matières nuisibles, formées hors de leur sphère d'action. Le fait même de ce travail exceptionnel, le contact fréquent de ce liquide irritant, de ces corps étrangers durs et anguleux, ne tardent guère à y susciter des perturbations fonctionnelles, et à un degré plus avancé, des lésions de tissus. Le spasme, l'irritation, l'inflammation, et par suite les sécrétions muqueuses et purulentes, les ulcérations, les écoulements sanguins, l'induration, l'épaississement des tissus, la déformation des réservoirs et des canaux urinaires, qui se rétrécissent sur certains points, qui se dilatent et forment des lacunes sur certains autres ; toutes ces complications, dis-je, sont dans les éventualités de l'affection calculeuse, surtout chez les sujets radicalement diathésiques, qui ne s'imposent aucune contrainte d'hygiène et qui négligent tout traitement.

A dater de l'intervention de ces diverses affections de l'appareil urinaire, de nouvelles matières lithiques se mêlent aux concrétions uriques originelles ; le liquide, devenu neutre, alcalin même, de suracide qu'il était, laisse précipiter des phosphates calciques, magnésiens ammoniaco-magnésiens, d'autant plus aptes à s'agréger entre eux ou à se surajouter aux concrétions uriques que le liquide ambiant charrie en abondance des matières adhésives de nature muqueuse, albumineuse, fibrineuse.

Le calcul trouve ainsi toutes facilités à devenir pierre vésicale et à susciter sous cette nouvelle forme, que nous étudierons à part, toute une nouvelle série de complications spéciales.

Je viens d'indiquer les éventualités aggravatives des calculs très-volumineux ou adhérents ou enchatonnés.

J'ai mentionné les désordres concomitants de l'appareil digestif. J'aurais pu y joindre les hernies auxquelles sont très-sujets les calculeux, en raison de leur constipation habituelle, en raison aussi des efforts musculaires auxquels les oblige une miction plus ou moins difficultueuse.

La prostate ne manque guère de s'hypertrophier, de s'indurer sous l'influence directe ou sympathique de toutes ces causes d'irritation, et crée des obstacles nouveaux au libre accomplissement des fonctions vésicales.

Les rétrécissements de l'urètre sont rarement les effets de la maladie calculeuse par elle-même; mais quand ils existent ils en sont l'une des complications les plus compromettantes.

Un médecin de la campagne, sujet à rendre des calculs uriques de moyenne grosseur, accompagnés de crises néphrétiques très-douloureuses, vit en outre son canal se rétrécir progressivement d'une façon très-alarmante par suite probable d'une blennorrhagie longtemps négligée. Quand il vint à nos sources, il était à peine convalescent d'une longue série d'accidents et de complications provoquées par des tentatives de dilatation auxquelles l'avaient soumis deux chirurgiens très-distingués de la capitale; il se présenta à moi profondément découragé, obsédé par des idées de suicide, repoussant avec effroi l'idée d'une nouvelle introduction de bougies dilatatrices. Il prit immédiatement place à la buvette; il y trouva des exemples encourageants et se résigna à suivre le traitement complet que je lui avais conseillé dès l'abord. Tous les matins, après avoir bu son eau, je le soumettais à l'introduction de bougies successivement plus volumineuses. Elles furent parfaitement supportées, et au terme de sa cure le malade avait récupéré le calibre de son canal. Il revint à Contrexéville l'année suivante, par reconnaissance plutôt que par nécessité; il n'avait plus éprouvé de crises néphrétiques, et son jet d'urine était resté irréprochable.

§ V. — CAUSES DE LA GRAVELLE ROUGE.

Pour aucune maladie plus que pour la gravelle rouge et pour la goutte tonique, ces deux manifestations différentes d'un même désordre morbide, les prédispositions héréditaires et les aptitudes constitutives ne jouent un rôle plus évident.

Au point de vue de l'hérédité, le nombre est bien restreint des calculeux qui n'affirment que leur père ou leur mère, plus souvent encore leur grand-père ou leur grand'mère, ont été affectés de la gravelle ou de la goutte, auxquelles je joindrais pour mon compte la pléthore et l'apoplexie. Ici l'hérédité est plus qu'une aptitude latente; elle constitue une sorte de continuité organique effective, qui suffirait à la génération des actes morbides, alors même que toutes autres causes viendraient à manquer, ce qui n'a guère lieu, il faut le dire.

Combien de petits enfants, élevés et nourris comme tous

ceux de leur âge, rendent déjà des urines très-animalisées et même sédimenteuses uriques, que l'on se contente d'appeler des urines fortes.

Sur le nombre assez élevé d'enfants en bas âge qui ont rendu des calculs ou qui ont subi l'opération de la pierre, une certaine portion offrait ces dernières manifestations de la diathèse urique transmise. Quelques autres étaient déjà calculeux dès leur naissance ou même dès le sein de la mère, car on a trouvé des concrétions urinaires toutes formées dans les organes de fœtus qui n'avaient pas accompli leur complète évolution.

D'autre part, j'ai souvent dirigé dans leur traitement des calculeux et aussi des goutteux qui n'offraient dans leur constitution aucun des caractères habituels de la diathèse urique, qui étaient restés constamment irréprochables dans leurs habitudes d'hygiène par cela même qu'ils redoutaient la succession affective de leurs proches, et qui pourtant subissaient des atteintes de gravelle rouge. Ils avaient en quelque sorte pris la suite des affaires commencées par leurs ascendants et devaient sans doute y mettre fin ou ne les transmettre que très-amoindries à leurs descendants.

Les femmes sont moins souvent et moins gravement calculeuses que les hommes, soit en raison de leurs fonctions spéciales de désanimalisation périodique ; soit en raison de la conformation particulière de leurs conduits urinaires relativement et absolument plus courts et plus larges ; mais elles n'en sont pas pour cela moins aptes à transmettre l'aptitude héréditaire dont il s'agit. Nous verrons, en outre, au sujet de leurs affections spéciales, qu'après leur époque critique ou ensuite de l'insuffisance de leur flux menstruel,

elles sont très-sujettes à rendre des sédiments rouges ou
même des graviers et des calculs qui, le plus souvent,
passent inaperçus.

Les aptitudes constitutionnelles d'où naît généralement la
gravelle rouge se composent des attributs bien connus du
tempérament énergique et sanguin. Le parfait équilibre
entre les actes d'assimilation et de désassimilation, dont la
trame de nos organes est le siége continu, cet équilibre,
dis-je, plus facile à concevoir qu'à réaliser et qui constitue-
rait la perfection sanitaire, n'existe pas plus dans l'activité
tumultueuse des fonctions interstitielles, provoquée par un
apport trop copieux ou trop riche de principes alibiles, que
dans les conditions inverses. Notre économie devient ainsi
le siége d'un désordre fébrile latent, contraire à la transformation régulière des principes organiques, que doit empor-
ter le courant urinaire pour faire place aux provisions réno-
vatrices introduites par le système digestif. Au lieu d'urée,
toujours soluble et toujours inoffensive, c'est de l'acide
urique, produit similaire, mais d'ordre inférieur, incomplétement oxydé, et dont le carbone est resté en excès, qui
pénètre dans les vaisseaux lymphatiques et sanguins pour
être ultérieurement présenté au filtre urinaire ; au lieu
d'acide phosphorique retenu dans des combinaisons fixes avec
des bases solubles, c'est de l'acide phosphorique en excès,
diminuant encore la solubilité des matières uriques.

Ainsi s'établit et se développe la prédominance des productions acides dans toute l'économie ; ainsi affluent-elles
vers l'appareil urinaire, leur principal émonctoire. L'acide
urique, qui ne peut être dissous que par un poids de liquide
aqueux quinze cents fois supérieur au sien, et qui dépasse

de beaucoup cette proportion, est en outre d'autant plus prompt à faire dépôt qu'il est chassé de ses combinaisons salines plus solubles que lui-même par les acides phosphoriques et lactiques, qui, nous venons de le voir, excèdent aussi leurs proportions normales. De ces premiers sédiments formés par l'acide urique et par les urates, aux concrétions les plus volumineuses et les plus complexes, la filiation est sinon fatale au moins fréquente.

Cette anarchie interstitielle, dont nous venons d'énumérer les produits vicieux, les coctions imparfaites, cómme diraient nos anciens, est insoucieusement entretenue et aggravée par les intempérances de régime, d'habitudes de vivre et d'entraînements passionnels familiers aux sujets doués du tempérament précité.

Mes longues et attentives recherches sur les origines et le mécanisme de l'affection calculeuse concourent toutes à cette justification des causes premières. Je la crois plus exacte et plus féconde en déductions pratiques que celle introduite dans la science par Magendie et qui roule tout entière sur les influences d'une alimentation trop azotée; elle me semble aussi plus radicale et plus physiologique que la théorie soutenue avec beaucoup de talent par M. Mialhe, qui, faisant aussi dériver la production excessive de l'acide urique de l'incomplète combustion des matières azotées, et donnant à celle-ci pour cause essentielle une insuffisante alcalinité du sang, en conclut à la spécificité directe et purement chimique de la médication alcaline sodique, dont j'ai combattu les envahissements trop exclusifs, d'accord avec les auteurs les plus recommandables.

Le patient envahi par l'acide urique est un foyer dont le

tuyau s'engorge de suie : Magendie conseillait d'y mettre moins de bois. M. Mialhe veut y introduire plus d'oxygène. L'eau de Contrexéville ramone la cheminée et régularise son tirage ; or il est de par le monde plus de preuves de l'excellence de ses procédés que de la valeur théorique de ces deux opinions.

Faut-il maintenant, comme tous les auteurs classiques, ranger parmi les causes effectives de la gravelle rouge les affections locales des organes urinaires? Faut-il en conséquence faire avec eux l'énumération confuse et disparate des occurences en nombre illimité où cette affection peut naître des influences irritantes directement ou sympathiquement exercées sur ces organes par certaines sortes d'aliments, de boissons, de médicaments et de poisons; par la pluralité des maladies fébriles et surtout par celles de la peau; par le chaud et par le froid; par la surabondance et par la suppression de la sueur, etc., etc.?

Nous serions, je le crois, plus près de la réalité et surtout de la pratique, si nous classions ce pêle-mêle de causes dans la synthèse suivante :

Il ne surgit guère en aucun point de l'économie un désordre fébrile qui ne retentisse à un certain degré sur les reins; il n'est guère d'irritation des reins qui n'enfièvre solidairement l'économie tout entière; or, nous le savons déjà, c'est du désordre des fonctions intraorganiques par excitation fébrile que naît la suracidité substantielle, et, comme conséquence forcée, l'afflux et le concrétionnement des matières uriques dans le liquide urinaire. Qu'il existe concurremment avec ce fait des dispositions diathésiques comme celle que nous connaissons, et la conséquence sera une pré-

mière manifestation ou une aggravation de l'affection calculeuse; mais si cette diathèse n'existe pas, le fait insolite
de l'élimination urique restera isolé et sans suite. Il pourra
toutefois arriver que, par suite de quelque lésion antérieure
ou actuelle des organes urinaires, ceux-ci gardent en dépôt
une portion de ces matières uriques accidentelles, sous la
forme de quelque concrétion calculeuse capable de continuer son évolution et de s'accroître si les mêmes incidents
se renouvelaient.

§ VI. — TRAITEMENT DE LA GRAVELLE ROUGE.

Comme il ressort de tout ce qui précède, la gravelle rouge
se compose d'une affection générale plus ou moins évidente
et de désordres spéciaux de l'appareil urinaire. Il y a donc
là deux indications curatives bien distinctes : l'une qui ressort des prédispositions et des aptitudes constitutionnelles;
l'autre qui se rapporte aux manifestations diverses de la
maladie confirmée, d'où le traitement général et le traitement local.

1° *Traitement général.* — On peut être issu de parents
calculeux et goutteux; on peut offrir comme prédispositions
originelles ou acquises l'irritabilité organique, l'excessive
plasticité sanguine et la suracidité humorale, sans avoir
jamais à subir les accidents de la gravelle rouge. Il peut donc
se faire et partant il est possible de faire que les éléments
générateurs de cette douloureuse maladie restent latents et
inoffensifs.

Chez tous les sujets ainsi prédisposés, c'est des premières

urines sédimenteuses, c'est des premières sensations inusitées dans la région des reins ou vers le col vésical que devrait dater le traitement préventif.

A ce point, il suffirait presque toujours d'une courageuse et intelligente réforme de ses habitudes de vivre pour prévenir toute aggravation ultérieure des premiers symptômes : la frugalité et la sobriété dans l'usage des aliments et des boissons ; les exercices opportuns du corps au lieu de l'inertie passive ou de l'extrême fatigue ; la modération des entraînements passionnels et des absorptions mentales constitueraient la plus efficace des médications.

On veillerait en même temps avec une sollicitude toute particulière sur le parfait accomplissement de ses fonctions urinaires. La dilution des excrétions intestinales et urinaires, condition d'urgence, s'obtiendrait par un régime rafraîchissant, par des boissons étendues, par des bains entiers. On ne devrait jamais retarder l'instant de l'exonération vésicale quand le besoin s'en ferait sentir ; on entretiendrait l'activité des fonctions cutanées par l'exercice, par des frictions sèches et aromatiques, par des douches et des lotions froides ; on devrait éviter avec le plus grand soin les couchers trop chauds et trop moelleux ; il faudrait sans hésiter se soustraire aux atteintes du rhumatisme, qui fait abonder dans l'urine les matières uriques, et ne fixe ses irritations sur nul organe plus fréquemment que sur ceux de l'excrétion urinaire.

Il fut toujours plus facile d'écraser un gland que d'arracher un chêne, on devrait donc ne pas tarder davantage à adopter l'usage des boissons alcalines. J'ai dit que les eaux minérales naturelles sont de beaucoup préférables aux préparations médicamenteuses de cet ordre; j'ai fait ressortir, au point de vue de l'affection calculeuse et aussi de l'affection goutteuse, les avantages de l'eau alcaline calcique de Contrexéville sur l'eau alcaline sodique de Vichy; il ne me reste plus rien à ajouter, sinon que, pour concilier, dans les cas intenses de diathèse urique, la sécurité de l'avenir avec l'instantanéité des mutations chimiques, le mieux serait sans doute de faire alterner dans une même année ou dans des années successives la cure de Contrexéville avec celle de Vichy.

2° *Traitement local.* — Qu'elle soit antérieure ou consécutive à la production lithique, toute maladie locale des organes urinaires, des reins au méat, comporte, outre ses propres risques, ceux d'une aggravation toujours dangereuse de l'affection calculeuse; il y a donc deux raisons pour une d'y porter remède au plus tôt.

Je me bornerai à cette recommandation générale, ne pouvant réunir sur ce sujet tout ce que j'ai dit et tout ce qu'il me reste à dire des modes de traitement convenables à cette série si nombreuse et si variée des maladies de l'appareil urinaire; je vais seulement insister sur quelques points spéciaux.

Les irritations récentes et peu profondes des reins et entre autres celles que produit le rhumatisme cèdent facilement à des boissons mucilagineuses, à des bains calmants, à des applications de cataplasmes laudanisés maintenus aussi chauds que possible et surtout à des sinapismes légers d'une grande étendue. Si les symptômes néphrétiques persistent ou présentent plus d'intensité, on a recours à des sangsues ou mieux à des ventouses scarifiées; l'onguent mercuriel, étendu en couches épaisses, souvent renouvelées sur toute la région rénale, est le plus puissant des moyens à employer contre la phlegmasie très-intense.

Lorsque l'inflammation est plus ancienne et plus profonde, quand elle est entretenue par un ou plusieurs calculs, il devient nécessaire de recourir à des révulsifs et à des dérivatifs plus énergiques et plus permanents, tels que les caustiques à la potasse et à la chaux, ou les moxas. Les vésicatoires sont d'une efficacité bien moindre, et les cantharides dont ils se composent exercent sur le système urinaire une action irritante spéciale, qui n'est pas toujours neutralisée par le camphre qu'on y ajoute.

Les accidents, plutôt spasmodiques qu'inflammatoires, qui composent la crise néphrétique, réclament surtout les infusions antispasmodiques, les bains prolongés auxquels on ajoute des décoctions de tilleul, de feuilles de laurier cerise, les cataplasmes très-chauds additionnés de laudanum, d'extraits de belladone et de jusquiame, les quarts de lavement de même composition, qui doivent être gardés le plus longtemps possible par le patient. Les moyens dont j'ai eu le plus à me louer sont : l'application de nombreuses ventouses soit sèches soit scarifiées; les pilules de 1 centigramme d'extrait mou d'opium, prescrites d'heure en heure; l'eau de laurier cerise mêlée à une potion ou à un verre d'eau sucrée. Le chloroforme employé en potion ou sous forme topique m'a paru peu efficace. Lorsque les vomissements prennent un certain développement, on prescrit l'usage des boissons gazeuses, de la potion effervescente dite de Rivière, de glace divisée en petits fragments.

Chez les sujets goutteux, rhumatisants, dartreux, on

obtient de très-heureux résultats des tropiques dérivatifs, ventouses sèches, lotions ammoniacales, cataplasmes vinaigrés ou sinapisés, que l'on applique sur les extrémités inférieures dans le but d'y provoquer une irritation spécifique.

Le spasme violent des reins s'étend aux viscères et aux muscles de l'abdomen ; il y a constipation absolue et distension gazeuse très-pénible ; les purgatifs salins réussissent peu, l'huile de ricin est préférable ou mieux encore les lavements au savon, à l'huile, au gros miel, etc., et à l'eau de camomille.

Dans toutes les phlegmasies rhénales, quand il est indiqué de rendre les urines plus aqueuses et plus abondantes, il faut se défier des propriétés agressives des boissons dites diurétiques additionnées de sel de nitre, de scille, de colchique, et s'en tenir aux infusions anodines de chiendent, de queues de cerise, de pariétaire, de raisins d'ours.

Les accidents perdent généralement leur caractère aigu aussitôt que les concrétions sont descendues des bassinets dans les uretères, qu'ils parcourent en un temps variable généralement très-court ; si au lieu de cela elles tardent à atteindre la cavité vésicale, on aide à leur progression par des frictions et des massages dans la direction de ces conduits, par des douches dirigées sur les régions lombaires, par des promenades à cheval ou en voiture.

La vessie participe toujours plus ou moins à ces accidents phlegmasiques et spasmodiques ; elle peut réclamer pour sa part l'emploi de calmants analogues à ceux que nous venons d'énumérer : les quarts de lavement à la guimauve, à la graine de lin, et surtout au cerfeuil, que l'on peut additionner de camphre émulsionné, de laudanum, de Belladone, de jusquiame, apaisent et détendent l'irritation vésicale; l'émulsion au lait d'amandes, le sirop d'orgeat, additionné de laurier cerise ou d'amandes amères, se recommandent spécialement comme boissons.

La difficile évacuation des urines, la dysurie en un mot, est le symptôme ordinaire de l'irritation directe ou sympathique de l'organe vésical, celui dont le patient se plaint et se préoccupe le plus; il se calme généralement sous l'influence des bains généraux et des autres moyens sédatifs indiqués. Il ne faudrait pas désespérer de ces moyens, alors même que la rétention serait complète depuis peu; mais si elle ne cessait pas à dater de la chute du calcul dans la cavité vésicale, si surtout elle provenait de l'engagement prolongé de celui-ci dans le col ou dans l'urètre; si d'autre part il y avait une trop grande quantité d'urine détenue, ce qu'indiquerait la distention du bas-ventre, il ne faudrait pas plus longtemps tarder à employer la sonde évacuatrice, qui sauve tout et ne compromet jamais rien, pas même la sensibilité exaltée du malade, quand elle est introduite à temps par une main prudente et exercée.

Elle doit être molle et flexible quand on n'a en vue que de vider l'urine; il est nécessaire qu'elle offre la rigidité métallique quand il faut en outre déplacer un calcul engagé, le repousser dans la vessie. S'il est suffisamment avancé, on parvient à l'extraire au moyen de divers instruments appropriés. Il devient bien rarement nécessaire de lui donner issue par une incision pratiquée sur les parois de l'urètre.

La participation de ce dernier canal aux accidents de la

gravelle rouge se réduit, sauf quelques irritations phlegmasiques ou spasmodiques de peu d'importance, aux obstacles mécaniques que ses rétrécissements plus ou moins
complets, plus ou moins rigides, peuvent opposer à l'expulsion du corps étranger. Ces obstacles peuvent être tels que
des concrétions, qui en tout autres circonstances auraient
été facilement jetées dehors, soient retenues dans la cavité
vésicale : j'insiste donc une fois de plus sur l'urgence pour
les calculeux de se débarrasser de cette dangereuse complication, me réservant d'en indiquer les moyens au chapitre
des maladies de l'urètre.

Quant à la prostate, solidaire des irritations de la vessie
et complice des coactations de l'urètre, elle ne présente,
au point de vue du traitement des accidents de la gravelle, rien qui n'ait été dit au sujet de ces deux derniers
organes.

Est-il maintenant besoin de dire, après l'avoir surabondamment prouvé, qu'aucun de ces moyens de traitement de
l'affection calculeuse ne peut, à beaucoup près, égaler les
multiples et puissantes actions vitales, mécaniques et chimiques, des sources de Contrexéville? Je ne pourrais, sans
me répéter, les énumérer et les apprécier ici ; je préfère renvoyer mes lecteurs à l'analyse étendue que j'en ai donnée
dans la cours de cet ouvrage.

CHAPITRE II

GRAVELLE PHOSPHATIQUE OU BLANCHE

Elle est beaucoup moins fréquente que la gravelle rouge.

Les conditions vitales auxquelles se rattache sa production sont tout opposées. Elles comportent généralement un certain degré de débilité organique et d'atonie morbide. Elles se rattachent, en outre, dans le plus grand nombre des cas, à des affections locales de l'appareil urinaire.

Les matières dont se composent les concrétions blanches sont : le phosphate de chaux, le phosphate de magnésie, le phosphate double d'ammoniaque et de magnésie, auxquels s'ajoute quelquefois le carbonate de chaux. Le mucus et les matières albuminoïdes qui leur servent de ciment y sont en proportions plus élevées que dans les concrétions uriques.

L'urine où elles se forment est toujours neutre ou alcaline, et il ne saurait en être autrement, puisque tous les sels que nous venons d'énumérer sont solubles, et partant incapables de se déposer dans un liquide acide. Certaines concrétions blanches que l'on rencontre parfois dans ces conditions acides du liquide urinaire, sont, je l'ai dit plus haut, de formation urique exceptionnelle.

La gravelle blanche, elle aussi, présente les formes diverses de sédiments, de graviers, de calculs.

Seuls les sédiments de phosphate amoniaco-magnésien peuvent affecter la forme cristalline ; généralement, les dépôts phosphatiques sont amorphes, granuleux, d'apparence plâtreuse, mollement reliés par les matières muqueuses. Exposés à l'air après leur sortie des cavités urinaires, ils se contractent et durcissent promptement.

Ils se montrent bien plus abondants que les sédiments rouges. Chez certains sujets, très-débiles ou très-avancés en âge, ils donnent à l'urine les apparences d'un liquide trouble, laiteux, compacte, ressemblant à un lait de chaux.

Les calculs descendus des reins sont blancs, de teinte mate ou grisâtre ; leur volume est généralement supérieur à celui des calculs uriques ; mais ils sont plus légers, moins denses, plus friables, doux au toucher, et comme savonneux. Leur surface est polie ; leur forme est ovalaire ou lenticulaire aplatie.

Quand il se sont produits dans la vessie ou dans quelque élargissement des conduits urinaires, et qu'ils y ont peu séjourné, ils se trouvent mêlés aux urines à l'état de grumeaux plus ou moins volumineux, sans forme arrêtée, à peine plus consistants que des fragments de fromage à la pie, mais qui se durcissent très-promptement à l'air en perdant leur volume.

Si ces mêmes concrétions ont plus ou moins longtemps

séjourné dans les cavités en question, leur consistance est plus grande mais moindre toujours que celle des concrétions uriques.

Dans un grand nombre de cas, que l'on pourrait réunir sous la désignation de gravelle mixte, les phosphates composent les couches superficielles de calculs uriques dont ils augmentent le volume et reproduisent les formes variées. On rencontre même des alternances multipliées de couches phosphatiques et de couches uriques, qu'il est toujours possible de rapporter à des phases distinctes d'alcalinité secondaire par séjour des urines dans les organes malades, et de productions acides des reins sous l'influence de la diathèse urique.

§ I. — ORIGINES ET CAUSES.

Puisque la gravelle blanche a sa raison d'être dans l'alcalescence anormale de la formation ou de l'excrétion urinaires, nous devons tout d'abord rechercher les causes premières de cette alcalescence.

Elles se trouvent : 1° dans l'état général du sujet ; 2° dans les conditions locales de son système urinaire.

1° *Causes générales.* — Nous avons vu que le travail intraorganique qui renouvelle la composition de nos solides et de nos liquides en détache des principes phosphoriques, lactiques et uriques; qui se mêlent aux autres matières de la défécation urinaire et lui donnent son acidité normale.

Nous savons que, si ce travail cesse d'être équilibré ; que, s'il s'exerce sur des produits organiques trop riches ou trop abondants; que, s'il devient tumultueux, il y a production excessive de ces acides et précipitation de l'acide urique, le moins soluble des trois.

Si, au contraire, ce travail se ralentit sensiblement, pour cause d'inertie vitale ou pour cause d'appauvrissement organique et d'insuffisante réparation, les acides dérivés des principes riches de notre économie sont produits, puis excrétés en proportions successivement plus faibles ; les principes basiques, soude, chaux, magnésie, ammoniaque, sont au contraire éliminés plus abondamment, et de ces deux faits inverses, mais concordants, résulte l'alcalescence du liquide urinaire. A dater de là, les phosphates de chaux et de magnésie, solubles quand ils étaient pourvus d'une double dose d'acide phosphorique, deviennent insolubles maintenant qu'ils ont dû en céder une portion aux bases surabondantes ; à celles-ci vient encore s'ajouter l'ammoniaque, produit des décompositions animales qui s'effectuent en dehors des influences de l'activité vitale : en s'associant au phosphate de magnésie, il le rend encore plus concrescible. Le carbonate de chaux, matière urinaire spéciale aux animaux herbivores, intervient par analogie dans les urines désanimalisées, d'où l'urée finit elle-même par disparaître.

On voit ainsi pour quelles causes et par quelles mutations les concrétions phosphatiques se substituent aux productions uriques chez les sujets caducs, chez les malades profondément débilités, chez les calculeux, chez les goutteux, chez les rhumatisants parvenus aux phases d'épuisement de leurs réactions vitales et de leur activité morbide ; dans les conditions de l'alimentation insuffisante et de l'hygiène dépressive ; dans le marasme des fièvres graves ; sous l'influence des désordres intenses de l'organisme nerveux.

Telle est la diathèse phosphatique, plus rare mais bien plus permanente que la diathèse urique, qui a peu frappé l'attention des observateurs, mais dont j'ai recueilli un certain nombre d'exemples pendant ma longue pratique aux sources de Contrexéville.

2° *Causes locales*. — Dans une deuxième occurence, plus fréquente que celle que nous venons d'analyser, l'alcalescence du liquide urinaire et l'insolubilité des phosphates ne sont plus d'origine constitutionnelle, et se produisent non plus en deçà mais au delà des reins. Les mutations substantielles de la gravelle rouge précèdent toujours l'action de ces organes, mais celles de la gravelle blanche en question trouvent leur raison d'être et de s'accomplir dans l'appareil urinaire lui-même, affecté de quelques désordres de tissus et de fonctions.

Vous pouvez, par une expérience facile, vous rendre compte de la génération des faits qui servent de base à cette forme spéciale de l'affection calculeuse. Laissez séjourner dans un vase découvert, placé en lieu chaud, une certaine quantité d'urine normale : un moment viendra où son arome spécial sera remplacé par des émanations caractéristiques de fermentation animale. En même temps, vous verrez le liquide perdre sa transparence, déposer sur les parois du vase de petits cristaux transparents, et recouvrir son fond de sédiments blanchâtres, gluants, comme plâtreux. Si, en ce moment, vous plongez de nouveau dans cette urine le papier de tournesol, que vous en aviez retiré rouge au commencement de l'expérience, il reprend à l'instant même sa couleur bleue primitive. Il avait été acidifié, maintenant il s'alcalinise. Les petits cristaux déposés sont du phosphate ammoniaco-magnésien ; les sédiments plâtreux sont des phosphates de chaux et de magnésie, amalgamés de matière muqueuse.

Tous les phénomènes observés dans cette expérience s'expliquent par l'intervention de l'ammoniaque issue de la fermentation des substances animales contenues dans l'urine : urée, mucus, matières extractivos. C'est elle qui a imposé à l'urine sa réaction alcaline ; qui s'est emparée de l'excès d'acide phosphorique qui rendait soluble les phosphates de chaux et de magnésie ; c'est elle enfin qui s'est surtout associée à ce dernier, formant avec lui un sel double essentiellement cristallisable. Les mucosités ont été entraînées dans la précipitation de ces sels. Si vous les séparez du liquide pour les exposer à l'air sec, elles ne tarderont pas à devenir dures et tenaces de diffluentes qu'elles étaient.

Les choses ne se passent pas autrement quand l'urine séjourne outre mesure dans les cavités urinaires ou dans toute cavité accidentelle où elle peut pénétrer. Sous l'influence des affections diverses auxquelles se rattache ce ralentissement du cours de l'urine, celle-ci contient toujours un mucus abondant, du pus, des matières cruoriques, albumineuses et fibrineuses, qui servent de levain à la fermentation ammoniacale, dont l'urée forme la principale provision.

Toutes ces conditions se trouvent réunies dans tous les cas où l'excrétion urinaire est plus ou moins sérieusement compromise par le relâchement atonique ou par l'astriction spasmodique des organes de la miction ; dans ceux où ce désordre est produit par des obstacles mécaniques, pierres ou calculs stationnaires, rétrécissements et dilatations des conduits et des réservoirs, engorgements de la prostate, tumeurs formées au voisinage de la vessie et spécialement dans les dépendances de l'utérus et du rectum. Le concrétionnement phosphatique est d'autant plus imminent que la pluralité de ces lésions urinaires se compliquent d'inflammations chroniques, d'affections catarrhales, d'ulcérations, d'hémorragies et partant de sécrétions et d'exsudations essentiellement fermentescibles.

C'est ainsi encore que les abcès et les fistules urinaires offrent presque toujours des dépôts phosphatiques diffluents ou concrets; que les sondes que l'on laisse séjourner dans des vessies paralytiques et catarrhales se revêtent de stratifications de même nature ; que les corps étrangers et entre autres les calculs uriques attardés dans les voies urinaires et qui ne manquent pas d'y faire naître, si elles n'y existaient déjà, ces inflammations et ces sécrétions anormales, s'entourent de couches phosphatiques successives.

Il est encore une cause toute spéciale de précipitation des phosphates concrets, qui mérite une attention toute particulière, que j'ai déjà indiquée et sur laquelle je crois devoir insister. Cette cause n'est autre que la saturation des urines portée jusqu'à l'alcalescence par l'usage trop copieux ou trop prolongé du bicarbonate de soude sous forme de préparations médicamenteuses ou d'eaux de Vichy.

Dans cette éventualité, qu'évitent le plus possible, je le sais, les médecins éclairés de cette station thermale, il n'est pas besoin du développement accidentel de l'élément ammoniacal pour produire cette compromettante modification chimique du liquide urinaire; il suffit du sel alcalin absorbé, dont la plus grande part est reprise par la sécrétion rénale.

Ainsi donc, que la phosphatisation urinaire se rattache à l'état général du sujet, ou qu'elle dépende des causes locales que nous venons d'énumérer, la médication alcaline sodique est nettement contre-indiquée au double point de vue de ses énergiques actions antiplastiques et de ses promptes substitutions chimiques. Dans la diathèse urique elle-même, cette contre-indication s'imposerait aux mêmes titres et avec la même urgence s'il existait quelque part dans les cavités urinaires, et spécialement dans la vessie, quelque calcul stationnaire, signalé ou latent, qui ne manquerait pas d'ajouter à sa masse celle des phosphates précipités.

§ II. — SYMPTÔMES ET MARCHE.

Les calculs blancs, généralement plus volumineux mais plus lisses, plus réguliers, plus dépressibles que les calculs rouges, ne donnent que rarement lieu à de fortes crises néphrétiques ; ils franchissent même avec une certaine facilité relative le parcours de la filiaire urinaire quand ils n'en sont empêchés par aucun des désordres accidentels ci-dessus énumérés. Malheureusement, il est dans la nature même de la maladie que ces obstacles existent dans la pluralité des cas, et il en résulte que les concrétions phosphatiques sont spécialement sujettes à rester immobiles à la place où elles se sont formées, ou bien à s'arrêter dans leurs migrations sur quelque point des cavités urinaires, et le plus souvent dans la poche vésicale, où elles prennent un prompt accroissement, soit qu'elles constituent à elles seules la totalité des calculs, soit qu'elles n'aient fait qu'incruster un corps étranger venu du dehors ou un calcul urique descendu des reins.

L'émission des sédiments blancs s'accompagne de même d'un moindre degré d'irritation topique des organes vecteurs; mais elle est d'habitude plus abondante et plus continue, parce qu'elle se relie à des conditions morbides plus profondes et plus permanentes. Des sédiments aux concrécations plus volumineuses, la progression est en outre plus fréquente et plus prompte.

En résumé donc, pour cause spéciale des déchéances constitutionnelles et des lésions d'organes qui la produisent et la compliquent, la gravelle blanche, moins aiguë et moins douloureuse que la gravelle rouge, est presque toujours plus grave et plus compromettante.

§ III. — TRAITEMENT.

L'indication première qui ressort de l'état général du su- et est de rétablir le plus possible la tonalité des chairs et l'activité des fonctions. L'alimentation riche et réparatrice, les vins généreux; l'exercice sans fatigue; l'air vivifiant des montagnes et des bords de la mer; l'excitation des téguments par des frictions sèches et aromatiques en sont les principaux moyens, fournis par l'hygiène; la médecine y joint la prescription des ferrugineux, des amers et des toniques.

Restituer à l'excrétion urinaire l'acidité qu'elle a perdue, lui rendre ainsi la propriété de dissoudre les phosphates au lieu de les précipiter ; combattre les affections locales de l'appareil lui-même, qui constituent toujours de fâcheuses complications quand elles ne sont pas la cause essentielle et permanente de la production lithique, telle est la méthode de traitement qui ressort des notions que nous avons développées. Mais malheureusement la médecine ordinaire n'offre pour cela que des ressources très-précaires et très-limitées.

Il n'est pas d'urologiste, convaincu comme nous des risques et des périls de l'alcalescence urinaire, qui n'ait cherché les moyens d'y remédier par des substances acidifiantes, directement injectées ou introduites par les voies normales de l'absorption ; mais d'une part l'injection directe des acides, qui ne pourrait en tout cas atteindre que la vessie, resterait sans résultat s'ils étaient très-étendus et nécessiterait de longues et fatigantes manœuvres, ou bien ne pourrait être tolérée s'ils étaient trop concentrés ; d'autre part, les voies digestives ne sauraient longtemps subir sans danger l'usage des acides minéraux un peu énergiques, lesquels d'ailleurs n'arrivent pas en nature jusqu'aux reins. Quant aux acides végétaux, outre leur peu d'activité chimique, nous avons eu déjà l'occasion de dire qu'ils sont détruits dans l'économie par une combustion vitale qui les transforme en gaz carbonique. Ce gaz, avons-nous ajouté, se combine avec la soude libre du sang et forme des carbonates à réactions alcalines : résultat complétement en opposition avec celui que l'on recherche.

Un chimiste très-distingué, M. Rousseau jeune, avec qui je causais il y a peu de temps de cette regrettable lacune médicale, m'affirma qu'il avait retiré de très-heureux résultats de bains acidulés chlorhydriques conseillés à un certain nombre de ses amis phosphatisés par des affections calculeuses, goutteuses, rhumatismales, ou qui subissaient simplement la loi ordinaire des incrustations phospho-calciques de l'âge avancé : je me suis, à dater de là, proposé d'utiliser cette nouvelle ressource aussi rationnelle qu'inoffensive ; mais je ne puis encore exprimer une opinion positive sur son efficacité.

Quoi qu'il en advienne, elle ne resterait toujours qu'un utile auxiliaire ou un très-incomplet supplément de la médication usitée aux sources de Contrexéville. Pour aucune maladie plus que pour la gravelle blanche elles ne montrent avec plus de supériorité leurs vertus curatives.

Leur action essentiellement tonique et reconstituante est parfaitement appropriée au rehaussement organique qui se présente comme indication radicale de la maladie. Du rétablissement des activités interstitielles et fonctionnelles résulte, comme effet coordonné, le retour successif des caractères normaux de la sécrétion et de l'excrétion urinaires. L'acidité perdue peut ainsi être récupérée dans le cours d'une ou de deux saisons, comme j'en ai vu de fréquents exemples ; il n'est pas rare de voir apparaître, au lieu de phosphates concrets, des sédiments uriques, indices certains de la réhabilitation complète et même momentanément exagérée des actes d'assimilation et de désassimilation, d'où résultent les divers états du liquide urinaire.

Cette efficacité de nos eaux reste encore bien supérieure à celle de tout autre mode de traitement, lorsque l'alcalescence de l'urine et la précipitation phosphatique reconnaissent pour

causes, non plus seulement la dépression des forces générales de l'organisme, mais les désordres particuliers de l'appareil urinaire. Pour le prouver, il me suffirait de rappeler
ce que j'ai déjà dit de leurs heureuses influences sur les irritations, sur les inflammations chroniques, sur le catarrhe,
sur les ulcérations, sur la purulence, sur l'hémorragie, sur
l'atonie nerveuse et sur l'astriction spasmodique qui se retrouvent plus ou moins dans tous ces états morbides. J'ai
suffisamment, en outre, fait connaître les dilatations des conduits, les entraînements des corps étrangers, qui résultent
des énergiques transports de liquides qu'elles établissent des
reins au méat; je veux seulement insister sur la réalité de
leurs effets dissolvants dans cette forme particulière de l'affection calculeuse : elle ressort avec évidence du fait même
de l'acidification consécutive de l'urine; en second lieu, la
propriété incontestable que possèdent ces eaux, de ramollir
les matières muqueuses et albuminoïdes durcies, de les
désagréger et de les entraîner, trouve tout particulièrement
à s'exercer sur les concrétions phosphatiques, où nous avons
reconnu de fortes proportions de ces matières, faisant office
de ciment entre les particules lithiques.

Voici, entre beaucoup d'autres, un exemple de ce fait particulier.

Un chaudronnier, âgé de 60 ans, débilité, rhumatisant,
vint à Contrexéville pendant la saison de 1854. Une douleur
permanente des reins, des urines catarrhales, l'émission fréquente de calculs blancs, l'avaient déterminé à ce voyage.

Pendant le trajet de Neufchâteau à Contrexéville, il sentit,
sous l'influence des secousses de la voiture, une concrétion
exceptionnellement volumineuse s'engager dans son co

vésical. Dès le second jour de la cure, cette concrétion fut
poussée dans la portion bulbeuse de l'urètre, qu'elle disten-
dait sensiblement, et où il était facile de la sentir par le toucher. L'expulsion de l'urine n'en était que très-médiocrement
gênée ; rien ne me pressait d'intervenir chirurgicalement :
je préférai attendre. Au neuvième jour de son traitement
hydro-minéral, le malade m'annonça avec joie qu'il avait
pissé son calcul en bouillie.

Je ne puis terminer cette étude des deux principales formes
de l'affection calculeuse, sans essayer de répondre à une question très-légitime fréquemment articulée par les malades et
aussi par les médecins : l'eau de Contrexéville peut-elle guérir sans retour la gravelle ?

On peut être d'une descendance calculeuse ou goutteuse,
on peut présenter toutes les conditions constitutives de la
diathèse urique, et ne jamais rendre de concrétions rouges ;
on peut de même subir les débilités organiques et les désordres locaux des voies urinaires, et conserver néanmoins une
suffisante acidité des urines pour n'avoir pas à craindre de
concrétionnement des phosphates.

Nous pouvons donc déjà conclure de ces deux immunités
que le traitement de Contrexéville, alors même qu'il ne dé-
truirait pas le germe des prédispositions uriques et phosphatiques, peut encore, à condition d'une hygiène bien comprise et d'un usage des eaux convenablement répété, faire
disparaître sans retour les manifestations douloureuses et les
risques sanitaires de l'affection calculeuse de l'une et de
l'autre sorte.

D'autre part, si pour répondre à cette question je me

borne à consulter la longue série des faits accomplis sous mes yeux ou recueillis par d'autres observateurs, voici ce que je trouve : Un certain nombre d'anciens habitués de Contrexéville, qui renouvelaient après un intervalle prolongé leur pèlerinage aux sources, par précaution ou par reconnaissance, selon leur propre expression, m'ont affirmé que depuis un nombre d'années, très-élevé pour quelques-uns, ils étaient restés complétement exempts de crises néphrétiques auxquelles ils étaient sujets avant leurs premières cures ; d'autres rendaient, de loin en loin, sans en être le moindrement incommodés, de très-inoffensifs graviers ; le plus grand nombre ne voyaient plus paraître que quelques sédiments passagers, presque toujours relatifs à quelque faute de régime ou d'hygiène.

Quant aux calculeux dont la première cure hydro-minérale a eu lieu sous ma direction, et qui, en raison de l'intensité spéciale de leur affection, se sont astreints à fréquenter nos sources pendant une succession de trois ou quatre années consécutives, ils ont généralement accusé une amélioratiou progressive qui offre tous les caractères d'une guérison confirmée.

Il en est qui n'ont pas reparu au rendez-vous : était-ce pour motifs de guérison ou pour des raisons opposées ? Dans cette dernière hypothèse, ils auraient dû relire ce distique du poëte du bon sens :

> D'abord il s'y prit mal, puis un peu mieux , puis bien,
> Puis enfin, il n'y manqua rien.

Pour ne négliger enfin aucune des nuances qui se sont offertes à mon observation, je dois encore relater ceux qui, après une lacune d'immunité prolongée pendant un certain nombre d'années, étaient ramenés à nous par les appréhensions que leur inspirait l'émission nouvelle de concrétions sans gravité.

J'emprunte, comme exemples, les trois observations suivantes aux médecins qui ont le plus contribué à l'illustration de Contrexéville.

1.° Observation recueillie par Bagard.

« Mademoiselle Desmarets, aujourd'hui veuve d'un officier supérieur de l'ancien régiment de la Reine, étant âgée de dix ans, était tourmentée de la pierre; on la conduisit à Lunéville pour souffrir l'opération de la taille; la saison ne s'étant pas trouvée propice, on la différa. Cette enfant maigrissait tous les jours, et on attendait une mort certaine. On la fit venir à Bourmont, qui n'est pas éloigné de Contrexéville, et dès le premier printemps, qui était celui de 1749, on lui fit prendre les eaux de Contrexéville, qu'on allait puiser à la fontaine.

« Elle se trouva d'abord fort soulagée, elle commença à retenir ses urines et à reprendre de l'embonpoint; ayant continué les eaux à l'arrière-saison, elle s'est trouvée de mieux en mieux.

« Enfin elle est allée au printemps dernier à Contrexéville, où elle a passé une quinzaine de jours et est revenue à Bourmont. Quelques jours après son retour, elle ressentit des douleurs très-aiguës à la vessie et au col de cet organe, qui lui causèrent une sorte de faiblesse. Le lendemain, pareil accident lui survint, elle prit le pot de chambre pour uriner; elle rendit à ce moment sans peine une pierre de la grosseur d'une grosse balle de calibre, mais irrégulière, qui tomba comme un plomb dans le pot.

« Cette pierre que nous possédons et qui nous a été envoyée par une personne célèbre dans le barreau, aussi distinguée par ses talents que par ses connaissances dans l'histoire de Lorraine, et aussi amateur de l'exacte vérité qu'elle est remplie d'humanité et près parent de cette jeune demoiselle, cette pierre, dis-je, a tous les caractères d'avoir eu un plus gros volume ; on y remarque des tubérosités et des enfoncements qui font juger que les eaux de Contrexéville en ont détaché des fragments. »

2° *Observation recueillie par Thouvenel.*

« M. de St-Pater, officier de cavalerie, âgé de cinquante ans, d'une assez forte constitution, avait joui d'une bonne santé jusqu'en 1806, où il éprouva pour la première fois une colique néphrétique, ayant son siége au rein gauche ; cette colique fut suivie de l'émission de deux petits calculs et de beaucoup de sable qui, d'après l'analyse qu'il en fit faire, étaient composés d'acide urique. Mêmes accidents en 1807 et 1808. Il vint à Contrexéville en 1809 et commença l'usage des eaux le 11 juin par trois verres. Le 17, il en but douze. Le 30, il finit sa saison par cinq. L'effet des eaux fut secondé par des bains entiers, de deux jours l'un.

« Le quinzième jour de sa première saison, il ressentit une douleur sourde à la région du rein gauche ; elle persista sans augmentation jusqu'au 1er juillet, premier jour de sa seconde saison.

« Le 2 juillet, il but cinq verres au bain ; dans l'après-midi, la douleur devint très-vive, descendit le long de l'uretère et, par un effort qu'il fit pour vomir, elle cessa subitement; la chute d'un gravier dans la vessie ramena le calme, suivi de l'émission de beaucoup d'urines teintes de sang, qui charrièrent du sable; dans la nuit, il rendit facilement et sans douleur un gravier anguleux, d'un rouge noir, de la grosseur d'un noyau de cerise.

« Le 4, douze verres; il charrie du sable avec ses urines, qui perdent leur teinte sanguinolente.

« Le 10, même quantité d'eau, un bain, point de sable avec ses urines. Il quitta les eaux le 20 juillet bien portant, y revint en 1810 plutôt par reconnaissance que par besoin ; n'ayant éprouvé aucun ressentiment de cette fâcheuse maladie, en 1828 il jouissait encore d'une parfaite santé. »

3° *Observation de Mamelet.*

« M. le duc de Duras, avant l'émigration, avait éprouvé, à diverses reprises, des coliques néphrétiques qui toutes avaient leur siége dans le rein gauche; par le conseil du docteur Thouvenel, il se rendit à Contrexéville pendant l'été de 1788 et 1789; les eaux lui firent rendre beaucoup de sable surtout la première année, et il n'eut aucun ressentiment de cette douloureuse maladie jusqu'à l'hiver de 1809 à 1810, qu'il s'aperçut qu'il recommençait à charrier du sable par ses urines. Il se rendit à Contrexéville, où il fit une saison.

« Le septième jour, neuf verres; urines troubles et mêlées de sables. En enjambant la cuve pour prendre un bain, il ressentit une douleur des plus aiguës le long de l'uretère, qui se fit encore ressentir plus vivement à l'extrémité du gland; de suite, besoin d'uriner; il rend cinq petits paquets de glaires qui étaient, ainsi que les urines, teintes de sang. Il resta deux heures dans le bain ; pendant ce temps il but plusieurs tasses d'eau de graine de lin, urina souvent. Une heure après la douleur passée, il rendit sans le ressentir un gravier ayant trois pointes acérées et enveloppées de glaires. Dans la nuit, les urines ne furent plus teintes et les incommodités qui avaient précédé ce départ disparurent.

« Depuis il jouit d'une bonne santé sous ce rapport ; il revint les années suivantes boire les eaux comme moyen prophylactique jusqu'à sa mort arrivée en 1814. »

CHAPITRE III

LA PIERRE

Cette dénomination, dans l'ordre que nous avons adopté et dans la réalité des faits, s'applique à une concrétion lithique contenue dans la vessie et qui, en raison de son volume, de sa forme ou de tout autre motif, n'en peut pas sortir spontanément par la voie naturelle, c'est-à-dire par le canal de l'urètre. Nous avons, en étudiant la gravelle, donné le nom de *calculs stationnaires* à celles de ces concrétions qui s'immobilisent et continuent à s'accroître dans les bassinets, dans les uretères et même dans l'urètre; cette distinction que ne font généralement pas les auteurs, qui comprennent tous ces calculs dans la catégorie des pierres, nous était dictée, à nous en particulier, par le fait même que l'eau minérale qui motive cette étude suffit souvent à tirer de telles concrétions de leur immobilité et les entraîner au dehors.

La pierre offre des variétés nombreuses de volume, de nombre, de forme, de consistance, de composition.

Son volume peut ne dépasser que de très-peu celui d'un

gravier ordinaire ou atteindre aux proportions énormes de celle décrite par Tollet, qui fut trouvée en 1890 dans la vessie d'un curé mort à la Charité et qui pesait 51 onces ; elle avait suivant son rapport 1 pied de circonférence et 6 pouces 6 lignes de longueur.

En général, plus la pierre est ancienne et plus elle est volumineuse ; mais cette proportionnalité dépend plus encore de sa composition, de l'intensité plus ou moins grande de la diathèse lithique ou des désordres organiques spéciaux auxquels se rattachent sa production et son accroissement.

Ainsi la diathèse urique, moins continue dans ses effets et moins radicalement morbide que la diathèse phosphatique, expose à des pierres vésicales de moindre volume, moins promptes aussi à grossir. Les lésions des organes urinaires, qui gênent la progression et l'évacuation du liquide, qui y mêlent du mucus, du pus, du sang, qui le font passer à l'état neutre ou alcalin, sont tout autant de conditions de rapide accroissement de volume.

Les pierres d'urate d'ammoniaque et d'oxalate de chaux, que ne compliquent pas ces accidents locaux ni partant ces additions lithiques consécutives, conservent souvent pendant des années un très-médiocre volume.

Le plus souvent il n'existe qu'une pierre dans la vessie ; mais on conçoit qu'il puisse s'y en trouver un très-grand nombre dans les cas où cet organe garde tous les calculs qui peuvent descendre des reins. C'est ainsi qu'à l'autopsie de Buffon, on en trouva cinquante-deux dans sa vessie.

Les calculs rénaux qui passent à l'état de pierres conservent généralement leurs formes originelles précédemment décrites. Quand il en existe plusieurs dans la cavité vésicale, ils s'usent et se polissent presque toujours sur leurs points habituels de contact et de frottement.

L'addition consécutive des stratifications phosphatiques, à laquelle ils sont sujets dans les conditions que nous avons spécifiées, leur fait prendre des formes arrondies ou ovalaires; mais ces formes peuvent être très-diversement modifiées par l'influence des parties de la vessie au contact desquelles a lieu la superposition lithique. Les concrétions, le plus souvent phosphatiques, qui ont pour noyaux des corps étrangers accidentellement parvenus dans le réservoir de l'urine, reproduisent les formes variées de ces corps. Il n'est pas rare que deux ou plusieurs calculs réunis sous une même couche lithique secondaire s'indiquent à la surface par autant de saillies mamelonnées.

Les pierres qui offrent dans toute leur masse, ou seulement dans leurs couches corticales, des matières oxaliques sont inégales, rugueuses; celles de nature urique le sont aussi, mais à un moindre degré; les couches phosphatiques sont de toutes les plus régulières et les moins accidentées.

En principe, il en est de la dureté des pierres comme de leur volume; elle s'est accrue d'autant plus que les matières organiques qui les cimentent ont eu plus le temps de se rétracter et de se raffermir; mais de même aussi leur composition entre pour beaucoup dans leurs diversités de consistance. Les pierres phosphatiques sont celles qui se désagrégent le plus facilement; puis viennent par ordre celles d'urate d'ammoniaque, d'acide urique et enfin d'oxalate de chaux, de toutes les plus dures. Il va sans dire que les pierres de composition multiple offrent pour chaque couche différente une consistance différente aussi, et, que pour des causes, qui ressortent de nos études sur la gravelle, leur noyau est généralement leur portion la plus dure.

Nous avons déjà eu l'occasion d'énoncer tout ce qu'il importe de savoir au point de vue de la composition chimique des pierres. Elles contiennent toutes les matières lithiques et organiques d'importation rénale ou de formation vésicale avec lesquelles nous a familiarisé l'étude de la gravelle rouge et de la gravelle blanche, auxquelles il faut ajouter encore l'acide oxalique, la cystine et la xanthine, matières calculeuses exceptionnelles, que nous ferons connaître dans un prochain chapitre. Toutes ces bases lithiques se concrètent isolément ou se surajoutent par couches alternatives, de dates et de nature différentes.

Dans la majorité des cas, les pierres sont libres et mobiles dans la cavité vésicale. Plus rarement elles sont chatonnées, c'est-à-dire maintenues immobiles dans des lacunes accidentelles formées par des dépressions de la membrane interne et par des saillies de la membrane fibromusculaire ; plus rarement encore elles sont enkystées ou, en d'autres termes, enfermées dans l'épaisseur des parois vésicales elles-mêmes.

J'ai recueilli aux sources de Contrexéville ou dans ma pratique privée un certain nombre d'observations relatives à une forme spéciale et peu connue de l'affection qui nous occupe. Les matières phosphatiques ne forment pas à proprement parler une pierre, mais elles constituent des petites concrétions plus ou moins nombreuses adhérentes aux orifices des follicules mucipares, dans la cavité desquels elles paraissent s'être déposées. Si l'on parcourt avec la sonde la paroi inférieure de la vessie, surtout dans la région du col,

elle donne la sensation d'une surface rugueuse, comme cha-
grinée. De nouvelles productions phosphatiques s'ajoutent
à celles-ci, qui finissent par faire une notable saillie tantôt
en un seul groupe mamelonné, tantôt sous forme de concrétions stalactiformes, distinctes les unes des autres. Il est
probable qu'à une époque plus avancée elles se détachent
et deviennent libres dans la cavité vésicale, où elles prennent les caractères habituels de véritables pierres.

A côté de ces sortes de végétations phosphatiques, se
rangent les pierres dites adhérentes, heureusement peu
communes, qui font corps avec des végétations fongueuses
issues du tissu vésical lui-même profondément altéré.

§ I. — ORIGINES ET CAUSES.

Les origines de la pierre ne sont autres que celles des
diverses productions calculeuses décrites dans les chapitres
précédents :

Un calcul descendu des reins et arrêté dans la vessie;
une concrétion développée dans cet organe lui-même sous
les influences que nous avons définies, lui servent toujours
de point de départ. Il ne nous reste donc plus qu'à rechercher pour quelles causes ces calculs rénaux se sont ainsi
arrêtés dans leur progression vers le dehors; pourquoi ces
concrétions de formation vésicale sont restées fixées dans la
cavité où elles ont pris naissance.

Tout calcul, capable de parcourir le long et étroit canal
de l'uretère, devrait à plus forte raison pouvoir sortir du
réservoir vésical, qui s'ouvre au dehors par le conduit rela-

tivement bien plus large de l'urètre; mais les conditions suivantes suffisent à l'en empêcher.

Dans la position horizontale prolongée, à laquelle obligent les maladies de long cours et entre autres les fièvres graves, les fractures, les paralysies, la goutte, le rhumatisme ou simplement des habitudes paresseuses d'abus du lit, le bas-fond de la vessie est maintenu dans une position très-déclive; pour peu que cet organe ait perdu son ressort normal, ce qui est très-fréquent dans tous ces cas et surtout chez les sujets avancés en âge, les calculs qui viennent à se présenter retombent par leur propre poids dans son bas-fond, au lieu de se porter vers son orifice urétral situé bien plus haut.

Ou bien le col vésical, exceptionnellement irritable, et il l'est toujours plus ou moins chez les calculeux, chez les goutteux, chez les rhumatisants, se contracte et se resserre spasmodiquement au lieu de s'ouvrir devant la concrétion, alors surtout qu'elle est dure, anguleuse, inégale;

Ou bien l'orifice externe de la vessie est déformé, obstrué par un développement morbide de la prostate, par un rétrécissement situé dans la partie profonde du canal de l'urètre.

Le bol fécal, dur, volumineux et persistant des sujets constipés; l'utérus engorgé et déplacé de certaines femmes compriment la filière vésico-urétrale, la déforment et la rétrécissent.

Les contractions au moyen desquelles le réservoir urinaire pousse au dehors, par le canal de l'urètre, les liquides qu'il contient et les solides qu'il peut contenir manquent de l'énergie nécessaire pour cette fonction, quand l'organe est paralysé ou seulement affaibli, comme cela a lieu chez les

vieillards, chez certains enfants mous et lymphatiques, chez
les sujets de tout âge qui ont mis une négligence habituelle
à opérer leur miction, chez les goutteux, chez les rhumatisants, chez les calculeux eux-mêmes dans les phases chroniques de leurs affections, dans les maladies des centres
nerveux et surtout de la moelle épinière.

Lorsque, par suite des affections inflammatoires, catarrhales, suppuratives, hémorragiques, ulcératives des reins,
des bassinets, des uretères, de la vessie, de l'urètre, et même
des conduits éjaculateurs, les liquides urinaires, viciés par
les produits fermentescibles de toutes ces exhalations morbides, ont contracté l'alcalescence ammoniacale, les matières
phosphatiques, se déposant en permanence, augmentent
rapidement le volume des calculs parvenus des reins, ou
forment elles - mêmes en peu de temps des pierres trop
grosses pour franchir l'orifice vésico-urétral.

Même chose a lieu quand un corps étranger, qui a pénétré par le canal de l'urètre, par une fistule, par une plaie
ouverte dans la poche urinaire, devient un centre d'attrac-
tion pour les matières sédimenteuses qui descendent des
reins ou pour celles qui se forment sous l'influence des inflammations et des désordres fonctionnels que détermine
leur présence.

§ II. — SYMPTÔMES ET MARCHE.

La plupart des symptômes que nous avons attribués
aux calculs appartiennent aussi à la pierre, et on ne con-
cevrait guère qu'il pût en être autrement. La similitude des

sensations éprouvées par le malade et des signes recueillis par le médecin est telle dans un grand nombre de cas, que l'exploration attentive de la cavité vésicale suspecte peut seule dissiper toute incertitude. Les symptômes que je vais énumérer suffiront néanmoins toujours, sinon à mettre hors de doute l'existence de la pierre, au moins à en faire naître la présomption et à indiquer l'opportunité de cette exploration instrumentale, parfaitement inoffensive quand elle est confiée à une main expérimentée, et dont il vaut mieux hâter que retarder les indications décisives.

Disons tout d'abord que, dans un certain nombre de cas, des pierres, souvent même très-nombreuses ou très-volumineuses, ont été trouvées à l'autopsie dans la vessie de sujets arrivés à un grand âge et qui pendant leur vie n'avaient présenté d'autres signes que ceux d'affections calculeuses plus ou moins bénignes. Tant il est que les souffrances et les dangers dont s'accompagne la pierre dépendent bien moins de sa nature même que de l'état morbide des organes qui la recèlent.

Le malade éprouve le plus communément une sensation pénible de pesanteur dans le bas ventre, au périnée, à l'anus et jusque dans les bourses; des élancements comparés à des coups d'aiguille ou de canif, une chaleur prurigineuse, s'irradient, surtout au moment des actes de la miction, depuis le col de la vessie jusqu'au gland, qui devient souvent le siége d'un agacement spasmodique; d'un ressentiment prurigineux contraignant les malades, et surtout les jeunes sujets, à exercer sur leur verge, pour se soulager, des frictions, des tiraillements, des élongations.

Ces irritations et ces spasmes s'étendent par continuité

ou par sympathie vers les régions lombaires et rénales, vers les bourses, où elles provoquent souvent des épanchements séreux, des varices, des engorgements testiculaires; aux extrémités inférieures des cordons nerveux qui, dans le bassin, avoisinent l'organe vésical, ainsi que dans les mucles des jambes et à la plante des pieds, où se font sentir des crampes et des chaleurs pénibles.

La marche, le saut, les mouvements brusques, l'usage du cheval ou de la voiture, l'action de s'asseoir sur un siége dur et saillant provoquent ou exaspèrent tous ces symptômes.

L'émission des urines reste rarement normale; plus ou moins fréquente, douloureuse et difficultueuse, elle exige des efforts continus, d'où résultent des hémorroïdes, des chutes du rectum, des hernies et fréquemment des contractions intestinales involontaires, qui poussent au dehors, malgré le patient, les matières fécales en même temps que les urines. La miction s'effectue avec plus ou moins de difficultés selon les attitudes variées que prend le malade. Le jet du liquide peut s'interrompre une ou plusieurs fois, ou bien n'être gêné qu'au commencement, ou surtout devenir pénible et douloureux à la fin, quand la vessie, revenant sur elle-même, étreint de ses parois irritables une pierre plus ou moins volumineuse, dure et inégale, plus ou moins mobile, plus ou moins susceptible de s'engager dans le détroit conique de l'organe.

La rétention urinaire peut devenir complète par le fait de cet engagement de la pierre ou sous l'influence de l'irritation et du spasme de la vessie. Parfois, au contraire, il y a incontinence; le liquide s'échappe involontairement, soit d'une manière continue, soit seulement après la miction par suite de la perte du ressort des parois vésicales ou par distension de l'organe, ou même en raison de la forme et de la situation spéciales du corps étranger.

Les sujets affectés de la pierre sont très-exposés à éprouver des excitations génitales maladives, le plus souvent accompagnées d'impuissance et de pertes séminales débilitantes, symptômes qui se rattachent à l'irradiation des irritations vésicales vers la prostate, vers l'urètre, et de celui-ci, par les conduits éjaculateurs qui s'ouvrent à sa partie inférieure, vers les vésicules séminales, les cordons testiculaires et les testicules eux-mêmes.

Leurs urines sont généralement troubles, odorantes, mêlées de mucosités glaireuses, de pus, de sang, de matières lithiques, parfois même de débris de pierres, lesquelles, dans certains cas, ont éprouvé, probablement sous l'influence des contractions sensibles ou insensibles du réservoir qui les renferme, des ruptures dont le bruit a été perçu non-seulement par le sujet lui-même, mais encore par des personnes placées à petite distance. Cette série symptomatique se fait observer d'une manière plus précoce et plus habituelle chez les calculeux phosphatiques que chez les calculeux uriques.

Les femmes, bien moins sujettes à la pierre que les hommes, en éprouvent aussi de moindres accidents.

Les aggravations plus ou moins constantes, plus ou moins tardives, mais toujours très-fâcheuses de cette affection sont les désordres des fonctions digestives, l'amaigrissement et la déchéance des forces organiques, la fièvre lente continue, les hémorragies, les œdèmes, les hydropisies.

Le dénoûement fatal peut ne pas se préparer ainsi lentement et progressivement; les malades soumis à ces lésions et à ces désordres variés du système urinaire, alors même qu'ils ne sont pas compliqués par la présence d'une pierre, sont exposés aux sévices toujours très-graves, le plus souvent même mortels, d'une affection fébrile de nature spéciale; semblable par ses symptômes, par sa marche et sans doute aussi par ses causes radicales, aux fièvres pernicieuses que font naître les miasmes paludéens, les suppurations profondes, les grandes commotions nerveuses, elle procède par accès intermittents, rapidement aggravatifs; et dont l'échéance fatale ne se prolonge guère plus que le troisième ou quatrième accès. J'aurai lieu d'y revenir et d'y insister à l'occasion du traitement.

§ III. — DIAGNOSTIC.

Les nombreux symptômes que nous venons de passer en revue peuvent pour la plupart faire défaut, quoiqu'il existe bien réellement une pierre dans la vessie, ou peuvent encore se faire observer sans qu'elle existe, par le seul fait des diverses occurences de la gravelle compliquée ou non compliquée des lésions organiques et fonctionnelles de l'appareil urinaire; nous avions donc toutes raisons de dire, dès l'abord, que s'ils peuvent faire soupçonner l'existence d'une concrétion vésicale, il n'est que l'exploration directe pour en donner la certitude.

Pour peu que la pierre soit un peu volumineuse, on parvient quelquefois, surtout chez les sujets maigres, à la sentir

sous les doigts promenés sur la région la plus déclive du bas-
ventre, ou portés dans le rectum chez l'homme, dans le vagin
chez la femme, au moment où la vessie vient de se vider.

Les concrétions phosphatiques sont très-fréquemment
contenues dans une dépression que forme le bas-fond de la
poche urinaire, derrière une prostate volumineuse et faisant
saillie dans le rectum, peu au-dessus de l'anus. Dans quelques cas de ce genre, mon indicateur, introduit sans grandes
difficultés par l'anus jusqu'à la hauteur de cette saillie, a pu
non-seulement percevoir la sensation distincte du corps
étranger, mais encore me permettre, quand il n'offrait
qu'une médiocre résistance, de le désagréger, de l'émietter
en quelque sorte contre le plan résistant que lui offrait ma
main gauche fortement appuyée sur le bas-ventre; j'ai pu
ensuite, refoulant d'arrière en avant le fond de la poche
vésicale, l'obliger à se vider dans le canal urétral des détritus
pierreux et des urines boueuses qu'elle contenait.

La sonde pleine ou creuse, flexible ou rigide, de divers
calibres et de courbures variées, que nous faisons pénétrer
par le conduit de l'urètre jusqu'à la cavité vésicale alternativement vide ou pleine du sujet, à qui nous recommandons en outre de prendre des positions variées, finit toujours, entre des mains habiles et attentives, par rencontrer
et révéler la pierre en une ou quelquefois en plusieurs
séances d'exploration.

L'instrument indique, en même temps, l'état organique,
la configuration du canal urétral, de la région prostatique
et de la cavité entière de la vessie, qu'il importe avant tout
de connaître surtout au point de vue d'une opération probable; il donne en outre des notions assez précises sur le

nombre, sur la position habituelle, sur la mobilité, sur la densité et même sur la configuration superficielle du corps étranger; quant à ses dimensions, elles ne peuvent être exactement déterminées que par les différents degrés d'écartement des deux branches d'un lithotriteur bilabe, dont l'introduction dans la vessie n'est ni plus difficile pour le chirurgien ni plus pénible pour le malade que celle d'une simple sonde exploratrice.

L'évacuation préalable des matières retenues dans le dernier intestin ; la détente nerveuse produite par un bain entier ; celle plus directe encore que l'on peut obtenir de petits lavements, de suppositoires ou de topiques opiacés et belladonés ; des injections anodines poussées au moyen de la sonde exploratrice elle-même dans la cavité vésicale, dont elles écartent les parois et effacent les plicatures, ajoutent une facilité et une certitude nouvelles à cette exploration, qui ne doit en outre être faite que dans les intervalles de calme ou de peu d'irritation de l'organe affecté.

Qu'elle ait pour but la recherche de la pierre ou qu'elle soit faite pour un autre motif, cette manœuvre exploratrice me fournit l'occasion de deux remarques que je recommande surtout à l'attention des sujets trop disposés à s'en exagérer la crainte.

La première, c'est que plus une sonde est grosse, surtout à son extrémité vésicale, à condition évidente de ne pas outre-passer les proportions normales du conduit urétral, et mieux elle est tolérée par le patient, et moins elle l'expose à des irritations ou à des éraillements.

La seconde, c'est que les sondes et les bougies en plomb et en étain m'ont toujours paru plus anodines pour le canal et pour la vessie que celles en cire, en caoutchouc et en gutta-percha. Un certain nombre de sujets, pour lesquels j'employais des instruments de cette première sorte, m'ont même fait la remarque qu'ils produisaient dans toute l'étendue de leur canal une sorte de sensation électrique qui n'avait rien de désagréable.

L'eau minérale de Contrexéville mérite d'occuper une place d'élite parmi les moyens propres à déceler l'existence de la pierre.

Sous l'influence des contractions énergiques qu'elle provoque dans les faisceaux musculaires de la poche urinaire et du courant aqueux qu'elle établit des reins au méat, il n'est guère de concrétion, tant stationnaire soit-elle, qui, entraînée et poussée contre le détroit vésico-prostatique, la partie la plus sensible de l'organe, ne trahisse par des signes et des sensations non équivoques son existence jusque-là méconnue.

Après un certain temps de la cure, à l'époque de détente que j'ai fait connaître dans mes premiers chapitres, le canal de l'urètre a acquis plus d'ampleur et a perdu son irritabilité exagérée; le col de la vessie est devenu de même moins impressionable et moins spasmodique; son corps reste plus développé, est moins prompt à se contracter irrégulièrement. La sonde pénètre, explore et indique avec une exceptionnelle facilité.

Il arrive, en outre, qu'elle atteint bien plus directement, dans cette cavité vésicale scrupuleusement rincée, la pierre, qui lui avait échappé jusqu'à ce jour sous son enveloppe de glaires, de caillots sanguins, de matières purulentes, de dépôts sédimenteux diffluents. Cet heureux effet est bien moins péniblement et plus complétement produit par l'injection du dedans au dehors, que pratiquent chaque jour nos buveurs, que par celles que nous opérons d'avant en arrière, à l'aide des instruments.

§ IV. — TRAITEMENT.

Les moyens hygiéniques et médicaux que nous avons indiqués jusqu'ici comme les plus propres à prévenir le développement et à combattre les effets de l'affection calculeuse sont, on le conçoit, les seuls préservatifs de la pierre qu'il nous soit possible d'indiquer. Il ne nous reste donc plus qu'à étudier ceux qu'il convient d'employer quand son existence est bien définitivement constatée.

A toutes les époques, même les plus reculées, on a conçu l'espoir et recherché les moyens de détruire la pierre sur place, à l'aide de substances chimiques introduites par les voies digestives ou directement portées par injections dans la cavité vésicale. Un aveugle empirisme, dénué de toute justification rationnelle, pouvait seul diriger les tentatives de nos prédécesseurs; celles qui datent des notions exactes et des ressources puissantes, dont les sciences chimiques ont enrichi récemment la pratique de notre art, nous auraient certainement permis d'atteindre le but, si ce but était dans la possibilité des choses; mais il est des raisons radicales qui s'y opposent, et qui, sans doute, s'y opposeront toujours.

Nous ne pouvons que répéter, à propos de la pierre, ce que nous avons déjà dit à l'occasion des calculs immobilisés dans les conduits urinaires ou dans les reins, que, s'ils étaient introduits par les voies digestives, les agents alcalins, qui seuls pourraient exercer quelque action sur les concrétions uriques, les agents acides, qui seuls pourraient agir sur les concrétions phosphatiques, resteraient impuissants s'ils étaient de peu d'activité chimique, léseraient les organes digestifs et altéreraient la santé générale s'ils étaient plus actifs. Ils offriraient, nous le savons aussi, ces deux mêmes alternatives, résultant des mêmes causes, s'ils étaient portés directement dans la cavité vésicale. Le liquide dissolvant, qui devrait être mis en contact fréquent avec la pierre, exigerait, en outre, des manœuvres opératoires bien plus prolongées et plus pénibles et plus irritantes que l'opération de la lithotritie, parvenue désormais à une simplicité d'exécution, à une sécurité d'effets, à une certitude de résultats que l'on peut dire absolus, grâce aux beaux travaux de nos modernes urologistes.

L'un des plus illustres représentants de la chirurgie française, le docteur J. Cloquet, après d'habiles et persévérantes tentatives, faites au moyen de la sonde à double courant dont il était l'inventeur, reconnut que nul liquide ne réunit plus que l'eau pure les conditions de succès, s'il ne fallait pas l'acheter par un traitement manuel trop prolongé. Si telle n'était pas mon opinion bien arrêtée; s'il me restait encore, après les cas nombreux et variés où j'ai employé le lithotriteur, quelques imperfections à regretter dans ce mode de guérison de la pierre; s'il me fallait, en un mot, recourir à d'autres moyens, je donnerais la préférence à ces sortes d'injections. Seulement, l'eau dont je ferais usage serait saturée de gaz acide carbonique, ce dissolvant universel des matières lithiques acides ou alcalines, qui ne saurait offenser la membrane urinaire, qui produirait au plus des effets anesthésiques locaux, très-acceptables dans l'occurence dont il s'agit.

L'électricité elle-même, cet autre feu céleste dérobé par la science moderne aux forces de la création, est restée impuissante dans cette œuvre si séduisante de la dissolution ou simplement de la désagrégation des pierres vésicales. A une date qui n'est pas très reculée, des hommes de la plus haute compétence, entre lesquels il suffira de nommer M. Dumas, de l'Institut, en ont fait l'objet de leurs recherches expérimentales et ont été contraints d'y renoncer.

Après tout, il y a plus d'attrait scientifique que d'urgence médicale dans ces investigations : la pratique peut très-bien se suffire avec les ressources actuelles de la lithotritie, secondée par l'eau salutaire dont nous faisons l'étude. Dieu veuille que mes convictions sur cette puissante association de moyens convergents obtiennent une notoriété plus générale, et les cas deviendront de plus en plus rares où la maladie de la pierre, parvenue à ses limites extrêmes par une exceptionnelle incurie, n'offrira plus que les douloureuses ressources de la taille.

Voyons donc quels sont les mérites de l'eau de Contrexéville appliquée au traitement de la pierre vésicale ; et, avant tout, que faut-il penser des propriétés dissolvantes que lui ont attribuées de nombreux auteurs, et dont la tradition locale s'est religieusement conservée depuis Bagard ?

Les pierres de la série urique sont généralement peu volumineuses, quand elles n'ont pas subi les additions de seconde époque, mais elles offrent beaucoup de densité et de résistance; les molécules lithiques qui les composent, très-rapprochées les unes des autres, ne tirent que d'elles-mêmes leur force de cohésion, à laquelle ne contribuent que très-peu les matières animales très-rares qui s'y mêlent.

Sous l'influence du traitement mis en usage à nos sources, les pierres de cette sorte subissent bien les érosions que nous avons déjà mentionnées; mais, les cas exceptés où leur volume médiocre leur permet de franchir la filière vésico-urétrale, dont les dimensions et la contractilité ont été mises dans des conditions nouvelles plus favorables, ces érosions, ces lacunes de surface deviennent plutôt un obstacle qu'un encouragement à la continuation du traitement hydro-minéral : les parois vésicales se contractent plus énergiquement sur un corps dur, plus irrégulier, et partant plus blessant. On a pu pousser l'entreprise jusqu'à ce point sans autres risques que ceux d'une légère irritation, prompte à se dissiper; il peut se faire que l'on soit encouragé à passer outre, mais il peut aussi devenir plus prudent de s'arrêter.

Telles sont les deux perspectives offertes par nos sources aux malades qui portent dans la vessie des pierres dures : les expulser, si elles ne dépassent pas un certain volume, et si l'organe vésical est en assez bon état; reconnaître, dans les conditions contraires, l'urgence de recourir à la lithotritie.

Voici dans cet ordre de faits une observation qui s'est fréquemment produite sous mes yeux : le malade arrivait à Contrexéville avec les signes et les symptômes d'un ou de plusieurs calculs cantonnés dans la région supérieure de l'appareil urinaire. Dans le cours de sa cure, il en venait à éprouver au col vésical des sensations nouvelles pour lui, et qui se rapportaient évidemment à la présence d'une pierre dans cet organe. Le traitement hydro-minéral était continué sans incidents nouveaux. A quelques jours de là, plus souvent après qu'avant son départ de Contrexéville, le malade expulsait, dans un énergique effort de propulsion urinaire, son calcul devenu momentanément pierre, et qui sans doute en aurait subi les évolutions complètes si sa chute dans la cavité vésicale s'était effectuée en dehors de l'action de nos eaux.

En 1834, M. Ségalas a communiqué à l'Académie de médecine l'observation d'un calculeux qu'il venait de lithotritier avec son habileté connue. Treize années auparavant, ce malade, qui avait fait un usage prolongé de l'eau de Contrexéville, avait expulsé plusieurs fragments d'une pierre qui devait avoir, selon le rapport, de dix-huit à vingt lignes de diamètre. Ces fragments étaient composés d'acide urique, de matière animale et de quelques traces d'urate d'ammoniaque.

Le consciencieux observateur Mammelet rapporte le fait suivant :

« M. le maréchal de camp baron de Montgardé avait reçu à la bataille de Wagram (1809) une balle qui pénétra par la hanche droite et sortit du côté opposé, à la racine de la verge, après avoir traversé la vessie. Cette plaie fut longue à se guérir. A la suite, des douleurs nerveuses et des convulsions tétaniques se firent éprouver, surtout après l'exercice du cheval, dans la cuisse et dans la jambe droites. Ces accidents étaient accompagnés ou suivis d'une irritation inflammatoire de la vessie et de pissements de sang.

« Le général arriva aux eaux de Contrexéville le 31 juillet 1821.

« Pendant sa cure, il rendit avec ses urines des matières muqueuses, quelquefois en paquet, d'autres fois sous forme de pellicules plus ou moins larges, accompagnées de sables rouges. Du sang se mêlait souvent aux urines.

« Le 19 août, le malade boit quinze verres; les urines sont chargées de moins de mucus et de sable concret; mais par le refroidissement elles laissent déposer au fond du vase une couche épaisse dure et adhérente de sable roux.

« Le 18, douleur vive à la vessie, mouvements tétaniques de la cuisse, envies d'uriner très-fréquentes. Chaque fois que le malade urine, il sent quelque chose qui se présente au col de la vessie, et qui parfois interrompt le jet de l'urine et détermine des douleurs très-aiguës à l'extrémité du gland; les glaires deviennent très-abondantes; il rend beaucoup de sables mêlés aux mucosités en pellicules assez longues et assez dures pour blesser le canal de l'urètre.

« Dans la nuit du 21 au 27, le général rendit un morceau de drap rouge, roulé sur lui-même et enduit d'une couche d'acide urique. Ce morceau de drap déroulé avait la forme et la grandeur de l'ongle du doigt médius d'un adulte; il séjournait sans aucun doute dans la vessie depuis la blessure reçue en 1809. Quelques heures après sa sortie, les douleurs diminuèrent et se calmèrent tout à fait dans la nuit.

« Retour en 1822. Les eaux lui font rendre pendant les douze premiers jours beaucoup de glaires et de sang, toujours accompagnés de douleurs plus ou moins vives tant au col de la vessie qu'à l'extrémité du gland. Vers le seizième jour, les urines sont devenues claires : les glaires, le sable et les douleurs ont disparu.

« Le général quitta les eaux, bien portant, le 3 août, et, depuis, sa cure ne se démentit pas. »

Si maintenant nous passons des pierres uriques aux pierres phosphatiques, l'action curative de l'eau de Contrexéville se montre encore plus opportune et plus efficace.

Cette pierre est, nous le savons déjà, bien plus fréquemment accompagnée de maladies variées de la vessie, de la prostate et de l'urètre; mais ses couches corticales, moins résistantes, moins irrégulières, sont d'un contact moins douloureux et moins irritant pour tous ces organes, souvent protégés d'ailleurs par l'état de torpeur et d'atonie qu'ils ont contracté à la longue. Les excitations de l'eau minérale et les agressions des corps étrangers sont bien mieux tolérées. On peut, on doit insister sur le traitement hydro-minéral : on ne parviendra pas toujours à une guérison complète, mais on aura très-heureusement préparé l'œuvre de l'instrument lithotriteur, s'il devient nécessaire d'y recourir.

Le malade, toujours plus ou moins débilité, obtient pour premier et inappréciable avantage le rehaussement de ses forces générales; les matières muco-purulentes, sanguinolentes, sédimenteuses, qui obstruaient les voies, sont entraînées au dehors; les orifices et les conduits sont dilatés; les fibres musculaires des parois vésicales recouvrent la contractilité qu'elles avaient perdue; le liquide urinaire reprend, avec ses caractères acides, la propriété de dissoudre les matières phosphatiques dont se compose la concrétion, de ramollir et de dissocier la substance animale qui lui sert de ciment.

J'ai fréquemment observé des malades qui, pendant qu'ils faisaient usage de l'eau, expulsaient journellement des fragments de cette nature, blanchâtres, grumeleux, n'offrant que peu de consistance au moment de leur sortie, mais prompts à se durcir en se desséchant.

L'observation du chaudronnier, que j'ai citée à l'occasion de la gravelle blanche, est un fait type de cet ordre de choses. Ce qui eut lieu dans la partie profonde de son canal, et en quelque sorte sous mes yeux, eût pu se produire tout aussi bien dans la cavité de sa vessie. Si le traitement hydro-minéral n'était pas presque toujours réduit aux insignifiantes proportions d'une cure de vingt et un jours, je suis convaincu que l'on obtiendrait, dans le plus grand nombre des cas de cette sorte, de très-notables diminutions de volume et même des dissociations complètes des éléments de la pierre.

Les concrétions phosphatiques exceptionnellement adhérentes sont assez fréquemment immobilisées entre des colonnes charnues de la vessie, ou, comme on dit, enchatonnées. Cette circonstance est plus propice que défavorable à l'action de nos eaux; elle donne une valeur toute particulière aux injections vésicales, aux douches périnéales, dont nous accompagnons leur usage interne. Des frictionnements exercés sur la masse calculeuse avec le bec d'une sonde, des secousses et des ébranlements produits sur le fond de la lacune qu'elle occupe, au moyen du doigt porté dans le rectum au-dessus de l'anus, sont aussi de très-utiles adjuvants.

Dans la classe de ces pierres immobiles ou peu mobiles se rangent les incrustations phosphatiques stalactiformes, que j'ai décrites au commencement de ce chapitre : leur nature exceptionnelle peu connue m'engage à en citer sommairement quelques exemples.

Un habitant de Lyon fut envoyé en 1855 à Contrexéville par le docteur Barrié, chirurgien en chef de l'hôpital de cette ville, qui lui avait fait subir, deux années auparavant, une opération de lithotritie. Sa santé générale était très-ébranlée ; il éprouvait des douleurs permanentes dans la région vésicale, au périnée et dans la longueur de la verge jusqu'au gland ; ses urines étaient catarrhales, mêlées de mucus et de sédiments blancs ; elles ne pouvaient être rendues qu'avec difficulté. Son canal urétral offrait une étroitesse comparable à celle d'un enfant ; il était en outre doué d'une extrême irritabilité nerveuse.

Une première introduction de la sonde, faite avec des ménagements exceptionnels, me fit reconnaître, au centre même de son trigone vésical, peu en arrière de sa prostate légèrement engorgée, une incrustation adhérente de peu de relief, et qui offrait à peu près la largeur d'une pièce de un franc.

Ce malade toléra avec assez de difficulté le premier tiers de sa cure et dut, sur mon conseil, faire un fréquent usage de bains tièdes pour modérer l'excitation trop vive de sa vessie. Bientôt la tolérance s'établit franchement ; une amélioration progressive se fit sentir dans la santé générale et dans l'état local : je pus introduire bien plus facilement qu'au début une sonde métallique de calibre moyen, et exercer sur la plaque pierreuse adhérente des frictions d'avant en arrière et d'arrière en avant. A la suite de cette manœuvre, que je renouvelai quatre fois sans provoquer aucune irritation, les urines, de teinte laiteuse, laissaient déposer dans le vase une couche épaisse de sédiments phosphatiques mêlés de mucus catarrhal. Une dernière exploration, faite la veille du départ du malade, me permit de constater la complète disparition de cette production phosphatique.

Un employé de l'un des chemins de fer du Midi, âgé de 35 ans, moins débilité que le précédent, sans antécédents d'opération, n'accusant qu'une douleur gravative à l'hypogastre, rendait fréquemment des sédiments grisâtres mêlés d'un léger mucus qui flottait dans l'urine. Je rencontrai dans le bas-fond de sa vessie, à sa partie la plus reculée des concrétions rugueuses, mamelonnées, adhérentes, plus élevées que les précédentes, dont la base occupait une surface d'environ un centimètre et demi. Son canal urétral était très-perméable, brusquement recourbé seulement au niveau de la prostate augmentée de volume. Six fois, pendant la durée du traitement hydro-minéral, j'exécutai sur cette plaque phosphatique la manœuvre déjà décrite, pour laquelle je me servais d'une sonde très-courbe. Au quatorzième jour de sa saison, ce malade rendit une grande quantité de petits débris pierreux enveloppés de glaires sanguinolentes. Dans les jours suivants, ces expulsions se réduisirent à quelques sédiments blancs grisâtres, qui finirent par ne plus reparaître. Au trente-cinquième jour, la guérison était complète.

En 1836, un employé retraité de la préfecture de la Seine se présenta aux sources avec un catarrhe vésical muco-purulent accompagné d'une dysurie très-pénible. La sonde d'argent, que j'introduisis, pour m'assurer de l'état des organes, avant de lui permettre de prendre place à la buvette fut rudement frottée, sensiblement rayée même à son passage dans la région vésico-prostatique déformée et rétrécie.

Dans la soirée, le malade recueillit dans son vase de nuit de petites concrétions brunâtres, allongées, du volume et de la forme d'un demi-grain d'avoine, mamelonnées à l'une de leurs extrémités, coniques à l'autre extrémité, par laquelle elles avaient probablement adhéré à la muqueuse vésico-prostatique.

A chaque fois que je renouvelai la manœuvre de la sonde, le même résultat eut lieu, suivi d'une légère hémathurie. Le malade buvait l'eau minérale à doses modérées ; je lui appris à s'introduire lui-même une sonde flexible, dont le calibre devait être successivement augmenté ; elle servait à faire de fréquentes injections. Le détroit vésico-prostatique finit par s'élargir notablement et fut complétement déblayé des nombreuses concrétions adhérentes que je viens de dire. Le dernier jour de la cure, je pus sentir distinctement une pierre volumineuse située en arrière de la prostate dans un cul-de-sac tellement déprimé que j'eus peine à en atteindre le fonds avec l'extrémité courbe du lithotriteur. Je conseillai à ce malade de garder quelques jours le repos avant de reprendre son traitement, qui exigerait sans doute quelques séances de lithotritie : il partit et ne revint pas, quoiqu'il en eût exprimé l'intention formelle.

§ V. — LITHOTRITIE.

Je ne veux m'en occuper ici que dans ses rapports avec le traitement suivi aux sources de Contrexéville.

Après tout ce que nous avons dit jusqu'ici des influences exercées par cette eau, d'une part, sur les prédispositions diasthésiques et sur les conditions organiques du malade ; d'autre part, sur l'état local de son système urinaire, d'où l'affection calculeuse et la pierre, son expression ultième, tirent leurs origines et leurs complications, il n'est plus besoin que de rappeler sans y insister autrement :

1° Avec quelle opportunité l'usage de l'eau minérale de Contrexéville se recommande comme traitement préparatoire, comme moyen de disposer l'organe urétro-vésical à supporter impunément les épreuves de la manœuvre instrumentale, du séjour et de l'expulsion des débris de la pierre ;

2° De quel puissant secours elle peut être pour débarrasser promptement la cavité vésicale et le conduit urétral des détritus de celle-ci, quand elle a été broyée par le lithotriteur;

3° Quelle sécurité d'avenir elle peut substituer aux préoccupations de récidive dont les opérés de la pierre ne sont pas toujours exempts.

De toutes les opérations lithotripsiques que j'ai eu l'occasion de pratiquer, celles où j'ai pu m'aider, aux sources même, des actions adjuvantes de cette eau salutaire ont été les plus simples et les plus promptes dans l'exécution , les plus satisfaisantes dans les résultats. J'ai en outre pu exercer mon observation sur un certain nombre d'opérés, qui nous étaient envoyés par leurs chirurgiens pour compléter leur guérison ; quelques-uns ont rendu avec toute facilité, sous mes yeux, un ou plusieurs fragments retardataires, et tous ils ont obtenu des résultats très-rassurants pour l'avenir.

L'écueil le plus redoutable de la lithotritie, l'éventualité la plus grave des maladies du système urinaire est, j'ai déjà eu occasion de le dire, la fièvre d'accès, de forme pernicieuse, qui survient brusquement dans des cas presque toujours imprévus et malheureusement trop fréquents. Le sulfate de quinine, le seul médicament que connaisse et qu'emploie en pareil cas la pratique médicale, est bien loin de réussir comme il le fait dans les fièvres intermittentes pernicieuses d'origine paludéenne ; non-seulement il reste presque toujours impuissant à enrayer les dangers imminents de cette fièvre ; mais encore il aggrave par son action locale les accidents inflammatoires dont l'appareil urinaire est simultanément le siége.

L'hydro-ferrocyanate de potassse et d'urée ou celui de soude, dont j'ai fait connaître le premier les propriétés fébrifuges, sont bien préférables au sel de quinquina dans ce cas spécial. Dès la première heure de leur administration, qui peut avoir lieu au plus fort du redoublement fébrile, ces composés médicamenteux ne manquent guère d'arrêter la succession aggravative des accès, qui perdent ainsi toute leur gravité et disparaissent en général dans les trente-six heures. Ils agissent en outre comme des sédatifs et non comme des excitants de l'inflammation localisée dans le système urinaire.

En 1858, nous avions très-simplement et très-heureusement lithotritié, mon excellent confrère Philips et moi, M. O... affecté d'une pierre urique peu volumineuse et dont l'organe vésical était en parfait état. Le lendemain de la troisième et dernière introduction du brise-pierre, il fut inopinément pris d'un violent accès de fièvre, dont les phases de frisson, de chaleur et de sueur se prolongèrent environ vingt heures. Le sulfate de quinine fut immédiatement prescrit à dose élevée pendant mon absence ; un second accès plus alarmant encore que le premier se déclara au commencement de la nuit suivante. Appelé en toute hâte au lit du malade, je prescrivis sur-le-champ, et sans attendre la fin du redoublement, des doses répétées d'hydro-ferrocyanate ; à deux heures de là, je constatais avec joie une prompte rémission fébrile. Le troisième accès fut à peine indiqué et M. O... entra en pleine convalescence. Je pus dès lors, je puis encore, au moment où j'écris ces lignes, compter un ami de plus et des meilleurs.

Pendant l'été de 1866, j'ai pratiqué une opération de lithotritie beaucoup plus difficultueuse et beaucoup plus compliquée sur le frère du docteur G. de B..., membre du Corps législatif. Nous fûmes inopinément surpris dans le cours de l'opération par des accidents fébriles de même nature que ceux de l'observation précédente. M. G. de B..., doué d'un grand sens médical, que sa situation politique ne lui a pas fait oublier, m'exprima avec une vive émotion ses appréhensions et sa défiance du sulfate de quinine. Nous convînmes d'employer sur-le-champ l'hydro-ferrocyanate.

Les résultats de cette médication furent tout aussi prompts, tout aussi satisfaisants que je viens de le dire, et je pus mener à bonne fin, sans nouveaux incidents, cette opération l'une des plus compliquées. J'ai pu tout dernièrement encore presser affectueusement la main de cet opéré, rajeuni de vingt ans selon ses propres expressions.

CHAPITRE IV

CALCULS RARES

Sous ce titre se rangent les calculs d'*oxaiate de chaux*, ceux de *cystine*, de *xanthine* et les calculs *pileux*.

Je ne m'en occuperai que très-succinctement et seulement au point de vue de leur composition chimique, plus intéressante pour la science que pour la pratique médicale. Quant à leur traitement comme corps étrangers développés dans les voies urinaires, je n'ai rien à en dire qui ne se trouve dans les chapitres précédents.

§ I. — CALCULS D'OXALATE DE CHAUX.

Cette matière lithique ne se présente que rarement sous forme de sédiments ou de graviers. Elle prend plus souvent part à la composition des pierres vésicales, où on la trouve mêlée à l'acide urique et même aux phosphates.

Les calculs qu'elle forme sont de couleur brunâtre, peu volumineux, très-durs, très-denses et rugueux comme des mûres, dont ils se rapprochent en outre par leur couleur, ce qui leur a fait donner le nom de calculs *muraux*.

De même que ceux de nature urique, ils appartiennent aux urines acides. On prétend les avoir aussi rencontrés mêlés aux phosphates des urines alcalines.

L'acide oxalique paraît être un dérivé de l'acide urique, dont il ne diffère que par un moindre degré d'oxydation et auquel il est fréquemment associé. Cette opinion n'a rien qui ne puisse se justifier chimiquement, depuis surtout que Gay-Lussac a démontré par des expériences précises qu'un grand nombre de substances végétales ou animales, brûlées au contact des alcalis, comme le sont les matières alimentaires en présence de la soude libre de notre sang, donnent pour produit des principes oxaliques.

Néanmoins, un grand nombre d'auteurs se fondant sur l'existence de cet acide dans les végétaux à l'état de bioxalate de potasse, de soude et de chaux, veulent que les concrétions urinaires, auxquelles il donne lieu, soient imputées aux aliments qui le contiennent ainsi tout formé.

On a longtemps aussi fait jouer un rôle dans les formations calculeuses aux concrétions dures de certains fruits, aux coquilles d'œufs et jusqu'au sel de cuisine introduits par les voies digestives! Pour qui sait qu'il n'est guère d'aliments végétaux ni de boissons fermentées, sans compter le levain du pain et partant le pain lui-même, qui ne contiennent un peu ou beaucoup de principes oxaliques, il ne resterait, pour éviter la gravelle en question, qu'à imiter l'exemple de ce prince des temps anciens qui se laissa mourir de faim pour éviter le poison. L'affinité de l'acide oxalique pour la chaux est tellement grande, qu'il ne peut guère se trouver mêlé au bol alimentaire sans y rencontrer des principes calciques plus que suffisants pour le saturer, le rendre insoluble et lui faire ainsi prendre la voie intestinale au lieu de la voie rénale.

Quoi qu'il en soit, les deux opinions opposées conduisent également à faire prédominer les viandes sur les végétaux dans le régime des sujets affectés de gravelle oxalique, soit en raison de la plus forte proportion des principes calciques que contiennent ces derniers, soit parce que généralement ces sujets paraissent doués d'une moindre plasticité du sang que ceux qui sont atteint de gravelle urique.

L'eau de Contrexéville ne perd, dans le traitement de cette variété de l'affection calculeuse, aucun des avantages que nous lui connaissons.

§ II. — CALCULS DE CYSTINE ET DE XANTHINE.

Les auteurs ne citent qu'un très-petit nombre d'exemples de ces sortes de concrétions urinaires, des dernières surtout.

Celles que forme la cystine sont jaunâtres, demi-transparentes comme la cire, d'une cassure brillante, aiguillée, légères et faciles à rayer avec l'ongle.

A l'observation médicale, la cystine se comporte comme la matière urique; elle se montre comme elle sous forme de sables, de graviers et de calculs; l'émission de ceux-ci, leur arrêt dans la cavité vésicale à l'état de pierres, ne diffèrent en rien de ce que nous savons déjà de la première de ces matières lithiques. Chimiquement, la cystine se rap-

procherait plutôt de certains corps gras excrémentiels telle
que la cholestérine, qui joue un rôle important dans la formation des calculs biliaires.

La xanthine, nommée aussi acide *ureux*, en raison de
ses rapports avec l'acide urique, formait dans les cas très-
rares où elle a été rencontrée des calculs peu volumineux,
de couleur fauve brunâtre, de surface luisante, de cassure
lamelleuse et micacée.

§ III. — CALCULS PILEUX.

Magendie a observé trois fois ces singulières concrétions
composées de phosphate de chaux, feutrées par de grandes
quantités de poils très-fins, qui en présentaient même un
certain nombre implantés à leur surface. Ces faits ne peuvent guère se comprendre, à mon sens, que par la rupture,
sur un point quelconque des cavités urinaires, de l'un de
ces kystes remplis, aussi eux, de productions pileuses, qui
ont été rencontrés en diverses parties du corps par plusieurs
chirurgiens.

CHAPITRE V

MALADIES DES REINS

L'affection rénale, qui se fait le plus fréquemment observer aux sources de Contrexéville, offre les caractères suivants :

Le sujet se plaint d'une douleur sourde, profonde, qui s'exaspère à l'occasion de toute fatigue, de toute imprudence, de tout excès. Elle s'augmente par la pression ; elle siége sur les deux reins ou sur un seul, et plus particulièrement sur le gauche ; de là, elle s'irradie dans toute la région lombaire.

Les urines ne présentent rien d'anormal, ou bien elles sont mêlées de sédiments uriques ou phosphatiques, de mucosités, de matières purulentes, de sang, d'albumine, de principes sucrés. Ces altérations du liquide urinaire ne peuvent d'ailleurs se rapporter à la vessie, que l'on trouve exempte des diverses lésions qui lui sont propres.

A ces signes, on reconnaît une néphrite de causes et de formes variées dont les principales sont les suivantes :

1° Une *irritation inflammatoire* des membranes ou du

tissu propre des reins, motivée par un abus de boissons excitantes; par le contact habituel d'urines suracides; par le séjour trop prolongé dans un lit moelleux; par un régime trop concentré et trop excitant; par une percussion sur les côtés; par certaines maladies de la peau; par l'action des cantharides; par l'usage fréquent des boissons dites diurétiques, de celles surtout qui contiennent des principes salins.

Cette inflammation rénale, habituellement chronique, présente des phases d'acuité plus ou moins intense. L'usage de nos eaux ne doit être prescrit qu'en dehors des conditions de l'état aigu, ou après qu'il a été calmé par des émollients et des antiphlogistiques. A ces précautions près, il modifie très-heureusement la lésion morbide locale.

2° Une affection *névralgique* ou *rhumatismale*. La seconde de ces deux formes de l'irritation rénale est de beaucoup la plus fréquente; très-mobile à ses débuts, facile à déplacer par l'emploi des moyens propres à produire une excitation dérivative de la peau, elle finit, si elle est négligée, par devenir permanente et par provoquer de fâcheuses complications. Son principal symptôme est l'émission habituelle d'urines que troublent des matières sédimenteuses jaunâtres, limoneuses, formées par du mucus, de l'urate d'ammoniaque, des phosphates calciques et magnésiens.

Les effets de la cure m'ont ici paru moins prompts que dans le cas précédent. Il faut une certaine persistance dans le traitement hydro-minéral; il faut le seconder par la prescription des douches, des bains sulfureux, etc.

3° L'*hématurie* ou pissement de sang, qui provient des reins, se reconnaît surtout parce que, abstraction faite des autres symptômes, le sang ne se présente pas liquide, rouge et même rutilant comme cela a lieu dans les affections du col de la vessie, de la prostate et de l'urètre, mais se sépare en deux parts, dont l'une colore en rouge brun le liquide urinaire, tandis que l'autre se concrète sous forme de caillots allongés, vermiculaires, décolorés ou noirâtres.

Tous les cas de ce genre que j'ai observés à Contrexéville se rattachaient à des concrétions calculeuses, emprisonnées dans les bassinets des reins ou même dans leurs parties tubuleuses et corticales. Je n'ai parfois constaté d'autres causes que le simple charriement de cristaux durs et anguleux d'acide urique, d'acide oxalique, de phosphate ammoniaco-magnésien. Le plus souvent l'hématurie se rattachait à la progression difficultueuse d'un gravier, de forme irrégulière, descendant des reins à la vessie.

Dans toutes ces occurences, on le conçoit, l'emploi de nos eaux s'indique de lui-même, mais il peut n'en plus être ainsi quand l'hématurie est le symptôme d'une dégénérescence grave, cancéreuse ou tuberculeuse des tissus du rein. Les résultats du traitement hydro-minéral ne peuvent pas toujours être déterminés, *a priori*, dans ces cas d'un diagnostic obscur et incertain; si l'on juge opportun d'en essayer les ressources, parfois inespérées, ce doit être à condition d'une attentive surveillance et d'une prudente réserve.

4° L'*albuminurie* légère, que ne compliquent pas encore les lésions profondes des tissus du rein et l'altération radicale de l'économie tout entière, s'est souvent améliorée sous mes yeux, au point que les urines, que j'analysais avec soin, ne présentaient plus trace d'albumine et que la santé générale du malade progressait sensiblement. Dans des cas beaucoup plus graves, et entre autres chez le professeur Richard, de regrettable mémoire, les effets de l'eau ont été très-incertains, et n'ont donné quelques améliorations partielles qu'à condition d'une cure très-ménagée.

5° *Les hydatides* des reins sont moins rares qu'on ne le croit généralement. En voici deux exemples observés à nos sources.

Dans le premier, il s'agit d'un jeune Espagnol, attaché d'ambassade, qui présentait pour tout symptôme une douleur néphrétique sourde, continue, aggravative, et qui, dans le courant de sa saison, rendit avec les urines un corps globuleux, transparent, fort ressemblant à un petit grain de raisin blanc, précédé et suivi de nombreux lambeaux membraneux, qui me parurent être les débris d'autres hydatides plus volumineuses.

Le second exemple se rapporte à un entrepreneur de bâtiments, homme de forte constitution, âgé de 42 ans, dont l'historique se résume ainsi. Première saison en 1845 : douleur obtuse s'étendant du rein gauche à l'aine du même côté; urines habituellement louches et parfois catarrhales ; vers la fin de la saison, expulsion de quelques pellicules membraneuses. Retour en 1846. Au dixième jour de la cure, élimination facile d'une membrane d'apparence muqueuse, épaisse d'un demi-millimètre, traversée en plusieurs directions par de petits vaisseaux sanguins, indiquant une forme primitivement sphérique et qui recouvre, quand elle est étendue sur un plan horizontal, une surface de $0^m,10$ de diamètre. Jusqu'au dernier jour de son traitement, ce malade continue à rendre des lambeaux membraneux de moindres dimensions et de moins en moins abondants. Il ne revint pas l'année suivante, parce que sans doute sa guérison était restée complète.

6° Le *diabète sucré* me paraît jusqu'à ce jour bien mieux à sa place aux sources de Vichy qu'à celles de Contrexéville. L'amélioration immédiate est la règle dans le premier de ces établissements ; dans le second, elle est moins prompte et plus incertaine ; peut-être même n'est-elle constante que dans les cas où le diabète se complique de gravelle. En voici un exemple.

Un ancien officier, âgé de 60 ans, de constitution pléthorique, très-anciennement amputé du bras droit, et qui rendait, avec des urines sucrées, de copieux sédiments d'acide urique, éprouva pendant deux saisons consécutives (1852-1853) une notable amélioration de cette affection compliquée. Il cessa de venir à Contrexéville à dater de l'année 1854.

7° Le *pus* et le *muco-pus*, mêlés aux urines dans les reins eux-mêmes, ont une origine souvent fort obscure, et se rattachent à des conditions morbides très-variées, d'où dépend toute leur gravité, qui peut être de peu d'importance ou de très-fâcheux pronostic.

Des abcès situés au voisinage des reins peuvent s'ouvrir dans leurs conduits excréteurs et mêler au liquide urinaire des matières purulentes, à la production desquelles ces organes restent étrangers. Il ne résulte de ce fait aucune complication nouvelle de l'affection elle-même, dont il constitue plutôt l'une des terminaisons les plus favorables. Il ressort avec une opportunité toute particulière du traitement usité à nos sources.

La membrane muqueuse qui tapisse la cavité des bassinets et qui revêt les tubulures des reins peut être le siége d'un catarrhe aigu ou chronique et mêler au liquide urinaire des matières muco-purulentes. Cette affection est rarement isolée et se rattache généralement aux diathèses phosphatiques, catarrhales, dartreuses, œdémateuses, accompagnées, comme nous l'avons dit, d'un certain degré de débilité organique et d'inertie fonctionnelle. Notre traitement hydro-minéral convient ici tout particulièrement et réussit presque toujours à faire disparaître la purulence des urines.

Celle qui se rattache à l'existence des calculs immobilisés dans les reins est non moins évidemment de notre ressort : sa curabilité est subordonnée à celle des concrétions elles-mêmes.

La purulence des urines albuminuriques est grave comme cette affection parvenue à son degré extrême. L'eau de Contrexéville, avons-nous dit, ne suffit pas toujours à la guérison ; mais est-il un moyen de traitement qui puisse mieux faire?

J'ai sous les yeux un sujet âgé de 72 ans, assez bien portant d'ailleurs, chez qui un volumineux calcul, longtemps stationnaire dans la cavité du rein gauche ou du commencement de l'uretère, a laissé à sa suite, selon toutes probabilités, une dilatation formant poche. Sous l'influence de diverses causes, et surtout du froid humide, ce sujet est pris de douleurs sourdes dans le côté, il ressent quelques frissons vagues, un peu de fièvre, du dégoût pour les aliments ; il tarde peu à expulser, avec des douleurs très-vives mais de peu de durée, qui s'étendent du col de la vessie à toute la longueur de l'urètre, des mucosités épaisses, filantes, mêlées de pus. Alors tout rentre dans l'ordre. Seulement les urines restent louches et très-odorantes. Ce malade ne pourrait mieux faire que de reprendre le chemin de Contrexéville, qu'il a fréquenté à l'époque de ses crises néphrétiques, où il s'est débarrassé de son calcul rénal immobilisé, et, en même temps, de toute production calculeuse ultérieure.

CHAPITRE VI

MALADIES DE LA VESSIE

Ce réservoir fibro - musculaire n'a pas seulement pour mission passive de collecter les liquides qu'y versent sans cesse les reins par les conduits des uretères ; il a, en outre, pour fonction active, de se contracter en temps opportun sur ce liquide, réuni en certaines proportions, et de l'expulser au dehors par un jet vigoureux. Il n'y est aidé par les muscles des parois abdominales que dans des circonstances exceptionnelles de difficultés à vaincre. Cette importante fonction de l'organe vésical cesse de s'accomplir régulièrement dans des conditions morbides variées :

1° Il suffit que de faibles proportions d'urines soient réunies dans la vessie, pour que le sujet éprouve des besoins fréquents et irrésistibles de miction, ou, plus expressivement, de micturition. Un certain degré d'affection catarrhale accompagne souvent cette exagération de la nervosité vésicale, mais souvent aussi cette dernière constitue à elle seule tout le désordre morbide.

Cette perturbation fonctionnelle, que nous pourrions désigner par l'expression d'intolérance urinaire, se présente souvent aux sources de Contrexéville en la personne d'anciens officiers de cavalerie, d'anciens magistrats ou de non moins anciens employés de diverses administrations.

Ces sujets ont généralement dépassé la moyenne de la vie; ils sont fortement constitués, sanguins et nerveux; leurs urines très-colorées mais limpides, se concentrent au moindre écart de régime ou d'hygiène, et charrient des sédiments rouges, cristallins, qui les rendent trés-irritantes pour les parties qu'elles baignent ou qu'elles traversent.

Leur confession est presque toujours la même : assujettis aux despotiques exigences de leurs diverses fonctions, ils ont uriné quand ils ont eu le temps et non quand ils en ont éprouvé le besoin. En outre, doués qu'ils sont tous plus ou moins d'énergiques appétits de tous genres et de ressources organiques à l'avenant, ils ont largement usé et même abusé de toutes choses; souvent ils ont la goutte, ou du moins ils en accusent les tendances.

D'autres sujets, moins nombreux, de constitution sèche et nerveuse, souvent plus jeunes, mais qui ont compromis leurs organes urinaires dans la part qu'ils prennent aux actes vénériens excessifs, présentent aussi cette irritabilité morbide de la vessie.

Elle peut être, enfin, le résultat d'excitations sympathiques longtemps imposées à la vessie par des calculs des reins ou des uretères, par des hémorroïdes, par une habituelle constipation, par les affections aiguës et chroniques de la prostate et du canal de l'urèthre, et, chez les femmes, par les divers états morbides de l'appareil utérin.

En dehors de toutes autres influences, elle reconnaît souvent pour antécédents des habitudes de boissons abondantes, alcooliques, gazeuses ou même simplement aqueuses.

Chez tous ces sujets, le traitement de Contrexéville ne donne ses meilleurs effets qu'à la condition d'être suivi sous sa forme modérée et d'être secondé par un fréquent usage de bains tièdes ou frais. L'injection de quelques onces d'eau froide dans le rectum, les ablutions périnéales froides sont aussi d'utiles auxiliaires.

2° Le désordre fonctionnel de la vessie est de caractère tout opposé : le sujet, très-peu sensible, insensible même aux impressions du liquide accumulé dans cet organe, n'est averti du besoin de la vider que par une sorte de gêne, de distension du bas-ventre. L'urine n'est plus lancée à distance par un jet vigoureux ; elle s'écoule lentement et passivement, selon sa pesanteur. Son évacuation n'est pas complète ; après la miction terminée, il s'en écoule encore une proportion dans les vêtements. Il en reste même habituellement dans le bas-fonds de la vessie ; elle y devient odorante, trouble, muqueuse, phosphatique, et communique ces caractères aux émissions suivantes.

Cet état constitue l'atonie vésicale ; il n'est très-souvent que la conséquence successive et plus ou moins tardive de l'état que nous venons de décrire chez les mêmes sujets soumis aux conditions de la débilité sénile ou morbide ; il n'est alors que l'un des symptômes des affections chroniques de la prostate, de l'urètre, de la vessie elle-même ; il peut, enfin, se rapporter aux impuissances nerveuses déterminées par les lésions de la moëlle et du cerveau.

La présence d'une pierre dans le réservoir de l'urine peut en être aussi la cause.

Le traitement de Contrexéville se recommande de lui-même dans tous ces cas; seulement, pour la plupart, ils exigent une certaine persévérance, que l'on ne rencontre pas toujours chez ces sujets que ne menacent ni des souffrances très-vives, ni des dangers bien définis.

Les doses élevées d'eau minérale leur conviennent bien moins qu'aux calculeux; ils doivent s'en tenir à la forme tonique, modérée et prolongée de notre cure. Je les soumets, en outre, aux degrés les plus excitants de nos douches dorsales et périnéales; les injections d'eau minérale à sa température naturelle, pratiquées au moyen de la sonde à double courant, leur rendent aussi de grands services.

3° L'atonie vésicale et son inertie musculaire peuvent être telles que la volonté du sujet n'intervienne plus dans l'évacuation de ses urines; qu'en un mot, celles-ci ne coulent plus que par refoulement, quand le réservoir plein et distendu ne peut plus contenir celles qui continuent à y être versées par les uretères.

Telle est l'incontinence, dont les effets apparents sont à peu près les mêmes que ceux de l'intolérance, mais dont il est toujours facile de la distinguer. Elle n'est que le degré le plus avancé de l'atonie vésicale; elle reconnaît les mêmes causes et exige à nos sources le même mode de traitement.

Tous ces sujets doivent être en état de s'introduire eux-mêmes une sonde évacuatrice. Nous mettons un soin particulier à leur en apprendre la manœuvre simple et facile, s'ils ne la connaissent déjà.

4° La rétention complète de l'urine, complication ordinaire des états que nous venons de décrire, mais qui peut aussi survenir inopinément chez un sujet en pleine possession de toute la régularité de ses fonctions vésicales, reconnaît les causes suivantes, de nature très-diverses, que parvient toujours à discerner un praticien expérimenté.

Ces causes sont : un état de spasme, de contraction irrégulière du col vésical ; un corps étranger, un calcul, une pierre ou seulement des mucosités et des caillots sanguins oblitérant son orifice ; un gonflement inflammatoire de la prostate, de la membrane vésico-urétrale ; les contractures nerveuses, les rétrécissements organiques du canal de l'urètre ; la compression du détroit vésico-prostatique par diverses tumeurs du bas-ventre, du gros intestin, de l'utérus.

La rétention urinaire, qui n'est qu'un incident sans gravité par lui-même dans la pluralité de ces circonstances, devient, en un temps très-court, très-dangereuse si elle ne cesse spontanément, ce que l'on peut toujours espérer dans les cas de simple spasme, ou si la main habile du chirurgien ne la fait promptement cesser.

Que tous ceux que l'état morbide de leur organe vésical prédispose à cet accident prennent donc en très-sérieuse considération le conseil que je leur donne d'apprendre à s'introduire eux-mêmes la sonde évacuatrice ; mais si, en cas d'urgence, leurs premières tentatives restent infructueuses, qu'ils y renoncent sans plus tarder et qu'ils recourent à une main plus habile et surtout plus calme que la leur.

§ I. — CATARRHE VÉSICAL.

Cette affection se compose d'un état inflammatoire chronique et permanent, mais sujet à revêtir la forme aiguë. Elle a pour siége essentiel la membrane muqueuse qui tapisse la cavité vésicale, mais elle finit par compromettre tous les tissus de l'organe dans ses aggravations successives, dont les plus ordinaires sont l'épaississement, l'induration et l'ulcération. Elle se traduit au dehors par des urines plus ou moins abondamment mêlées de mucosités glaireuses, de pus, de sang, de dépôts phosphatiques, d'aspect trouble, d'odeur ammoniacale et presque toujours alcalines.

L'atonie sénile, les débilitations organiques et fonctionnelles produites par les fièvres graves, par l'insuffisance du régime, par l'habitation des lieux humides et malsains ; les diathèses dartreuse, rhumatismale, calculeuse et goutteuse ; certaines dispositions lymphatiques humorales en sont les causes les plus habituelles.

Souvent elle est la complication et la suite des désordres fonctionnels décrits dans la première partie de ce chapitre, ou bien de la longue permanence des écoulements et des rétrécissements du canal de l'urètre, ou encore des irritations ou des engorgements de la glande prostate. Elle est en outre dans les éventualités plus ou moins immédiates de l'affection calculeuse et, par analogie, de la présence de tout corps étranger dans la cavité vésicale.

Elle s'allie fréquemment à la plupart des lésions dont est

susceptible l'appareil urinaire, qui lui ont servi de causes ou qui en sont au contraire les effets consécutifs; mais il n'est pas rare de la trouver primitive et essentielle, c'est-à-dire sans autres antécédents et sans autres lésions organiques que ceux qui lui appartiennent en propre.

Le catarrhe vésical essentiel s'améliore et se guérit aux sources de Contrexéville mieux que par tout autre moyen; la plupart des complications dont il peut dépendre ou auxquelles il a donné lieu trouvent en outre dans ces eaux des ressources multiples de guérison.

J'ai été témoin de résultats tellement inespérés dans cet ordre de faits, que je ne saurais plus préciser jusqu'où s'étend et où s'arrête l'efficacité de cette héroïque médication. La dégénérescence cancéreuse du tissu vésical s'y soustrait sans doute, mais heureusement elle est rare et fréquemment douteuse.

Les malades auxquels se rapportent ces observations ont été pour moi l'occasion d'une remarque intéressante, que je dois mentionner ici et que je me propose de soumettre à de nouvelles études : plusieurs d'entre eux étaient simultanément affectés de catarrhes bronchiques et de manifestations dartreuses plus ou moins intenses; or, ces états morbides concomitants se sont améliorés et guéris parallèlement à la maladie vésicale.

J'ajouterai enfin que le catarrhe relié à l'existence d'une pierre, et qui souvent persiste à la suite de l'opération, m'a paru se prêter plus qu'aucun autre aux heureux effets du traitement hydro-minéral. Je pourrais, entre autres faits de cette sorte, citer celui d'un jeune homme de 25 ans, très-affaibli, que j'opérai par la litbotritie d'une pierre phospha-

tique peu volumineuse, dont les symptômes offraient néanmoins une gravité peu ordinaire. A la fin de sa saison de
vingt-cinq jours, il ne gardait plus guère que le souvenir de
l'affection catarrhale intense qui seule avait attiré l'attention
du médecin consulté avant le voyage de Contrexéville, et
contre laquelle il avait inutilement dirigé pendant six ans
toutes les ressources de l'art.

§ II. — HÉMATURIE VÉSICALE.

Le sang qui provient de la cavité vésicale peut ne s'être
mêlé au liquide urinaire qu'au moment même de son expulsion et présenter tous les caractères de celui qui vient d'être
tiré d'une artère ou d'une veine; mais il peut arriver aussi
qu'avant sa sortie il ait séjourné un certain temps dans l'organe, et alors il se montre altéré et modifié comme nous
l'avions dit de celui que fournissent les reins. On a voulu
différencier l'une de l'autre l'hématurie rénale et l'hématurie vésicale, par le fait que, dans le premier cas, le sang
accompagne les dernières proportions de l'urine évacuée,
tandis que, dans le second cas, il se montre au début de la
miction, alors surtout qu'il a été fourni par les parois du
col; mais ces caractères ne sont pas constants, et il est toujours utile, souvent même indispensable, de rechercher
par d'autres moyens les provenances et les causes de cette
hémorragie.

Chez les sujets pléthoriques, chez les femmes sanguines
insuffisamment réglées, il n'est pas rare que la membrane
vésicale, parfaitement saine d'ailleurs, devienne le siége mo-

mentané d'une exhalation sanguine, analogue à celle beaucoup plus habituelle qui a lieu par les fosses nasales. Ce cas ne présente aucune gravité et constitue presque toujours au contraire une crise salutaire.

Le charriement répété de sédiments et de sables durs suffit parfois à développer une disposition vasculaire hémorragique de la muqueuse vésicale; mais plus souvent le fait se rapporte à la présence d'une pierre et il indique la nécessité de pratiquer des recherches avec la sonde.

Au lieu d'une pierre ou en même temps qu'elle, cet instrument peut rencontrer des végétations, des fongosités, dont il n'est pas impossible d'espérer la guérison tant qu'elles n'ont pas encore subi la dégénérescence cancéreuse.

Le cas suivant est celui qui s'observe le plus fréquemment à nos sources.

Le sujet, presque toujours avancé en âge, offre tous les attributs de la constitution pléthorique veineuse; il a plus ou moins longtemps pissé le sang et ne s'en est pas senti sensiblement affaibli. Ses urines, sujettes à charrier des sédiments rouges mêlés de mucus léger, se teignent par intervalles souvent très-rapprochés d'un sang très-abondant, tantôt rouge et rutilant, tantôt brunâtre et accompagné de caillots auxquels la filière urétrale imprime une forme cylindrique allongée et qui parfois même obstruent ce canal, jusqu'à ce que de vigoureux efforts de miction ou les manœuvres manuelles du sujet les fassent sortir. On trouve toujours, à premières questions, qu'il s'agit d'anciennes habitudes hémorroïdaires, qui persistent encore ou qui ont cessé de se manifester à dater des pissements de sang. Le doigt indicateur porté dans la partie inférieure du rectum en reconnaît l'état variqueux ; la sonde introduite dans la vessie ne rencontre rien, sinon un certain développement de la prostate et un état particulier de la membrane irrégulière, rugueuse, résistante, surtout au voisinage du col. Ce cas a pour filiation évidente l'état hémorroïdaire des veines du rectum transmis par continuité à celles de la paroi vésicale inférieure. A moins d'altérations organiques locales trop profondes, on peut encore obtenir d'excellents résultats de l'usage interne de nos eaux secondées par des douches périnéales froides ; mais il faut se hâter, parce que de graves désordres généraux et locaux peuvent naître de là.

§ III. — NÉVRALGIE VÉSICALE.

Le plus souvent elle n'est que la complication fort douloureuse des diverses affections précitées. Sous sa forme essentielle indépendante, elle est moins rare chez la femme que chez l'homme, probablement en raison des influences de contiguïté ou de sympathie exercée sur la vessie et sur l'urètre par l'organe utérin.

Elle paraissait se rapporter aux perturbations de l'âge critique chez une dame âgée de 45 ans, épouse d'un médecin distingué de Nancy. Elle vint à Contrexéville en 1854. Ses urines n'offraient rien de particulier ; l'exploration de sa vessie et de son utérus ne donnait que des résultats négatifs. Des douleurs atroces se faisaient sentir au col vésical et dans le canal de l'urètre, soit spontanément, soit au moment de la miction. Deux saisons faites à la suite, avec un mois d'intervalle, produisirent une grande amélioration, qui sans doute fut restée décisive; mais cette intéressante malade, rentrée dans ses foyers, mourut peu de mois après d'une affection accidentelle sans rapports avec l'état de la vessie.

L'an dernier, j'ai donné des soins à une dame beaucoup plus âgée, de constitution sèche et nerveuse. Elle éprouvait quotidiennement dans la région vésico-urétrale des douleurs violentes, accompagnées d'une vive chaleur et de fréquentes émissions d'urines peu abondantes. Il n'existait pour motiver cette situation intolérable qu'une certaine rougeur du méat urinaire et un abaissement modéré de l'utérus, mal soutenu par le périnée rompu longtemps avant cette époque dans un accouchement difficile. Cette malade ne pouvait pas entreprendre le voyage de Contrexéville. Je suis parvenu à faire cesser ses crises névralgiques par des cautérisations au nitrate d'argent portées jusque sur la membrane du col vésical au moyen de la sonde porte-caustique.

CHAPITRE VII

MALADIES DE LA PROSTATE

J'ai observé à Contrexéville quelques cas épars d'incrustations calculeuses phosphatiques, d'abcès, de productions fongueuses, de squirrhe et de cancer de la glande prostate; j'ai été témoin du fait peu ordinaire d'une collection tuberculeuse de cet organe, laquelle se termina par un abcès périnéal très-limité. Le trajet fistuleux, par lequel les matières tuberculeuses et purulentes furent évacuées, laissait encore suinter de très-faibles proportions d'urine au départ du sujet, homme de constitution lymphatique, assez affaibli, qui rapportait sa maladie aux longues épreuves d'un pénible service à cheval pendant la guerre de Hongrie. Je n'insisterai que sur les engorgements, beaucoup plus fréquents que les états morbides que je viens d'énumérer, qui d'ailleurs en sont toujours le point de départ.

L'engorgement de la prostate se relie à trois ordres de faits bien distincts.

1° Sous sa forme la plus ordinaire, il semble n'avoir d'autres raisons d'être que les nombreuses modifications organiques et fonctionnelles infligées par la vieillesse à l'économie tout entière et spécialement au système urinaire, de tous le plus compromis par les abus de l'existence sociale. Les divers désordres des actes urinaires, dont s'accompagne cet engorgement prostatique, semblent moins en être les effets que ceux des atonies nerveuses du système tout entier. Il est rare qu'il n'existe pas en même temps un certain degré de catarrhe vésical et même des dépôts phosphatiques charriés par des urines muqueuses, odorantes, alcalines, dont l'évacuation est tardive et presque toujours incomplète.

Dans cette forme de l'affection prostatique, qui ne s'observe pas seulement chez les vieillards, mais encore chez certains sujets arrivés à une précoce caducité par la voie spontanée ou fatale des excès ou des maladies, les eaux de Contrexéville, administrées en boisson, en douches, en injections, peuvent rendre de grands services, relever les forces générales, raviver l'activité fonctionnelle de l'appareil urinaire, opérer le lavage énergique de la cavité vésicale, provoquer dans la glande hypertrophiée un salutaire mouvement de résorption; mais la médication hydrominérale, pour être aussi fructueuse que possible, demande d'être aidée par l'usage des bougies dilatantes et de la sonde évacuatrice.

2° Dans une seconde série se rangent les engorgements prostatiques, dont les origines et les symptômes se rattachent bien plus à des états morbides qu'à des conditions d'âge ; une affection vésicale plus ou moins intense est jointe à l'affection prostatique et la complique de dysurie, de catarrhe, d'hématurie, de purulence, d'alcalinité ammoniacale, de dépôts et même de concrétions phosphatiques. Le sujet éprouve habituellement, au périnée et dans le bas-ventre, des sensations de pesanteur douloureuse; ses mictions provoquent, surtout aux derniers jets, des épreintes pénibles ; elles ne s'accomplissent qu'à grand'peine ou doivent même être suppléées par l'usage de la sonde; les reins, l'anus, la verge, les testicules prennent souvent part à ces irritations et à ces désordres ; les pertes séminales sont des complications fréquentes et contribuent à une prompte dépression des forces; le sens génital s'éteint, sa fonction incomplète s'accompagne de douleurs et d'aggravation de l'état morbide; il en est de même de l'exercice du cheval et de la voiture, de la marche sur un sol irrégulier, ou simplement de l'action de s'asseoir sans précaution sur un siége dur. Si l'on introduit une sonde exploratrice dans le canal du sujet, elle butte contre une saillie dure et résistante, qui lui ferme l'accès de la vessie ; ce dernier organe a perdu sa conformation normale; il est ordinairement dilaté, parfois rétréci, ou dilaté sur certains points et rétréci sur certains autres; sa paroi interne, au lieu d'offrir une surface unie, de courbure régulière, est accidentée par des saillies rugueuses et résistantes ; son bas-fond, successivement plus déprimé, forme en arrière de la tumeur prostatique un cul-de-sac qui ne se vide jamais complétement et qui sert de réceptacle à une urine muqueuse, muco-purulente, ammoniacale et phosphatique.

Cet engorgement peut sans doute ne porter que sur le lobe médian de la prostate, ne consister même qu'en un développement hypertrophique de la luette vésicale, comme il résulte des belles études du docteur Mercier, qui, le premier, a guéri cette rebelle affection par une opération hardie.

Mais dans la pluralité des cas soumis à mon observation, le doigt porté au-dessus de l'anus rencontrait ou bien une tumeur dure, uniforme, saillante dans le rectum, ou bien une tumeur bilobée, dont les deux saillies latérales étaient séparées par une dépression médiane, parallèle à l'axe du col vésical. D'autre part, la sonde exploratrice rencontrait, au lieu d'un bourrelet isolé, une étroitesse totale du détroit vésico-prostatique ; pour pénétrer sans trop de difficultés, l'instrument devait offrir une courbure plus étendue que d'habitude ; son bec devait être engagé sous l'arcade pubienne par un mouvement très-prononcé de bascule, et il n'atteignait que difficilement la portion du plancher vésical située immédiatement à la suite de la région prostatique.

Il n'est guère de méthode médicale qni offre plus de ressources curatives que nos eaux contre cet ensemble complexe de désordres et de lésions. A condition d'une persistance suffisante, on obtient successivement des améliorations partielles, qui suffisent à dégager l'avenir de tout danger et de toute aggravation ; mais dans beaucoup de cas on ne parvient à une guérison complète qu'en secondant notre traitement par des moyens chirurgicaux.

3° Il est enfin des engorgements prostatiques généralement moins compliqués, moins durs et moins volumineux que les précédents, qui s'allient à des désordres fonctionnels moins profonds, dont les symptômes, plus franchement phlegmasiques, offrent bien moins les caractères de la chronicité squirrheuse et qui affectent plutôt l'âge mûr ou même l'adolescence que la vieillesse.

Les faits les moins nombreux de cet ordre se rapportent

à des circonstances de constitution pléthorique, de diathèse calculeuse et goutteuse, d'expulsion répétée de sables et de graviers durs et inégaux ; de chutes sur le périnée ; de dispositions hémorroïdaires, d'excès vénériens, d'occupations trop sédentaires, de régime trop échauffant, d'équitation exagérée ; mais le groupe presque tout entier a pour antécédent quelque affection blennorrhagique, de date parfois récente, mais plus souvent fort ancienne. La blennorrhagie originelle n'a pas été toujours très-intense ; mais elle s'est prolongée ou elle s'est renouvelée ; très-fréquemment elle a a été traitée par des injections caustiques soit d'emblée soit à la suite d'écoulements persistants.

On observe, en même temps que l'augmentation de volume de la glande prostate, les symptômes suivants : humidité, suintement du canal, habituellement éprouvés ou ne se faisant remarquer qu'à l'occasion de quelques écarts de régime et d'habitudes ; sensibilité habituelle en arrière des bourses, vers l'anus et dans la partie profonde du bas-ventre ; lourdeur, endolorissement des testicules ; l'éjaculation spermatique, la miction, la pression, le contact d'une sonde font naître dans la profondeur du canal et à l'entrée du col des douleurs plus ou moins vives. L'émission des urines n'est pas gênée seulement par la saillie de la prostate, mais encore par les coarctations organiques ou seulement spasmodiques du canal de l'urètre. Un refroidissement subit, un exercice fatigant, un écart de régime, un excès vénérien font facilement passer tous ces accidents à l'état aigu. L'inflammation portée à un haut degré entraîne des perturbations graves de tout l'appareil vésical et peut se terminer par des abcès prostatiques, auxquels se rattachent en propre de grands dangers actuels et de fâcheuses suites.

Dans cette dernière série, qui n'a pas encore atteint son extrême aggravation, l'eau de Contrexéville donne des résultats plus prompts et plus complets que dans les deux sortes précédentes. C'est presque toujours par une légère excitation vésico-urétrale que débute la cure; il faut pendant quelques jours diminuer les doses d'eau prises en boisson, ou même la couper avec des émollients et insister sur les bains tièdes; il faut suspendre les douches pour recourir aux topiques anodins. Cette acuïté, plutôt spasmodique qu'inflammatoire, cesse en très-peu de temps, et le traitement hydro-minéral repris avec toute son énergie n'en devient que plus efficace.

CHAPITRE VIII

MALADIES DU CANAL DE L'URÈTRE

Les affections primitives ou subordonnées de ce conduit membraneux, qui se traduisent par des spasmes, par des névralgies, par des inflammations, par des écoulements muqueux, sanguinolents, purulents, par des concrétions calculeuses arrêtées ou formées sur quelque point de son parcours, éprouvent les premiers bénéfices du traitement suivi aux sources de Contrexéville; les rétrécissements qui leur servent de causes et de complications méritent seuls de fixer notre attention.

Le canal de l'urètre acquiert une susceptibilité nerveuse exagérée par continuité de tissu, par solidarité de fonctions ou par simple sympathie avec les autres organes de l'appareil urinaire, diversement affectés comme nous l'avons vu jusque-là; il peut en outre tenir cette irritabilité nerveuse des influences directes ou indirectes exercées sur lui par les abus et les excès de toute nature. Dans ces conditions et sans qu'il ait subi aucune altération de tissu, il est sujet à des coarctations suffisantes pour gêner, pour empêcher même l'écoulement des urines, et que motivent seules les contractions spasmodiques irrégulières de ses parois.

La rétention urinaire partielle ou totale qui résulte de là est plus inquiétante pour le patient que réellement grave; elle résiste peu aux moyens rationnels qui lui sont opposés; la sonde conduite par une main expérimentée parvient toujours d'ailleurs à évacuer les urines, qui ne tardent généralement pas à reprendre leur cours naturel.

Dans un cas dont fut témoin mon excellent confrère Arnal, et qui eut pour sujet un jeune Lyonnais, irritable et nerveux, fatigué par l'abus des plaisirs, l'une des contractions spasmodiques, plutôt vésicale, il est vrai, qu'urétrale, détermina une complète rétention que rien ne semblait motiver; car peu de jours auparavant, je m'étais assuré, par une exploration attentive, que le jeune malade n'était affecté ni de pierre, ni d'engorgement de la prostate, ni de rétrécissement organique du canal. Après être resté sans aucun résultat pendant deux heures dans un bain tiède que je lui avais prescrit, il réclama instamment mon intervention. Son bas-ventre tendu, rénitent, douloureux, exigeait en effet une prompte introduction de la sonde évacuatrice. Les parois du canal se détendirent et s'écartèrent assez facilement devant l'extrémité de l'instrument poussé avec douceur et continuité; je le sentis très-distinctement pénétrer dans la cavité vésicale, et cependant, à ma grande surprise, il ne livra pas passage à une seule goutte de cette énorme quantité de liquide accumulée dans l'organe : je maintins l'instrument en place, bien convaincu que les parois du col, spasmodiquement resserrées devant son orifice, causaient seules cette singulière déception, comptant bien d'ailleurs

qu'une telle contraction ne pourrait longtemps persister;
c'est ce qui eut lieu en effet quelques minutes plus tard, les
urines furent subitement expulsées avec une vigueur et une
abondance inaccoutumées. Cet incident ne se renouvela plus
dans la suite de la cure.

Les rétrécissements permanents, de nature organique,
sont bien plus fréquents que ceux que je viens de décrire.
Quatre-vingt-dix-neuf fois sur cent, ils se sont développés
lentement, progressivement sur un point du canal qui répond à l'élargissement de sa portion membraneuse, et qui
est située à une profondeur moyenne de $0^m,20$. Ils se sont
formés et se sont accrus des épaississements, des indurations,
des végétations et des cicatrices produits par une inflammation blennorrhagique passée à l'état chronique, et qui,
même après plusieurs années d'existence, se révèle souvent
par quelques suintements muco-purulents ou sanguinolents, spontanément parvenus, ou conduits par la pression
exercée sur la verge, à l'orifice du gland.

Il peut exister en même temps plusieurs rétrécissements
dans la longueur du canal, dont le calibre effacé ne présente
plus qu'une filière tortueuse, à parois dures et résistantes.
Les indurations qui les forment peuvent, dans certains cas,
être senties à travers le tégument de la face inférieure de la
verge; on s'en rend plus exactement compte par l'exploration attentive du conduit urétral au moyen de bougies de
formes et de grosseur variées.

Les déformations du jet de l'urine aminci, vrillonné, bi-
furqué, interrompu, retombant sans force à peu de distance
du méat, remplacé même par le pénible suintement de
quelques gouttes de liquide, ou par la nécessité absolue de

l'évacuation artificielle, fournissent aussi des indications précises, qui, si elles étaient prises pour toute la gravité qu'elles comportent dès leurs premières manifestations, par les sujets nombreux qui les remarquent avant d'en être sensiblement incommodés, leur épargneraient dans l'avenir bien des souffrances et bien des dangers. De toutes les affections de l'appareil urinaire, il n'en est pas de plus promptement et de plus certainement curable que celle-ci quand elle est convenablement traitée au plus près des origines du mal; mais il n'est pas d'aggravations et de complications dont elle ne contienne la menace quand elle est abandonnée à son libre développement.

On a de tout temps cherché les moyens de détruire instantanément et radicalement les rétrécissements de l'urètre par la suppression chirurgicale des productions organiques auxquelles ils sont dus. La liste serait bien longue des procédés et des instruments qui ont été proposés pour les perforer d'emblée, pour les exciser, pour les extirper, pour les inciser, pour les détruire par le feu ou par les caustiques. Dernièrement encore le Dr Mallez a annoncé les avoir très-heureusement traités par l'action d'un courant électro-galvanique. Quels que soient les moyens employés par tous ces innovateurs, quelque intelligence qu'ils y déploient, ils ne peuvent faire que la loi organique suivante n'existe pas : toute plaie, résultant d'une déperdition de substances, nécessite pour sa guérison la formation d'un tégument nouveau, qui a reçu le nom de tissu cicatriciel ou inodulaire; ce tégument, alors surtout qu'il succède à des parties détruites par le feu ou par les caustiques, a pour propriété essentielle de se contracter d'une manière conti-

nue et d'attirer énergiquement vers son centre les parties
mobiles qui l'avoisinent. Comment les parois flexibles du
conduit membraneux de l'urètre résisteraient-elles , sans
se déformer plus que jamais, à cette traction concentrique,
que nous ne parvenons que très-difficilement à dompter par
les appareils les plus rigides quand nous voulons empêcher
les cicatrices de la paume de la main, pour ne citer qu'elles,
d'infléchir et de brider les doigts? On a, je le sais bien, la
ressource de lutter contre ce rétrécissement consécutif par
des bougies maintenues dans le canal à la suite de l'opération; mais alors où est le bénéfice de cette dernière, si, après
en avoir fait courir au malade les chances que n'entoure
pas toujours une complète sécurité, on en est réduit à finir
par où l'on aurait pu commencer, c'est-à-dire par l'emploi
de bougies dilatatrices ?

Cette ancienne méthode, toujours aussi efficace qu'inoffensive, de l'élargissement progressif des rétrécissements
urétraux au moyen de bougies que le sujet s'introduit facilement lui-même, m'a toujours réussi, et entre autres chez
un certain nombre de malades plus coarctés, plus dysuriques que jamais, après avoir subi, à une époque peu reculée, l'une de ces opérations prétendues radicales, qu'un
chirurgien irrégulier, mort récemment, avait pompeusement
surfaites à la crédulité publique.

Je n'ai jamais donné à ceux dont j'ai ainsi refait le calibre urétral une idée exagérée des résultats obtenus; je leur
ai toujours conseillé de continuer à s'introduire par intervalles de quinze jours, et pour la garder pendant quelques
minutes seulement, la bougie du plus fort calibre employée
dans leur cure; mais combien ont négligé cette recom-

mandation, qui m'ont pourtant affirmé et même démontré quelques années plus tard qu'ils n'avaient rien perdu de leur calibre reconquis.

Dans l'étude analytique des propriétés médicales de nos eaux, j'ai dit qu'elles resserraient d'abord spasmodiquement et dilataient ensuite organiquement le canal de l'urètre; j'ai ajouté que cet heureux résultat se compose de modifications vitales en même temps que d'effets mécaniques.

Cette action, on le conçoit, est le meilleur auxiliaire de la dilatation graduelle que je viens de décrire. Nulle part plus qu'aux sources de Contrexéville, celle-ci ne m'a donné des résultats plus prompts et plus satisfaisants. Ma confiance est telle en cette association de moyens concordants, que je n'hésite pas à faire de Contrexéville le champ d'asile des rétrécissements de l'urètre même les plus compliqués.

CHAPITRE IX

MALADIES DES ORGANES GÉNITAUX

§ I. — DE L'HOMME.

Ce n'est guère qu'accidentellement et presque toujours
par le fait de leur solidarité avec les divers désordres du
système urinaire, que les maladies des organes génitaux de
l'homme sont soumises aux influences de l'eau minérale de
Contrexéville. Je me contenterai de leur consacrer quelques
remarques à ce point de vue.

Spermatorrhée. — Quelques sujets affectés de pertes séminales, soumis aux douches ascendantes froides sur le périnée et dans le rectum en même temps qu'à l'usage interne
de l'eau minérale, ont obtenu simultanément le triple bénéfice de la disparition des matières spermatiques que l'on
observait dans leurs urines ou qui s'écoulaient isolément
par leur canal, le retour de leurs énergies organiques toujours sérieusement compromises, et enfin la guérison des
affections vésicales, prostatiques et urétrales, auxquelles
s'allie souvent la spermatorrhée. Je suis fondé à conclure

de ces quelques observations que l'usage de notre traitement hydro-minéral mériterait d'être plus souvent prescrit aux spermatorrhéiques.

Engorgements testiculaires. — Pendant les premiers jours de la cure, sous l'influence des effets d'excitation vasculaire et nerveuse de l'économie tout entière et spécialement de l'appareil génito-urinaire que produisent nos eaux, j'ai vu des varicocèles se congestionner, d'anciens engorgements testiculaires sortir de leur inertie, et même des orchites légères se déclarer de toutes pièces chez des calculeux et des goutteux, ou encore chez des sujets affectés d'inflammation chronique et de rétrécissements du canal de l'urètre; mais pourvu que les tissus testiculaires ne soient pas en proie à une dégénérescence cancéreuse, le résultat final de la cure est presque toujours un mouvement de résorption et de résolution, qui peut être poussé jusqu'à l'entière disparition de l'hypertrophie et de l'induration. Dans un cas que j'observai à deux reprises différentes, en 1854 et 1856, des collections tuberculeuses furent successivement éliminées sous l'influence des eaux chez un sujet de 45 ans, lymphatique, à cheveux bruns; les trajets fistuleux qui leur avaient donné issue, quelques autres fistules de date plus ancienne se cicatrisèrent avec une remarquable promptitude. Un autre sujet, qui vint, en 1851, faire saison pour une affection calculeuse me raconta qu'en 1850, il avait fait une première cure pour le même motif et qu'à son grand étonnement, auquel prit part son médecin, il était rentré dans ses foyers complétement guéri d'une hydrocèle, dont l'opération avait été remise au retour des eaux.

§ II. — MALADIES DES ORGANES GÉNITAUX DE LA FEMME.

Quelque intérêt que présente cette étude, qui fut l'objet de mes premiers travaux[1], je ne puis, dans les étroites limites que je me suis imposées, qu'indiquer sommairement les rapports de la pathologie féminine avec le traitement en usage aux eaux de Contrexéville.

1° *Fleurs blanches, leucorrhée.* — Elles ne consistent qu'en une sécrétion exagérée de la muqueuse vaginale chez certaines femmes de constitution lymphatique et de prédisposition catarrhale.

Chez certaines autres, de constitution opposée, à peau brune, à fibre sèche, elles dérivent le plus souvent des désordres de l'appareil digestif et tout particulièrement des habitudes de constipation.

La leucorrhée peut n'être qu'une irritation catarrhale, accidentellement contractée et chroniquement continuée, de la membrane utéro-vaginale, que les vêtements des femmes ne protégent pas suffisamment contre les variations brusques de la température, et qui subit d'ailleurs des agressions mécaniques spéciales faciles à concevoir.

Elle constitue parfois la seule manifestation apparente d'une maladie contagieuse, insciemment contractée et pleine de périls spéciaux.

---

1. Déviations et engorgements de l'utérus. Moyen nouveau pour les guérir par le docteur V. Baud, ancien interne des hôpitaux de Paris. 1860, typographie de Félix Malteste.

Enfin, elle n'est le plus souvent que l'un des symptômes des affections et des lésions diverses de l'organe sexuel.

L'écoulement leucorrhéique peut être permanent et sujet à s'augmenter sous l'influence des perturbations sanitaires les plus diverses; il peut, au lieu de cela, ne se montrer que passagèrement, avant et après les règles. Dans le premier cas, il est urgent, dans le second, il est prudent de recourir aux lumières d'un médecin compétent. La cause déterminante peut être sérieuse, je viens de le dire; en tout état de choses, le fait lui-même du flux catarrhal compromet les organes génitaux et altère les forces organiques.

On n'a pas l'habitude de venir aux sources de Contrexéville pour des fleurs blanches; mais elles s'y font observer par occasion, en compagnie d'autres affections. Elles sont très-heureusement modifiées par l'action locale détersive, cicatrisante et fortifiante de ces eaux, par leurs propriétés anticatarrhales, par leurs effets toniques réconfortants.

2° *Règles difficiles, dysménorrhée.* — Il y a deux éléments morbides distincts dans la dysménorrhée, comme il y a deux faits physiologiques dans la fonction menstruelle : il y a, en un mot, l'acte dynamique de l'organisme féminin tout entier, qui s'exonère d'une surcharge sanguine, et l'œuvre subordonnée de l'utérus, qui devient le siége de la congestion et de l'hémorragie spoliatrice.

La non-apparition, l'insuffisance ou la suppression des règles, hors des conditions normales de la grossesse ou de l'âge de retour, peuvent donc dépendre du désordre de l'une ou de l'autre de ces actions vitales ou des deux réunies.

La jeune fille chlorotique ne se règle pas, tant que, faible, pâle, apathique, elle est sous l'influence d'une indigence au lieu d'un excès organique.

La jeune fille vigoureuse, colorée, sanguine, peut ne pas se régler parce que son utérus reste turgescent et spasmodique sous l'influence d'une congestion sanguine trop brusque, et ne se prête pas à la détente hémorragique.

Enfin l'une et l'autre peuvent avoir subi un déplacement et partant un désordre fonctionnel de l'utérus à l'occasion d'une chute, d'un brusque mouvement, d'énergiques efforts de défécation ; ou encore par suite des débilitations constitutionnelles et des relâchements de tissus causés par quelques longues maladies.

Les ovaires concourent en outre solidairement avec l'utérus à l'accomplissement du travail menstruel ; leurs maladies, malheureusement assez fréquentes chez les jeunes filles, celles surtout de la première des deux catégories, interviennent aussi dans les origines de la dysménorrhée.

En suite des mêmes circonstances, la femme mariée peut éprouver les mêmes perturbations menstruelles ; mais pour elle il y a bien plus souvent à chercher les causes du désordre dans quelque affection locale de l'appareil génital, plutôt surexcité qu'inerte, et qui avait d'ailleurs acquis déjà toute son aptitude fonctionnelle.

A son époque critique, elle peut rester femme aux yeux de tous ; mais elle devient homme pour le médecin philosophe. Le plus souvent alors ses tendances pléthoriques, que ne modère plus la désanimalisation périodique, s'accusent et s'exagèrent ; la plasticité envahit ses humeurs ; cette surabondance de principes organiques prend désormais pour son élimination la voie des reins, et imprime à leurs produits tous les caractères de la diathèse urique. Que de femmes éprouvent alors des désordres sanitaires, des perturbations morbides, mal définis par la science médicale elle-même, et qui offrent dans leurs urines, denses, suracides, sédimenteuses, la caractéristique de leur état constitutionnel, en même temps que l'indication rationnelle de l'hygiène et du traitement qui conviennent à leur état morbide!

Cette phase orageuse de la période menstruelle conduit rationnellement, on le voit, aux sources de Contrexéville.

Pertes sanguines, métrorrhagie. —Tout écoulement sanguin fourni par les organes sexuels de la femme hors de ses époques menstruelles est une hémorragie; c'en est une aussi quand les règles se montrent trop abondantes ou trop rapprochées.

Dans tous ces cas, le premier soin doit être de s'assurer si la perte se rapporte à quelque lésion locale des organes sexuels, ou si elle est le résultat d'un acte morbide de l'économie elle-même.

Les pertes sanguines de cause locale peuvent être provoquées et entretenues par des ulcérations du col de l'utérus; par un état variqueux du tissu de cet organe; par des polypes ou des corps fibreux développés dans sa cavité ou dans l'épaisseur de ses parois ; par des tubercules en voie d'élimination; par des végétations, par des productions cancéreuses.

Les symptômes qui se font observer en même temps que l'écoulement sanguin, la nature du liquide qui le compose, ne donnent sur ces diverses provenances que des présomptions plus ou moins probables; le toucher direct et le spéculum peuvent seuls donner des notions certaines. Les pertes sanguines de cette sorte sont le plus souvent continues et s'augmentent seulement plus ou moins avant et après les règles.

Celles qui ont leurs origines ailleurs que dans l'organe sexuel se montrent au contraire par crises plus ou moins espacées, et coïncident surtout avec les périodes menstruelles, dont elles semblent n'être qu'une exagération accidentelle.

On doit regarder comme pertes, pour peu qu'elles soient abondantes, les règles ordinairement séreuses, décolorées, de certaines jeunes filles ou femmes de constitution molle et débile. Il est évident que dans ce cas l'écoulement sanguin est en disproportion avec les besoins de l'économie, qu'il se relie à un relâchement des organes, en même temps qu'à un défaut de plasticité du sang. Le résultat des règles est une débilitation nouvelle au lieu d'une réhabilitation sanitaire. Les toniques et les ferrugineux, dont l'indication ne saurait être douteuse, se trouvent dans des conditions thérapeutiques et hygiéniques spécialement favorables aux eaux minérales froides ferrugineuses, et, entre autres, à Contrexéville.

Lorsque les règles très-copieuses ou très-rapprochées ont lieu chez des femmes de constitution riche et pléthorique, chez celles, plus particulièrement, qui ont dépassé l'époque critique, il peut se faire qu'elles ne soient pas autre chose que des crises salutaires, dont l'opportunité s'indique même par le mieux être général qui leur succède; mais il y a toujours inconvénient à ce que l'utérus, si essentiellement prédisposé aux congestions, aux hypertrophies, aux ulcérations, aux dégénérescences de tissus, aux productions anormales, reste ainsi longtemps le siége d'un tel afflux sanguin. Il y aurait plus de sécurité d'avenir, d'une part à faire cesser par un régime et par une hygiène appropriés ces habitudes de pléthore et de surcharge utérine; d'autre part, à associer tous les émonctoires du corps, la peau, les intestins, les reins, à cette œuvre de désanimalisation toujours compromettante sous sa forme hémorragique. On voit encore à ce dernier point de vue tous les services que peuvent rendre les sources de Contrexéville.

Quant aux hémorragies utérines accidentelles et passagères, qui servent de crises à des congestions ou à des inflammations des organes de la tête, de la poitrine et du ventre, il est plus souvent utile de les favoriser et même de les provoquer que d'y mettre obstacle. Nos bains et nos douches sont très-aptes à remplir cette indication quand elle se présente.

Déviations, engorgements de l'utérus. — J'ai, le premier en médecine, fait ressortir le rôle important et la fréquence des déplacements de l'utérus; j'ai prouvé qu'ils étaient le point de départ du plus grand nombre des désordres locaux et généraux, que mon maître Lisfranc attribuait aux inflammations chroniques et aux engorgements; j'ai surtout démontré que même dans les cas où il existe un véritable engorgement et des ulcérations, bien plus souvent effets que causes du déplacement, le traitement le plus convenable consistait à redresser l'utérus dévié, à raffermir ses ligaments suspenseurs, à rétablir l'énergie et la tonicité, toujours plus ou moins amoindries de la constitution tout entière.

Cette réhabilitation tonique est, nous le savons, l'un des résultats les plus certains du traitement par l'eau de Contrexéville. L'appareil utérin y prend une part active; nos douches ascendantes et nos bains localisent énergiquement les actions mécaniques et résolutives. J'ai obtenu des redressements complets dans des cas qui partout ailleurs auraient exigé l'emploi du sachet rectificateur; quand celui-ci m'a paru nécessaire, il m'a donné des résultats bien plus prompts.

Quatre-vingt-dix-neuf fois sur cent, ces déviations et ces déplacements de l'utérus sont la cause essentielle de la stérilité des femmes.

Faiblement soutenu par des ligaments membraneux élastiques mais peu résistants; solidaire de tout mouvement brusque; exposé aux pressions irrégulières de la vessie, du rectum, des intestins distendus par diverses matières ou refoulés par d'incommodes vêtements; sujet aux accroissements de volume et de poids que lui imposent les congestions menstruelles et les grossesses; soumis à des percussions excessives du fait de certaines disproportions d'organes; prédisposé en outre au relâchement des tissus par d'habituels écoulements leucorrhéiques, l'utérus ne peut que perdre fréquemment sa situation régulière : les engorgements, les ulcérations, les désordres multipliés de la santé générale, sont les résultats plus ou moins immédiats de ce premier fait morbide, et constituent autant de conditions nouvelles de stérilité.

Elle trouve fréquemment sa raison d'être dans les circonstances suivantes peu connues, et qui semblent ressortir de l'ordre moral autant au moins que de l'ordre physique.

Chez certaines femmes, le col utérin est naturellement très-allongé et très-saillant, comme chez d'autres le nez ; si ces femmes ont à subir les premiers rapprochements sexuels sans aucun entraînement passionnel, et plus encore sous l'impression du dégoût et de la répulsion, leur organe, que ne rétractent pas dans l'intérieur du bassin des ligaments demeurés inertes et sans érection, laisse son col, allongé comme je viens de le dire, en but aux percussions du membre viril ; il est ainsi refoulé en bas et en arrière, et subit une sorte d'inflexion ou un déplacement selon son axe. Cette situation vicieuse, qui ne peut que se perpétuer sous l'influence des mêmes causes, s'oppose à la fécondation. La discordance morale est une fois de plus cause de désordres morbides, car, outre la stérilité, ces déviations produisent encore les complications déjà mentionnées.

Si la femme dont il s'agit est forte et sanguine, sa menstruation, irrégulière et insuffisante à dater de là, est plus souvent qu'on ne le croit suppléée par d'abondantes excrétions d'acide urique. Une jeune dame de Strasbourg, mariée depuis trois ans, était restée stérile et rendait des graviers assez volumineux, dont elle me présenta un certain nombre. Les aveux qui me furent faits par le mari lui-même et un examen direct me prouvèrent que j'avais sous les yeux l'un de ces cas de gravelle par stérilité et de stérilité par déviation utérine. Le traitement eut surtout pour but et pour effet la réhabilitation de l'utérus. Dans l'année qui suivit, cette dame devint mère et cessa de rendre des calculs.

En 1847, je fus consulté par une dame de Grenelle, âgée de 30 ans, de forte constitution et qui n'avait jamais eu d'enfants. Pendant six années consécutives, elle avait été traitée par Lisfranc pour un engorgement du col uterin, et n'avait obtenu aucun changement sensible dans sa situation.

L'utérus, examiné avec soin, me parut offrir son volume et sa consistance ordinaires; mais il était fortement dévié d'avant en arrière, comprimant par son corps le bas-fond de la vessie et par son col le rectum; je sentis en outre dans la région profonde du canal de l'urètre un corps dur, arrondi, un peu mobile, du volume d'une petite noisette, qui n'était autre qu'un calcul urinaire. Il me fut facile de l'extraire au moyen d'une simple incision suivie d'une prompte cicatrisation. Un sachet maintenu pendant trois semaines derrière le col de l'utérus produisit le redressement complet de cet organe. Six mois plus tard, cette dame, que j'avais laissée dans d'excellentes conditions de santé, m'annonça avec joie la cessation certaine de sa stérilité.

Ulcérations. — Leur filiation se trouve à peu près tout entière dans l'étude que nous venons de faire des affections de l'appareil utérin.

Au point de vue de leur traitement, il importe surtout de savoir que, d'une part, elles se cicatrisent en géneral spontanément sans l'aide de la cautérisation, à la suite du redressement de l'organe et du rétablissement des fonctions générales; que, d'autre part, elles sont très-heureusement prédisposées et même conduites à la guérison par les eaux de Contrexéville, dont les premiers observateurs ont justement signalé les propriétés détersives et cicatrisantes.

Celles qui se rattachent au cancer pourraient être aggravées plutôt qu'améliorées à nos sources et malheureusement à toutes autres; mais il en est dont les symptômes sont d'apparence grave, et dont la nature reste pourtant douteuse.

CHAPITRE X

LA GOUTTE

On a consacré à la description de la symptomatologie goutteuse des volumes entiers ; on pourrait y ajouter d'autres volumes encore sans jamais parvenir à épuiser toutes les manifestations morbides que peut infliger à l'économie tout entière cette anarchie radicale de ses fonctions essentielles. Les goutteux n'ont malheureusement rien à apprendre, qu'ils ne sachent déjà, des douloureux épisodes de leur existence habituelle ; ils attendent surtout de nous d'être clairement renseignés sur les plus sûrs moyens d'atténuer les souffrances et d'éviter les périls de leur situation. Je ne crois pouvoir, dans ce sens, rien de plus utile que de les édifier sur les services spéciaux que peut leur rendre l'eau minérale de Contrexéville, qu'ont fait connaitre seulement à leurs proches l'enthousiasme et la reconnaissance d'un certain nombre de goutteux, hôtes habituels de ces sources, mais qu'ont laissée dans l'oubli la plupart des auteurs spéciaux, séduits par le prestige de la médication alcaline intense, usitée à d'autres stations hydro-minérales.

§ I. *Origines et causes*. — **Les** goutteux sont de même
sang et de même race que les calculeux; ils ne diffèrent
qu'en ceci que les premiers retiennent dans leurs tissus, et
plus particulièrement dans ceux qui avoisinent leurs articulations, les matières vicieuses dont les seconds se débar-
rassent par les urines : ils subissent également les fatalités
d'une prédestination originelle; il n'est même pas rare que
d'une même succession des cohéritiers retirent, les uns la
goutte, les autres la gravelle. Enfin, dernier trait de ressem-
blance, dont j'ai recueilli de nombreux exemples, un certain nombre de sujets cumulent les crises néphrétiques avec
les attaques goutteuses; d'autres encore deviennent calculeux à une certaine époque de leur existence et cessent à
dater de là d'éprouver les manifestations de la goutte. Quant
au defaut de réciprocité, car je ne sache pas que l'intervention tardive de la goutte ait jamais interrompu le cours
de la gravelle, il justifie pleinement la différence de fonctionnement morbide que j'ai tout d'abord reconnue entre
ces deux affections.

Les mêmes principes vicieux sont mêlés au sang par un
désordre des actes d'assimilation et de désassimilation qui
ne peut être que le même.

Ainsi dans la *goutte articulaire aiguë régulière*, qui a
pour équivalent la *gravelle rouge normale*, l'acide urique,
ici concrété dans le système urinaire et là dans le système
articulaire, est l'expression caractéristique du fonctionnement vicieux de l'organisme, en même temps que le géné-
rateur des séries accidentelles qui constituent l'attaque
goutteuse et la crise néphrétique. Cet acide a le plus souvent conservé ses caractères propres chez les calculeux,

quand il traverse le milieu urinaire accompagné de l'acide
phosphorique plus avide de bases que lui-même; mais il
est toujours combiné à la soude quand il parcourt, pour se
rendre aux tissus articulaires et cutanés des goutteux, le
milieu alcalin du sang et des humeurs.

Comme le calculeux régulier, le goutteux normal est
généralement doué d'une constitution énergique, d'un sang
généreux, d'un notable développement pulmonaire et d'une
habituelle pléthore abdominale. Ce programme originel de
la diathèse urique est même plus évident et plus constant
chez le premier que chez le second de ces sujets, et on est
fondé à conclure de là, ce que prouve du reste l'observation
des faits, que, en dehors de ces conditions constitutionnelles,
c'est bien plus à la gravelle qu'à la goutte que conduisent
les abus de régime, les écarts d'hygiène et les accidents maladifs que commet ou que subit le sujet.

L'organe cutané, ce vaste émonctoire supplémentaire de
l'acide urique et des autres principes acides de notre économie, dont j'ai signalé les solidarités avec le système urinaire, ne peut que jouer un rôle important dans les deux
états morbides que nous comparons entre eux. Presque toujours l'attaque goutteuse se prépare et s'indique au malade
lui-même par un amoindrissement ou par une suppression
totale de l'exhalation sudorale; elle se juge et se termine de
la façon la plus souhaitable par d'abondantes transpirations
suracides plus souvent encore que par des urines sédimenteuses rouges. Si, au lieu de cela, il est vrai de dire que
l'activité régulière de l'exhalation cutanée allége chez les
calculeux le travail excessif de leurs reins, il n'en reste pas
moins que les sueurs copieuses leur sont préjudiciables

parce que, diminuant l'aquosité de leurs urines, elles les rendent moins aptes à dissoudre et à entraîner les matières uriques.

Au cours de ces faits et de ces interprétations, il est intéressant de faire remarquer que dans le diabète, que dans les gastralgies dyspepsiques, de même que dans la goutte, l'affection morbide persiste et s'accroît d'autant que se font observer l'inertie et l'aridité des téguments, décroît au contraire et marche vers sa guérison d'autant que renaît l'activité sudorale. On découvre ainsi le lien mystérieux qui relie des maladies si différentes en apparence; on cesse de s'étonner de leur fréquente association dans un même organisme; on a l'intuition distincte de ce que peuvent par leur légitime éviction les crises éliminatoires de la peau et des reins; et si Contrexéville n'existait pas, on fouillerait attentivement la matière médicale jusqu'à y trouver, non pas les moyens déjà connus de pousser violemment les liquides vers ces organes, artificiellement surexcités, mais d'y faire affluer ces principes organiques viciés, que nous retrouvons aux origines de la goutte, du diabète, de la gastralgie dyspepsique, comme elles se sont offertes d'elles-mêmes à notre observation dans toutes les phases de l'affection calculeuse.

La membrane intestinale, de plus vaste surface et de non moindre importance fonctionnelle que le tégument externe, semble constituer le pôle négatif de ce merveilleux appareil d'électricité vitale, dont les reins et la peau seraient le pôle positif. C'est vers cette membrane que se dirigent les produits alcalins des compositions et des décompositions interstitielles, comme vers les organes précédents leurs produits acides : on ne pourrait donc justifier son intervention favorable ou nuisible dans les actes morbides dont il s'agit, qu'en admettant que les fonctions de l'un des deux pôles sont en corrélation obligée d'activité ou d'inertie avec celles du pôle opposé. Quoi qu'il en soit, la sécheresse et l'inertie du ventre sont plus habituelles et de plus d'importance dans l'affection calculeuse que dans l'affection goutteuse. Chez quelques sujets néanmoins, les attaques aiguës s'annoncent par l'exagération inusitée de cette torpeur intestinale, se jugent et se terminent par d'abondantes défécations muco-bilieuses; c'est même de celles-ci que tiennent leur efficacité suspecte cette multitude de drogues, dites antigouteuses, plus connues du public que des médecins.

Les excrétions de cet ordre peuvent donc exercer une influence décisive, sinon sur la diathèse goutteuse elle-même, comme nous l'avons dit des excrétions rénale et cutanée, au moins sur les manifestations périodiques; et si ceux de nos médicaments qui ont la propriété de les activer, si nos purgatifs, en un mot, n'avaient tous plus ou moins l'inconvénient, spécialement fâcheux en l'espèce, de débiliter promptement les forces et d'imposer brutalement leurs actions perturbatrices alors même qu'elles sont inopportunes, nous deviendrions instanément aussi riches en véritable antigoutteux que nous en sommes pauvres à ce jour. Mais les inconvénients que je viens de signaler leur sont inhérents : or, l'eau de Contrexéville, aussi copieusement évacuante qu'aucun d'eux, en diffère essentiellement à tous les autres points de vue; elle tonifie au lieu d'affaiblir quand elle purge, et surtout elle ne produit pas ce dernier effet par l'impression directe et passive de sa composition chimique, mais par l'activité fonctionnelle qu'elle

incite dans tous les organes sécréteurs de l'appareil digestif.
Dois-je ajouter que des auteurs, et des plus recommandables, pénétrés comme moi des salutaires influences des détentes et des flux crisiaques de cet appareil, ont exprimé le
regret de ne pas rencontrer ce précieux fleuron dans le
riche écrin antigoutteux de Vichy !

Marche. Complications de la goutte. — La phase normale
que nous venons d'étudier sous ce titre de *goutte aiguë*
peut aboutir à une guérison spontanée, comme il en est
des exemples, ou se maintenir en quelque sorte indéfiniment sans aggravations chez les sujets assez prudents ou
assez bien conseillés pour n'en contraindre ou n'en exagérer
les manifestations légitimes par aucune fausse manœuvre
hygiénique ou médicamenteuse. Mais les goutteux sont
doués de ressources organiques variables ; ils varient aussi
par la façon dont ils les économisent ou les dissipent ; elles
finissent d'ailleurs par s'amoindrir même chez les plus
sages, et de la forme tonique la goutte passe à l'état
atonique ; elle peut encore, sous des influences perturbatrices subies ou provoquées, prendre la forme *irrégulière ;*
enfin elle devient de diathèse active *cachexie passive* par
une succession plus ou moins accelérée de déchéances
vitales.

1° *Goutte atonique.* — Sous la forme ou plus exactement à l'époque que nous venons de décrire, la maladie
sévissait sur un organisme, vicieux sans doute et mal équilibré, mais capable de réactions salutaires ; ses accès étaient
aigus et douloureux, mais ils laissaient entre eux des intervalles de santé irréprochable ; ils ne se reproduisaient qu'à
des époques éloignées et en quelque sorte prévues ; ils sem-

blaient n'être autre chose qu'un effort, violent il est vrai, mais nécessaire de réhabilitation sanitaire, d'autant plus complète et plus durable qu'ils s'étaient terminés par des excrétions plus copieuses de matières urinaires, sudorales, intestinales; le principe goutteux était trop vivement déterminé vers les petites articulations selon ses habitudes normales, il y adhérait trop énergiquement pour se prêter à de brusques et dangereuses migrations sur des tissus plus délicats, sur des organes plus essentiels; le gonflement articulaire franchement inflammatoire, plus turgescent et plus douloureux pendant la nuit, plus détendu et plus calme pendant le jour, accomplissait en un petit nombre de journées ou même d'heures son évolution accoutumée, et ne laissait à sa suite qu'une gêne passagère; les fonctions générales, celles des premières voies en particulier, qui plus ou moins longtemps avant l'accès l'avaient fait pressentir par leurs désordres variés, devenus plus intenses encore au moment de son invasion, reprenaient instantanément en quelque sorte à sa suite toutes leurs aptitudes des meilleurs jours : un autre ordre de choses moins tourmenté, moins violent, mais aussi bien plus compromettant, date de la substitution de la goutte atonique à la goutte aiguë.

Tous les goutteux de cette seconde forme que j'ai eu l'occasion d'observer à Contrexéville, offraient dans leurs antécédents l'un des faits suivants : ils n'avaient jamais eu beaucoup à se louer de leur santé générale; ils étaient arrivés par l'irrésistible courant des années aux phases décroissantes de leur âge et de leur maladie; ils avaient usé d'une manière précoce leurs ressources dynamiques par d'habituels excès ou par un régime vicieux; ils avaient subi de

graves ébranlements moraux ; ils avaient eu recours à l'une
de ces médications décevantes, composées surtout de dras-
tiques, qui n'affaiblissent la maladie que d'autant qu'elles
débilitent le malade ; ils avaient poursuivi l'usage des alcalins bicarbonatés sodiques jusqu'à l'abus qui leur est spécial,
sur lequel j'ai déjà eu l'occasion d'insister et qui, pour les
goutteux plus que pour aucuns malades, prend date beaucoup plus tôt qu'on ne le pense généralement.

La goutte devenue atonique, par le seul fait de l'évolution
régulière de l'âge et de la maladie, peut n'être qu'un salutaire apaisement des longues souffrances de l'état aigu ou
même la transition progressive de la maladie vers sa disparition définitive ; celle à laquelle on a imposé intempestivement cette forme en supprimant ses manifestations crisiaques, en les détournant de leurs tendances habituelles,
crée toujours au contraire une situation pleine de périls. La
maladie devient continue, d'intermittente qu'elle était ; nulle
articulation n'est vivement atteinte, mais toutes sont plus ou
moins compromises ; toutes elles perdent leur ressort et
leur élasticité ; elles s'incrustent de tophus calciques bien
plus volumineux et bien plus permanents que les urates
sodiques de la période aiguë ; elles s'infiltrent et s'œdéma-
tient avec une continuité progressive, que traversent, sans
la modifier, de faibles assauts crisiaques, plus propres à
aggraver le désordre qu'à le réprimer. D'autre part, la succession des sédiments muco-phosphatiques aux sédiments
uriques menace de concrétions pierreuses la vessie du malade, atteinte d'inertie comme tous les autres organes ; le
trouble fonctionnel de ces derniers donne lieu à des séries
incohérentes de souffrances et de dangers, que modèrent à

grand'peine les plus rigoureuses précautions et les plus pénibles privations.

2° *Goutte cachectique.* — Ce degré extrême d'atonie morbide et d'inertie vitale est désigné vulgairement sous le nom de *podagre ;* il est la triste et dernière étape des goutteux caducs, dont les forces organiques furent originellement suffisantes pour réagir contre les assauts répétés de la goutte aiguë, et chez lesquels les causes d'où dérive la goutte atonique ont produit leurs résultats extrêmes.

Il ne reste plus de la goutte que les déchéances radicales qu'elle a infligées à l'économie tout entière : la diathèse urique, douloureuse mais salutaire expression d'une active désanimalisation, n'existe plus, ne peut plus exister ; elle est remplacée par la diathèse alcaline et par la cachexie séreuse, résultat ultième de l'impuissance vitale. Les urines sont troubles et plâtreuses ; les incrustations crétacées, entassées au pourtour des jointures, déforment bizarrement et réduisent à une incapacité absolue les mains et les pieds ; elles se généralisent même et infiltrent partout les tuniques des vaisseaux en même temps que la trame des tissus ; elles font succéder la rigidité inorganique à la flexibilité animale ; les téguments ternes, bouffis, d'aspect étiolé, sont distendus par des infiltrations séreuses ; des épanchements de même nature compromettent, par une progression lente mais continue, les organes de la tête, de la poitrine et de l'abdomen. Il est difficile de remonter cette échelle dont on a ainsi atteint les derniers échelons ; j'en connais pourtant des exemples observés aux sources de Contrexéville.

3° *Goutte irrégulière.* — Elle est dite encore goutte *viscérale,* goutte *remontée,* goutte *mal placée.* Elle a pour raison d'être ce fait d'observation et d'induction que, sous le règne de la goutte aussi bien que sous celui de la syphilis, des dartres, des scrofules et j'ajouterai encore de l'intermittence fébrile, toute affection intercurrente porte l'empreinte du principe vicieux, soit virulent, soit simplement dynamique, qui régit l'économie, qui en infléchit tous les mouvements sanitaires et morbides à ses tendances spéciales.

Cette notion nous obligerait donc, en bonne logique, à étudier la série entière des maladies connues au point de vue des influences qu'exerce sur elles la diathèse goutteuse, influences qui différeraient en outre selon que cette diathèse serait de forme régulière, de forme atonique ou de forme cachectique; mais cette enquête, si pleine de philosophie médicale, dépasserait les bornes que nous nous sommes imposées : je me limiterai aux quelques remarques suivantes, plus directement en rapport avec le traitement usité aux sources de Contrexéville.

1° Sous l'empire de la goutte régulière, à l'approche et pendant la durée des attaques aiguës, toute imprudence de régime, tout écart d'hygiène, certaines prédispositions individuelles, de simples influences atmosphériques, des commotions morales et des ébranlements passionnels peuvent détourner de ses habitudes normales l'évolution crisiaque et l'imposer à des organes plus délicats et plus essentiels, qu'elle compromet plus ou moins gravement. Cet accident, presque toujours brusque et violent dans ses manifestations symptomatiques, tient heureusement bien plus de la névrose et de la névralgie viscérales que de l'inflammation profonde, il est en outre mobile comme l'affection même d'où il dérive. Sa répression d'urgence s'obtient par des

topiques irritants capables de ramener la manifestation goutteuse vers les extrémités, aux lieux habituels de ses sévices ;
le malade se soustrait aux dangers de ses réapparitions par
une observance plus rigoureuse des précautions qu'exige
sa situation ; son médecin évite toute prescription susceptible de produire l'excitation intempestive des viscères menacés ; les moyens qu'il emploie ne sont vraiment rationnels et salutaires que s'ils ont pour effet d'obliger les
reins à un travail actif d'excrétions acides et de dérivation
dynamique : or, il n'en saurait trouver de plus puissants et
en même temps de plus inoffensifs que l'eau minérale que
nous étudions.

2° Dans l'état atonique et surtout dans l'état cachectique,
cette mobilité de la goutte s'amoindrit et disparaît ; les invasions articulaires aiguës n'ont plus lieu ou restent im-
puissantes à modifier la continuité affective des organes internes ; le régime doit être réconfortant, la médication
doit être tonique. On se loue surtout de leurs effets quand
ils sont portés au point de provoquer le retour de crises articulaires aiguës ; il faut bien se garder de regarder et de
traiter comme inflammatoires des affections viscérales, et
rechercher surtout les actions dérivatives que produisent
les copieuses sécrétions de la peau, des intestins et surtout
des reins. Les eaux de Contrexéville, on se le rappelle, produisent tous ces effets, y compris la tonification générale de
l'organisme.

3° Des névralgies et des névroses de siéges variés et de
formes irrégulières ; des désordres pénibles des fonctions
du cœur et des poumons ; des affections gastralgiques, dyspepsiques, intestinales, généralement discontinues, parfois

même périodiques, presque toujours sujettes à des exacerbations nocturnes, rebelles aux médications habituelles, ont lieu chez des sujets qui n'ont jamais éprouvé d'attaques goutteuses. Si on y regarde de près, il se trouve qu'ils sont de descendance goutteuse ou calculeuse ; on remarque dans leurs fonctions gastriques et sudorales une prédominance de principes acides ; leurs urines sont sujettes à déposer des sédiments rouges : il devient évident que ces sujets sont goutteux quoiqu'ils n'aient pas la goutte ; on est ainsi mis en possession de notions justes et de moyens efficaces pour leur traitement.

Dans tous ces cas, une véritable attaque de goutte articulaire, qui survient à l'improviste, qui s'est fréquemment improvisée sous mes yeux dans la période excitante de notre cure, fait définitivement disparaître toutes ces affections larvées ; il en est de même de l'apparition inopinée d'urines franchement et copieusement sédimenteuses.

On peut conclure de là une fois de plus que, pour la goutte comme pour un grand nombre d'autres maladies, et entre autres les fièvres éruptives, le danger est dans l'avortement, mais non dans le développement, même intense, des accidents locaux ; qu'à ce point de vue, l'appareil urinaire peut très-légitimement, et même avec de notables avantages, substituer ses actions crisiaques à celles des tissus articulaires ; et, comme corollaire thérapeutique, que le traitement efficace de l'affection calculeuse est aussi le traitement le plus rationnel de l'affection goutteuse. Ce n'est donc pas une empirique routine, mais une judicieuse intuition qui réunit ces deux ordres de malades aux mêmes sources et spécialement à celles de Contrexéville.

4° *Goutte rhumatismale.* — On naît goutteux, on devient rhumatisant : on reste ainsi sous le coup d'une maladie complexe. Le rhumatisme modifie la goutte plus qu'il n'est modifié par elle; les attaques aiguës affectent les grandes articulations au lieu des petites; elles sont de plus longue durée et envahissent à la fois ou successivement un plus grand nombre de points : les douleurs, moins violentes, plus assujetties aux variations atmosphériques, ont une tendanee spéciale à s'exaspérer la nuit; les urines troubles, jaunes, foncées ou brunes, déposent des sédiments pulvérulents de teinte rose pourpre.

Cette association du rhumatisme précipite la goutte vers ses échéances atonique et cachectique. Elle est pour le malade une raison de plus de ue négliger ni son hygiène ni son traitement, qui moins que jamais doivent être débilitants et abortifs. Les malades dont il s'agit, ayant à choisir entre les eaux antigoutteuses et les eaux antirhumatismales, devront préférer les premières aux secondes généralement trop excitantes pour eux. En ce qui concerne l'eau de Contrexéville, les crises urinaires qui résultent plus spécialement de son usage offrent une égale opportunité dans l'une et dans l'autre de ces deux affections combinées.

TRAITEMENT.

Le premier résultat observé sur les goutteux qui fréquentent nos sources est généralement une crise articulaire aiguë, courte et bénigne; elle a lieu dans les cinq ou six premiers jours de la cure; son apparition est tellement constante et régulière, que l'on peut la prédire, en préciser même assez exactement la date aux nouveaux arrivants. Cette prédiction leur est faite sous forme de souhait, et ils ne peuvent qu'y applaudir, car notre station hydro-minérale compte un certain nombre de goutteux parmi ses adeptes les plusfervents, et c'est par cette voie qu'ils sont arrivés aux résultats dont ils se louent.

Cette crise articulaire, provoquée avant l'époque de sa complète maturité et partant très-anodine, n'est pas le seul fait à noter; la sécrétion urinaire prend, sous les mêmes influences et à la même date, la suractivité fonctionnelle que nous savons lui être spéciale; de copieux sédiments uriques, parfois même de nombreux graviers de même nature sont rendus par le sujet; il s'y joint souvent des sueurs abondantes remarquablement acides, et plus fréquemment encore un flux biliaire et intestinal, dont la surabondance semble plutôt, je le répète, reconforter qu'amoindrir les forces du malade.

L'articulation ou les articulations récemment envahies reprennent en peu de temps leur intégrité organique et fonctionnelle; celles qui, de plus ancienne date, sont restées sourdement douloureuses, engorgées, œdématiées, participent, quoique plus lentement, à ces mouvements de réhabilitation; les matières tophacées qui incrustent leurs tissus, s'amoindrissent par une résorption successive ou sont portées vers les surfaces cutanées par un travail plus actif d'élimination.

L'organisme tout entier du goutteux ressent les effets de cette réhabilitation dynamique : son appareil digestif acquiert une énergie inaccoutumée ; son système nerveux cérébro-spinal, plus actif et mieux équilibré, lui fait éprouver un bien-être général, que l'un de nos goutteux les plus spirituels appelait *un rafraîchissement général de l'économie.*

Les bénéfices du traitement suivi à Contrexéville s'étendent bien au delà des résultats que je viens de signaler; l'époque qui suit cette première saison, et plus certainement encore celles qui succéderont à une seconde et à une troisième cures, sont mises à l'abri des périls permanents et des souffrances périodiques de la goutte. Nos malades de l'époque tonique parviennent tous, à condition d'une suffisante persistance, à cette situation très-tolérable. J'ai même entendu un certain nombre des anciens habitués de nos sources affirmer qu'après une fréquentation assidue de trois ou quatre années consécutives, ils n'avaient plus éprouvé que quelques rares et insignifiantes manifestations goutteuses. J'ai déjà dit que plusieurs d'entre eux avaient échangé leurs douloureuses attaques contre d'inoffensives expulsions de sables et de graviers.

Mais dussent ces malades, tant que persistent encore leur vigueur organique et leur acuïté morbide, préférer la médication sodique intense de Vichy à la médication calcique tempérée de Contrexéville, ceux des formes goutteuses atonique, cachectique, irrégulière, viscérale, devraient, pour des raisons que j'ai motivées avec insistance et conviction, d'accord avec les auteurs les plus recommandables, se garder de suivre cet exemple, et reporter sur la dernière de ces stations toutes leurs meilleures espérances. L'unique exemple que je veuille citer ici s'est maintes fois renouvelé à nos sources.

M. le comte L... X, ancien officier dans la garde royale,
âgé de 69 ans, de constitution sèche et nerveuse, goutteux
depuis son adolescence, avait obtenu d'excellents résultats
de la fréquentation de Contrexéville, continuée pendant un
certain nombre d'années. Néanmoins, cédant aux instances
de quelques amis, il prit pendant trois étés consécutifs les
eaux de Vichy à leurs sources, et fit usage de bicarbonate
de soude dans les intervalles. En 1844, il reprit le chemin
oublié de Contrexéville, et se présenta à mon observation
dans l'état suivant : toute son économie témoigne d'une
débilitation profonde; ses téguments décolorés sont froids
et arides au toucher; son pouls est mou, petit et dépres-
sible; ses mouvements sont lents et incertains; ses membres
inférieurs sont œdématiés surtout au voisinage des jointures;
il en est de même de sa figure et plus particulièrement de
ses paupières; son œil est terne, sa physionomie atone; les
aliments ne sont plus tolérés et sont vomis mêlés d'abondantes matières muqueuses; le désordre, plus grave encore,
des fonctions cérébrales paraît se rapporter à une suffusion
séreuse ou à un ramollissement.

Des douleurs encéphaliques, accompagnées de vomissements répétés, se manifestaient tous les matins sous une
forme assez régulièrement périodique. Après avoir soumis à
la compétence éclairée du docteur Woilmier, médecin du
comte L... X, mes appréhensions et mes vues, je recourus
tout d'abord à la médication antipériodique par l'hydro-
ferro-cyanate de potasse, que je préfère de beaucoup au
sulfate de quinine dans les intermittences irrégulières,
comme je l'ai déjà dit au sujet des fièvres urinaires. Dès
le cinquième jour de cette médication, les symptômes cé-

rébraux s'étaient sensiblement amendés ; le malade pouvait tolérer l'eau minérale sans la vomir. Chacune des journées de la cure hydro-minérale, qui put être désormais suivie sans interruption, apporta son amélioration à cette grave symptomatologie ; et le comte L... X repartit doté du ton organique, de la régularité fonctionnelle, de l'aptitude cérébro-spinale de ses meilleures époques. Il revint à Contrexéville pendant l'été de 1846. Je le retrouvai jouissant encore des bénéfices de cette remarquable réhabilitation ; il avait eu pendant l'hiver précédent une courte attaque de goutte aiguë. Cette seconde saison n'offrit rien à noter que l'expulsion peu douloureuse de trois graviers d'acide urique et le charriement d'une notable quantité de sables de même nature.

Au nombre des complications les plus habituelles de la gravelle et de la goutte se trouvent en première ligne les désordres morbides de l'estomac et des intestins, les engorgements du foie, l'ictère, et plus spécialement les calculs biliaires : toutes les notions relatives au traitement hydro-minéral de ces diverses affections se trouvent comprises dans l'analyse que j'ai faite des actions médicamenteuses exercées sur l'ensemble des organes de la digestion par l'eau de Contrexéville : je ne puis qu'y renvoyer mes lecteurs.

ANNÉES 1868-1869

OBSERVATIONS CLINIQUES

OBSERVATIONS CLINIQUES

Les malades qui ont fréquenté nos sources, pendant les années 1868 et 1869, sont les sujets des observations qui vont suivre. Il est de toute convenance que je taise leurs noms, et que je les remplace par des initiales arbitraires : j'obéirai ainsi au rigoureux devoir de discrétion qui s'impose à notre profession, et la science ni la pratique n'y perdront rien, parce que mes descriptions anonymes et leurs déductions resteront strictement exactes en tout ce qui concerne la maladie et le traitement.

GRAVELLE ROUGE

Nous avons, comme d'habitude, pendant cette période de deux années, passé en revue la gamme toute entière des formations lithiques, des simples sédiments aux calculs les plus volumineux.

Les causes originelles le plus souvent alléguées ont été les suivantes :

1° L'HÉRÉDITÉ.

Sur dix malades interrogés à ce point de vue, il en est cinq qui se rappellent que leur ascendants ont été affectés comme ils le sont eux-mêmes, tantôt par les symptômes notoires de la gravelle, du calcul, de la pierre, tantôt par des désordres variés de l'appareil urinaire.

Quelques-uns des cinq autres ignorent leurs antécédents de famille ; ou bien ils affirment que leurs proches n'ont été ni calculeux ni pierreux, mais qu'ils ont eu la goutte, qu'ils ont souffert du foie, qu'ils ont vécu asthmatiques ou qu'ils sont morts apoplectiques.

D'où cette conclusion, que m'ont dès longtemps fournie mes études, et dont je recueille tous les jours de nouvelles preuves, que l'affection calculeuse tient par des liens incontestables de parenté aux divers états morbides que je viens d'énumérer, quelles que soient les dissemblances qui paraissent tout d'abord l'en séparer.

D'où enfin cette déduction pratique, qu'il faut par son genre de vie se prémunir contre les éventualités de la gravelle, des calculs, de la pierre, quand on compte parmi ses ascendants directs, non-seulement des calculeux, mais encore des goutteux, des asthmatiques, des apoplectiques, des hépatiques (malades du foie).

2° UNE CONSTITUTION PARTICULIÈRE.

La tribu nombreuse des calculeux grouppés à nos sources présente pour sa plus grande part les caractères d'un type constitutionnel uniforme.

Ils ont le teint coloré, le pouls large et résistant ; leur tronc très-développé, leur abdomen proéminent renferment dans leurs cavités de puissants organes respiratoires et digestifs ; leurs extrémités inférieures sont au contraire relativement peu développées, courtes et grêles. A première vue, ils font naître l'idée de la gravelle ou de la goutte, ou des deux réunies ; on préfère même les savoir calculeux ou goutteux, car on les craindrait apoplectiques.

Ils ont généralement de copieux appétits et des digestions à l'avenant. Il est d'habitude classique de dire qu'ils ont la gravelle parce qu'ils mangent trop ; moi je dis au contraire qu'ils sont très-mangeurs parce qu'ils ont la constitution calculeuse que je viens de décrire ; j'ajoute qu'il en est parmi eux qui ont su résister à ces appétits exigeants, qui sont restés sobres par volonté quand ils étaient gourmands par nature, et qui subissent, à un moindre degré sans doute, mais enfin qui subissent l'affection calculeuse.

On trouve encore dans cette tribu, offrant cette même constitution et cette même manière d'être, un certain nombre de femmes presque toujours stériles et dont la menstruation se fait mal ou ne se fait plus.

On conseille généralement à tous ces sujets de se désanimaliser par un régime sobre et par des habitudes d'active locomotion : on fait bien, mais on ne fait pas assez, comme le prouvent les lignes précédentes. L'usage préventif de l'eau de Contrexéville s'indique de lui-même par le seul fait de toutes ces aptitudes constitutionnelles, qui portent en germe la gravelle des reins ou du foie, la goutte, les congestions viscérales.

3° UN RÉGIME EXCESSIF.

M. X... âgé de 70 ans, de forte complexion, avait pendant plusieurs années offert de notables proportions de sucre dans ses urines. Il fut envoyé à Vichy, et fut soumis à un régime surazoté, qu'il suivit avec une exactitude toute militaire.

Il obtint en effet une certaine amélioration de son diabète, mais il commença à subir des crises néphrétiques très-longues et très-douloureuses, suivies de l'émission de sables et de calculs oxaliques. (N. B. il n'a jamais goutté à l'oseille ni aux tomates.)

En 1868, il fit une première saison à Contrexéville ; il rendit dès les premiers jours, sans beaucoup souffrir, un grand nombre de cristaux oxaliques bruns, brillants, anguleux.

Je l'avais tout d'abord exhorté à se départir de son régime exclusif. Ainsi fit-il pendant sa cure et à son retour chez lui.

Quand il s'est présenté de nouveau en 1869, il m'a annoncé avec reconnaissance qu'il n'avait plus vu reparaître ni sucre, ni graviers dans ses urines, qu'il n'avait plus été repris de ses longues et douloureuses crises néphrétiques. Cette seconde saison a été tout aussi heureuse que la première, et n'a offert de particulier qu'un très-léger accès de goutte au gros orteil du pied gauche.

L'un de nos hôtes de 1869 conduisit à ma consultation *son petit-fils*, âgé de 5 ans, qui l'avait suivi à Contrexéville. Au premier coup d'œil jeté sur la fiole qui contenait les urines de cet enfant, je compris que sans doute on le condamnait au régime outré des viandes noires. Telle était bien en effet la marche que l'on avait adoptée pour préserver, disait-on, cet enfant, dont le père était mort de phthysie laryngée.

Des sables jaunes abondants, des envies d'uriner fréquentes et douloureuses, des élancements dans la verge, une soif habituelle étaient résultés de cette singulière hygiène, qui n'est que trop fréquemment imposée aux jeunes sujets.

Ces deux faits prouvent, non pas comme on l'a dit, que la matière lithique est un produit direct des aliments azotés ; mais que tout régime absolu, soit animal, soit végétal, pervertit les actes de nutrition et mêle aux liquides urinaires des produits anormaux.

4° DES HABITUDES SÉDENTAIRES.

J'ai observé un grand nombre de calculeux qui faisaient dater leurs premières souffrances néphrétiques d'un long séjour au lit que leur avaient imposé une fracture, une maladie grave, un long rhumatisme. Très-souvent dans ces cas, l'affection calculeuse se complique d'une lésion morbide de l'un des deux reins.

M. X..., issu de parents goutteux, fut longtemps cloué sur son lit par une coxalgie de cause violente, qui lui a laissé un raccourcissement du membre affecté. Peu après, il commença à ressentir, à gauche d'abord, puis à droite, de violentes crises néphrétiques, suivies de l'expulsion de très-volumineux calculs uriques.

Après trois saisons consécutives, ce malade paraît complétement affranchi de son affection calculeuse.

5° LA GOUTTE.

Nul n'ignore, les malades moins que personne, les promiscuités de la goutte et de la gravelle.

Celle-ci devrait être, elle est souvent, en effet, la terminaison favorable de celle-là, et à condition que la matière lithique, qui torture et incruste les articulations des goutteux, par cela même qu'elle n'est pas suffisamment éliminée par leur émonctoire urinaire, à condition, dis-je, que cette matière se dirige vers les reins sans s'y concréter, traverse les réservoirs et les conduits de l'urine sans s'y arrêter, il ne faut voir dans la gravelle des goutteux qu'une atténuation certaine et une guérison probable de leur maladie.

J'ai revu, en 1868-69, un certain nombre de ces goutteux dont j'ai déjà parlé dans le cours de ce volume, qui, sous les influences de leur traitement hydro-minéral, avaient commencé à rendre des sédiments, des graviers, des calculs même, sans ressentir aucunes des douleurs, sans éprouver aucuns des accidents du néphrétisme, et chez lesquels, depuis cette date plus ou moins ancienne, la goutte s'était considérablement amendée, ou avait même cessé de se manifester.

On a dit, l'anglais Garod affirme même que les reins sont malades chez tous les goutteux; ceci peut être vrai de par l'étude nécropsique qui, après tout, ne recrute que les cas extrêmes; mais pour moi il est ressorti d'autres enseignements de mes nombreuses observations sur le vif.

Ce qui est vrai, c'est que les reins des goutteux sont plus souvent inertes que malades, et que, sauf quelques graves exceptions, ils restent capables de reprendre, soit spontanément, soit par l'effet du traitement, leur travail d'élimination.

Tel est précisément le mode d'action, et tels sont fréquemment les fructueux résultats du traitement par nos eaux.

En 1869, MM. X... et Z... figuraient, sans conteste, au premier rang de notre collection goutteuse; on eût vainement cherché chez les deux une articulation exempte de déformation ou de tophus.

Interrogés par moi, tous deux avaient répondu qu'à aucune époque de leur longue odyssée goutteuse, ils n'avaient remarqué dans leurs urines de dépôts d'aucune sorte, que jamais ils ne s'étaient sentis affectés des reins ni de la vessie.

La cure commença, pour ces deux malades, de la même manière; une légère exacerbation articulaire se manifesta dès les premiers jours.

M. X..., calme et confiant, continua sa cure et ne tarda pas à éprouver des améliorations avec lesquelles coïncida l'apparition de copieux sédiments briquetés. Cette salutaire intervention des reins doit être sa sauvegarde, et il ne peut mieux faire que de fréquenter avec persévérance la source à laquelle il la doit.

Quant à M. Z..., sceptique et irrascible à l'excès, ne tenant compte d'aucuns conseils, d'aucune insistance, il fit avorter par trois fois, à peu de jours de distance, et au moyen de la liqueur Laville, les crises qui s'indiquaient chez lui comme chez le précédent; des accidents cérébraux, de nature pernicieuse, survinrent brusquement et se terminèrent fatalement en quelques heures.

M. X..., ancien magistrat, âgé de 64 ans, jeune encore de constitution, malgré les nombreuses attaques d'une goutte franchement aiguë, fut pris, en 1868, dans le premier tiers de sa cure, des signes précurseurs d'une attaque au pied gauche. Dès le lendemain, des spasmes douloureux se firent sentir dans le flanc gauche; le malade se crut en proie à une goutte remontée sur l'estomac; ce ne fut en réalité qu'une crise néphrétique très-modérée, trois petits calculs uriques rugueux, ovoïdes furent successivement expulsés après avoir déterminé une irritation passagère du col de la vessie. La cure put être continuée dans les meilleures conditions. A son retour, en 1869, M. X... se félicitait d'être resté exempt de sa goutte depuis cette époque.

En résumé, il est permis de tirer de tous ces faits les conclusions suivantes :

La goutte, que n'accompagne aucune manifestation calculeuse, est de toutes la plus persistante et la plus grave.

Elle peut être plutôt compliquée qu'atténuée par une affection organique de l'appareil urinaire; mais elle s'améliore et se guérit même quand cet appareil peut fournir un travail régulier d'élimination calculeuse.

Il n'est pas de meilleur moyen que l'eau de Contrexéville pour provoquer et rendre permanente, chez les goutteux, cette salutaire intervention de l'activité rénale.

6⁰ LE RHUMATISME.

Il ressort de mes observations nouvelles que le rhumatisme se retrouve plus fréquemment que je ne l'avais cru d'abord dans les origines de la gravelle.

Cette affection a beaucoup de tendance à se cantonner dans les régions lombaires, où elle ne manque guère, après un temps plus ou moins long, de provoquer le désordre fonctionnel des reins, d'où résulte le concrétionnement des matières lithiques et le spasme des conduits urinaires, d'où résulte la rétention de ces matières.

Les concrétions de cette provenance ont souvent pour base l'acide oxalique ou l'oxalate de chaux. Il n'est pas rare qu'elles restent immobiles dans les reins, dans les bassinets, dans les uretères pendant des mois et même des années; mais, par une sorte de compensation, elles ont bien moins de tendance que celles des calculeux d'origine à se multiplier et à se reproduire.

Dans trois cas de cette sorte, que j'ai observés en 1869, il y avait eu depuis des années, il y avait encore de fréquentes émissions d'urines mêlées de sang.

Mon premier soin a été de rassurer ces malades très-effrayés, de leur affirmer, ce que m'a enseigé une longue expérience, que le traitement de Contrexéville finit toujours par expulser, en une, deux ou trois saisons, le ou les calculs stationnaires, et que de cette expulsion date généralement une guérison définitive.

7º UN DÉSORDRE HABITUEL DES FONCTIONS DIGESTIVES.

La gravelle paraît souvent se rattacher à des habitudes de renvois acides ou brûlants, de contractions douloureuses à l'épigastre, de digestions lentes et pénibles, de constipation rebelle, de flattulence intestinale.

Il y a sans doute dans tous ces cas une part à faire à l'imparfaite élaboration des substances alimentaires; mais le spasme abdominal y joue le rôle le plus important; en s'étendant au foie, il provoque le concrétionnement des matières biliaires; en s'étendant aux reins, il produit un désordre de même nature dans les actes urinaires.

Notre traitement complet, que l'on peut regarder comme une hydrothérapie à double effet interne et externe, fait promptement cesser le nervosisme abdominal et consécutivement l'affection calculeuse qui en dérive.

24

GRAVELLE CHEZ LES FEMMES.

Il est plus de femmes calculeuses qu'on ne le croit généralement, et Contrexéville en a reçu, dans ces dernières années, un nombre relativement très-élevé.

Leur affection calculeuse se reliait à l'une des causes suivantes :

1° *L'hérédité.* — M. X..., goutteux et calculeux, nous est arrivé, en 1869, accompagné de sa femme et de ses deux filles âgées de 18 à 20 ans ; la transmission urique se traduisait chez l'une par des émissions fréquentes de sables volumineux, et chez l'autre par l'apparition de nombreuses plaques eczémateuses sur différentes parties du tégument.

Une jeune fille de 19 ans, issue d'un père goutteux, de constitution mièvre et délicate, n'en subissait pas moins les accidents continus du néphrétisme et de l'émission fréquente de volumineux graviers rouges. Pour cette jeune malade, entre tous, la saison de 1869 a eu les plus heureux résultats.

2° *L'insuffisance de la menstruation.* — Chez un certain nombre de ces femmes d'habitudes sédentaires, corpulentes et sanguines, le néphrétisme et les émissions calculeuses se rattachaient, de toute évidence, à une insuffisante désanimalisation pour cause de cessation précoce ou de diminution accidentelle des règles.

3° *La stérilité.* — Les rapports que j'ai le premier signalés, entre l'affection calculeuse et la stérilité, se sont franchement affirmés dans ces derniers temps. Ils offraient les conditions que je vais dire, chez quatre dames venues simultanément à nos sources :

A. *Femme de 40 ans*, petite, bien constituée, sanguine, bien réglée, mariée sans enfants, figure eczémateuse, urines sédimenteuses, reins douloureux, irritations vésicales.

B. *Femme de 30 ans*, de brillante constitution, régulièrement réglée, malgré une forte déviation de l'utérus, stérile; crises hépatiques très-douloureuses et de nature évidemment calculeuse,

C. *Femme de 44 ans*, de forte complexion, deux fois mariée et veuve sans enfants; violentes crises néphrétiques et hépatiques, accidents hystériques, pertes utérines, menstruation irrégulière.

D. *Femme de taille élevée*, largement charpentée, blonde, lymphatico-sanguine; longtemps soumise dans son jeune âge à des procédés orthopédiques pour une déviation de la taille qui a laissé persister une certaine déformation de la colonne dorsale. Son père est mort de la pierre; elle est restée de bonne heure veuve et sans enfants : douleurs néphrétiques permanentes, gravelle urique, antéversion utérine.

4° *Les maladies utérines.* — Le spasme abdominal dont s'accompagnent plus ou moins ces maladies ; le désordre qu'elles portent dans les actes de nutrition ; les irritations et les gênes fonctionnelles qui résultent pour la vessie de ses rapports de voisinages avec l'utérus, compliquent plus souvent qu'on ne croit l'affection utérine des accidents de l'affection calculeuse.

Le mot *mal des reins*, fréquemment employé non-seulement par ces malades, mais encore par nous médecins, implique deux états pathologiques distincts, qui répondent aux deux éléments différents de cette double affection : le mal de reins néphrétique se fait sentir dans les hypocondres droit ou gauche, d'où il s'irradie vers les aînes et les cuisses; le mal de reins utérin a son siége principal dans la région sacrée de la colonne, à l'hypogastre, et s'irradie aussi vers les membres inférieurs.

Dans ces cas de plus en plus nombreux à Contrexéville, et qui devraient l'être plus encore, les deux états morbides coordonnés de l'utérus et des reins participent très-heureusement à la cure par le traitement interne de la source du *Pavillon* et par le traitement externe de la source du *Quai*.

GRAVELLE BLANCHE.

Les sédiments et les calculs de couleur blanche pure ou nuancée de gris, de jaune, que j'ai eu l'occasion d'observer à nos sources, se rapportaient aux trois types suivants :

1° *Acide urique blanc*, amorphe, pulvérulent ; les urines qui le charient sont médiocrement acides, décolorées, généralement louches et comme laiteuses. Les symptômes néphréti-

ques et vésicaux sont peu intenses ; les origines sont plutôt in-
cidentelles que diathésiques.

Exemple : M. X... âgé de 35 ans, de tempérament lymphatique, de carnation molle, de caractère placide a déployé
pendant plusieurs années une excessive activité corporelle
et mentale pour la création d'un grand établisssment industriel.

Il se présente en 1869 à nos eaux avec des douleurs vagues,
mais permanentes de l'hypocondre gauche et du bas ventre ;
ses urines très-abondantes, décolorées, neutres ou très-peu
acides, laissent déposer avec les sédiments blancs des filaments
muqueux et des squammes épithéliales.

Un état général d'affaiblissement constitutionnel et de dépression morale paraissait être plutôt la cause que l'effet de
cette affection calculeuse ; ce qu'il y a de certain, c'est que
sous l'influence de notre cure tonique, interne et externe, la
disparition du désordre urinaire suivit de près le rétablissement des forces générales.

2° *Urate de soude blanc* sous forme de concrétions crayeuses,
le plus souvent fragmentées, lenticulaires, cupuliformes, évidemment formées dans la cavité des bassinets, où elles ont dû
se mouler sur les mamelons urinifères. Les urines sont habituellement normales ; les symptômes néphrétiques sont peu
intenses, disproportionnés avec le fort volume de ces concrétions, qui, par contre, ont beaucoup de tendance à s'arrêter
dans la vessie et à former pierre. Le sujet est goutteux ; ses
calculs sont de vrais tophus semblables à ceux de ses articulations, mais qui se sont formés par exception dans ses cavités
rénales.

J'ai observé deux cas de ce genre à la saison dernière : l'un
des deux avait été lithotritié deux ans auparavant et continuait à rendre les concrétions que je viens de décrire.

3° *Phosphates de chaux, de magnésie, d'ammoniaque.* — Ils
sont de deux provenances bien différentes l'une de l'autre.

A. Ils sont alliés à l'acide urique, dont ils incrustent les concrétions, chez des sujets généralement valides et dont les
urines sont exemptes de matières organiques anormales. Ils
proviennent d'un usage exagéré des eaux ou des préparations
alcalines. Il n'est pas de saison que nous ne donnions asile à
un certain nombre de ces calculeux déserteurs de Vichy, qu'ils

se bornent à accuser d'impuissance et qui mériterait peut-
être, en cette matière, de plus graves reproches.

B. Ils sont accompagnés de muco-pus, de sang, de débris
d'épithélium et forment un dépôt boueux ou des concrétions
amorphes plâtreuses ; l'urine est très-odorante et alcaline ; la
santé générale est plus ou moins ébranlée. De toutes les gravelles blanches, celle-ci est la plus grave ; elle implique une
lésion organique des reins ou de la vessie ; elle se rapporte
souvent à l'existence d'une pierre dans une vessie malade.

Il se peut à la rigueur que l'on méconnaisse la supériorité
de Contrexéville sur les autres eaux rivales au point de vue
de la gravelle rouge et de la goutte aiguë ; mais au point de
vue de la gravelle blanche et de la goutte chronique, il n'est
plus personne qui ignore les dangers de la médication alcaline et l'efficacité toute particulière de nos eaux.

GRAVELLE BILIAIRE, CALCULS HÉPATIQUES.

Je suis de plus en plus convaincu par ce que j'observe à
Contrexéville que cette affection, à peine signalée dans la
science, est très-fréquente dans la pratique ; et j'en viens à
m'expliquer par là le fait connu par tous les anatomistes
qu'une forte part des sujets livrés aux dissections recèlent
dans leur vésicule biliaire des calculs souvent très-nombreux
ou très-volumineux, qui n'ont pas été reconnus pendant
la vie.

Les conditions prédisposantes, les causes déterminantes sont
de même ordre que celles de la gravelle urinaire. La coexis-
tence des deux est très-fréquente ; j'ai observé un certain
nombre de cas où, en face de crises douloureuses ressenties à
l'hypocondre droit, il était très-difficile de discerner s'il s'a-
gissait de coliques néphrétiques ou de coliques hépatiques ;
je dois en outre ajouter que par cela même que les accidents sévissent dans le flanc droit au lieu du gauche, siége
ordinaire du néphrétisme calculeux, il existe de fortes présomptions que le foie est intéressé ou joue même le rôle principal dans l'affection calculeuse.

Les concrétions urinaires se montrent spontanément à ceux
qui viennent de les expulser ; il n'en est pas de même des con-

crétions biliaires ; il faut les chercher et se livrer pour cela à des manœuvres fort peu attrayantes : voilà surtout pour quoi elles se laissent si souvent ignorer.

En dehors de toute contestation directe, on peut les reconnaître aux signes suivants :

Le sujet est habituellement ou a été transitoirement ictérique ; il est plus triste, plus sombre, plus absorbé que le calculeux urinaire ; ses digestions sont plus souvent irrégulières, plus compromises par des pyrosis, par le ballonnement gazeux ; ses urines ont des teintes jaunes verdâtres, et déposent même sur le fond du vase une sorte de lie de cette couleur ; il a éprouvé un certain nombre de fois des crises violentes accompagnées de vomissements, qui s'irradiaient du flanc droit à l'épaule droite, à la base de la poitrine et dans la partie supérieure du ventre ; la constipation, les hémorroïdes lui sont habituelles : souvent il a éprouvé des débordements diarrhéiques à la suite de périodes plus ou moins prolongées de constipation ; il en est qui ont remarqué le fait caractéristique que le papier dont ils se servent à certaines fins leur donne la sensation de corps durs et anguleux promenés sur les parties ; quelques-uns même éprouvant à l'anus des titillations particulières en ont retiré de petits corps étrangers, tantôt très-résistants, tantôt faciles à écraser, de teintes noires, grises ou verdâtres.

Quand on explore l'hypocondre droit de ces sujets, on perçoit la sensation, parfois vague, parfois très-distincte d'un développement plutôt mou que résistant de la vésicule biliaire ; il peut exister en même temps un certain degré d'hypertrophie et d'induration du foie lui-même.

Mme X..., de Passy, qui était venue en 1868 à nos eaux avec tout cet appareil morbide porté à son plus haut développement, et qui subissait de pair les deux gravelles urinaire et biliaire, nous est revenue en 1869, dans des conditions remarquables d'amélioration : ses téguments avaient complétement perdu leur aridité et leurs teintes ictériques ; son foie avait repris à peu de chose près son volume normal ; ses calculs urinaires avaient fait place à quelques rares sédiments à peine remarqués ; les crises hépatiques avaient disparu. Cette seconde cure a dû compléter une guérison qui paraissait dès lors fort avancée.

M. X... envoyé la saison dernière à Contrexéville par le directeur général de l'assistance publique, offrait tout spécialement les tendances hypocondriaques des calculeux hépatiques; il était ictérique, pyrosique, flattusent, constipé; il avait recueilli à la suite de ses nombreuses crises fort douloureuses une ample collection de calculs biliaires gros et petits; on sentait distinctement sa vésicule distendue et comme fluctuante.

Il est reparti de Contrexéville en voie de guérison; je l'ai revu ces jours derniers, et, chose très-significative chez un hypocondriaque ; je lui ai entendu exprimer par lui-même les espérances décisives que lui donne son retour à nos sources.

C'est tout spécialement dans cette forme de l'affection calculeuse que nous recommandons l'usage de la source magnésienne du *Quai*.

LA PIERRE.

L'eau de Contrexéville met en évidence certaines pierres restées ignorées jusque là.

Elle en déplace certaines autres, soit adhérentes, soit enchatonnés et les rend ainsi plus accessibles à l'instrument.

Il en est qu'elle expulse quand elles ne sont pas d'un volume trop disproportionné.

Il en est qu'elle désagrége quand elles ne sont pas très-consistantes, celles entre autres qui sont composées de phosphates terreux cimentés par de fortes proportions de matière animale.

Elle débarrasse complétement la vessie des fragments qui peuvent persister après la lithotritie, en même temps qu'elle fait disparaître les fatigues que cette opération impose toujours plus ou moins à cet organe.

Elle est enfin le meilleur préservatif que l'on puisse employer contre la récidive.

Telles sont les propositions que j'ai émises dans mes précédentes publications, et qui toutes se sont affirmées depuis par autant de faits positifs.

En 1868, je reçus à mon cabinet de consultations trois malades, l'un de Lyon, les deux autres de Paris. Ils avaient été trouvés exempts de la pierre par les chirurgiens, tous très-capables, qui les avaient sondés avant de les diriger sur Contrexéville. Je les envoyai à la buvette sans les explorer moi-même.

Chez tous trois, l'engagement d'une pierre dans le col vésical eut lieu dès les premiers jours de la cure.

Le premier repartit sur mon conseil pour Lyon. Son habile chirurgien, l'ayant de nouveau sondé, constata immédiatement l'existence de cette pierre qui, sans doute, ne s'était dérobée jusque-là que parce qu'elle était restée enchatonnée ou adhérente.

Le second persista avec une invincible obstination à méconnaître la nature de son mal ; il revint à la buvette après quelques jours d'interruption, et là un second avertissement lui fut donné, plus significatif encore que le premier. Il repartit alors pour Paris, fulminant contre la source qui l'avait sorti de sa dangereuse sécurité, fulminant contre ma sonde qui avait rétabli le cours de ses urines. Huit jours après, le docteur Philipps le débarrassait de sa pierre par la lithotritie.

Le troisième commençait à expulser, soit spontanément, soit avec l'aide de ma sonde, les débris d'une pierre phosphatique heureusement désagrégée, quand sa femme, de bizarre humeur et de faible intelligence, exigea son départ sous prétexte que si sa pierre se guérissait elle se porterait ailleurs (*sic*). Les nombreux débris qu'il rendit quelques minutes avant de monter en voiture se rapportaient à une volumineuse concrétion, urique à son centre, phosphatique à sa circonférence.

Un médecin, de grande et légitime réputation, se plaignait à moi, en 1869, au retour de Contrexéville, des excitations vésicales que lui avait laissées sa cure.

D'où je conclus que vous avez la pierre, dis-je à ce digne confrère avec toute l'autorité de ma sincère amitié et de ma longue expérience : la source du Pavillon ne châtie ainsi que ceux qu'elle aime bien.

A quelques jours de là, le docteur Cusco le lithotritiait, en effet, avec un plein succès.

Un jeune instituteur, venu en 1868, rendit spontanément, au douzième jour de sa cure, un volumineux calcul, mi-partie urique et oxalique, cantonné, depuis plus de sept ans, dans sa

vessie, très-saine d'ailleurs. Il est revenu, en 1869, exempt de
tout mal actuel et très-probablement de toute appréhension
pour l'avenir.

A la saison dernière, M. X..., opéré quelques mois auparavant d'une pierre volumineuse, a rendu, sans aucune difficulté,
au cours de sa saison, plusieurs concrétions friables, semblables à des os brûlés, évidemment morcellées par l'instrument
de son habile opérateur.

A la même époque, M. X..., négociant de Paris, fut pris de
rétention d'urine dès les premiers jours de son traitement. Il
me fut facile de repousser avec la sonde un volumineux calcul
qui s'était engagé dans le col de sa vessie. Il continua à fréquenter la source sans autre inconvénient que celui que je
viens de dire. Au douzième jour, il montrait triomphalement
à ses co-buveurs un volumineux calcul vésical, qu'il venait
d'expulser dans un vigoureux effort de miction.

En résumé, devant tous ces faits, auxquels j'en pourrais
joindre bien d'autres encore, j'en suis venu à regarder les
présomptions du calcul vésical comme une indication et non
comme une contre-indication de l'emploi des nos eaux, à la
condition seule que la vessie du sujet ne soit pas compromise
par de trop graves lésions organiques.

GOUTTE. AFFECTIONS GOUTTEUSES.

Ne tenant compte que des observations recueillies à chaque
saison et des rapports de la maladie avec le traitement, je
divise en trois parts les goutteux qui fréquentent nos sources :

1° Les sujets présentent tous les attributs d'une brillante
santé; ils sont d'humeur joyeuse et portent un entrain particulier dans tous les actes de la vie.

Ils sont plus valides qu'on ne l'est généralement à leur âge,
et l'on peut se demander s'ils ne doivent pas plutôt se féliciter que se plaindre du tribut qu'ils payent à leur vice originel dans des délais plus ou moins espacés.

Ceux-ci ne manquent guère de subir au cours du traitement
l'attaque aiguë, courte et peu douloureuse, à laquelle j'ai
donné le nom d'inoculation préventive.

Ils obtiennent tout d'abord de plus longs intervalles d'im-

munité entre des attaques plus courtes, moins douloureuses,
plus franchement articulaires; s'ils persistent dans la fréquentation de Contrexéville, ils en viennent à ne plus recevoir de
leur goutte que d'insignifiants avertissements. Nous en re-
voyons même à chaque saison un certain nombre qui ne nous
sont plus ramenés que par reconnaissance.

2° Ceux de la seconde catégorie offrent un ensemble sanitaire bien moins satisfaisant. Ils étaient originairement moins
robustes que les précédents, ou bien ils ont usé leurs réactions vitales dans des excès, dans des travaux fatigants, dans
de profondes tristesses, dans de longues privations;

Ou bien on a imprudemment épuisé leurs forces par le régime et par la médication;

Ou bien ils ont poussé l'usage des alcalins jusques à leurs
effets appauvrissants;

Ou bien ils ont fait avorter, par de dangereux spécifiques,
les attaques aiguës, douloureuses, mais nécessaires, de leur
maladie;

Ou bien, enfin, leur goutte s'est compliquée de rhumatisme, de dartre, de catharre bronchique ou vésical, etc., etc.

Leurs attaques, généralement moins aiguës et moins douloureuses, se prolongent indéfiniment et restent en quelque
sorte permanentes; des tophus, des contractures ligamenteuses, des engorgements et des infiltrations immobilisent une
ou plusieurs de leurs jointures; toutes leurs fonctions sont
languissantes, tous leurs organes internes sont menacés des
agressions de la goutte.

Ces cas sont en apparence et en réalité plus graves que les
premiers; ce sont eux pourtant qui, à chaque saison, mettent
le plus en évidence les mérites de nos eaux, mérites à double
effet : reconstituant et anti-goutteux.

Le fait remarquable de cette sorte, que j'ai rapporté à la
page 347 de ce volume, s'est renouvelé nombre de fois en
1868-69, et entr'autres *chez M. X..., ancien fonctionnaire public*.
L'abus des alcalins et de la saignée l'avait rapidement conduit
à une phase dangereuse de goutte continue, irrégulière, œdémateuse. D'habituels étourdissements, certains désordres de
mémoire, un embarras dans l'articulation des mots faisaient
craindre un commencement d'infiltration cérébrale. Une première saison a remarquablement reconforté son organisme

tout entier, une seconde cure lui sera très-certainement d'effet décisif.

3° Les sujets de cette troisième catégorie sont goutteux par leurs origines, par leur constitution, par leur manière d'être générale ; mais ils n'ont éprouvé que de rares et incertaines attaques de goutte. Quelques-uns même n'en ont jamais éprouvé ou du moins n'en ont jamais donné le nom aux incidents morbides qu'ils ont eu à subir.

Leur goutte, irrégulière et latente, se traduit par des désordres fonctionnels ou même organiques très-divers, et qui ont généralement plus de gravité en apparence qu'en réalité. Dans cet ordre de faits, j'ai observé des asthmes spasmodiques, des désordres du cœur accompagnés de bruits anormaux ; des névroses de l'appareil digestif, des irritations néphrétiques et vésicales subites et irrégulières. J'ai même vu, à la saison dernière, deux cas où un développement variqueux presque général des membres inférieurs m'a paru n'être qu'une manifestation singulière de cette goutte latente. Chez l'un de ces deux sujets, l'affection variqueuse avait brusquement passé du membre gauche au membre droit, et réciproquement, à deux ou trois reprises.

Le fait suivant, que je vais rapporter avec quelques détails, fera preuve des bons effets de nos eaux dans toutes ces manifestations protéiformes de la diathèse goutteuse.

Mme X..., de constitution lymphatique, âgée de 36 ans, commença dès l'âge de 7 ans à subir une série continue, mais variée, d'affections morbides, que seul le docteur Récamier sut rapporter à une goutte latente.

L'histoire des années qui ont précédé l'arrivée de Mme X... à Contrexéville n'est qu'un long martyrologe, où se font particulièrement remarquer des désordres nerveux tétaniformes, chorréiques, hystériques ; de nombreuses fractures spontanées, produites à diverses époques sous l'influence de violentes convulsions ; des accès prolongés et inquiétants de coma-cérébral et de congestions spinales ; des métrorrhagies et autres accidents utérins ; enfin de douloureuses crises néphrétiques, suivies de l'expulsion de volumineuses concrétions blanches, friables, cupuliformes.

A l'analyse, ces concrétions fournissaient de l'urate de soude, c'est-à-dire la matière même des tophus de la goutte. A une époque antérieure, on avait reconnu cette même matière dans ses dépots urinaires, dans sa sueur, dans ses liquides leucorrhéiques, dans son mucus bronchique, etc.; à cela joint les antécédents héréditaires de Mme X..., l'instabilité et la terminaison favorable des graves affections qu'elle avait éprouvées, enfin et surtout la persistance d'une vigueur constitutionnelle que ne suffisaient pas à expliquer son énergie morale et sa verve intellectuelle peu communes, il devenait évident que, comme l'avait tout d'abord soupçonné Récamier, c'était bien au principe goutteux que se rapportait toute cette anarchie morbide.

La paralysie complète des membres inférieurs assombrissait encore ce triste historique quand Mme X... se présenta, ou plutôt fut transportée à la source de la buvette et à celle des douches. Deux cures successives, séparées par un repos de quelques jours, furent régulièrement poursuivies. Plusieurs concrétions furent expulsées à la suite de crises néphrétiques de peu de durée; des écoulements leucorrhéiques abondants se reproduisirent à plusieurs reprises avec tous les caractères d'un flux crisiaque. Le résultat final fut des plus heureux.

Mme X... avait, en effet, récupéré, dans les derniers jours de sa cure, la pleine liberté de ses extrémités paralysées, en même temps qu'un bien-être général inusité.

J'ai revu, en novembre dernier, Mme X... Elle n'avait rien perdu des bénéfices de sa cure et attend une guérison définitive de son retour à nos eaux.

RHUMATISME.

Les anciens le confondaient avec la goutte; les modernes lui ont trouvé des caractères différentiels qu'ils disent absolus : pour moi, négligeant toute discussion scientifique, je me bornerai à dire qu'il se présente fréquemment à Contrexéville pour cause de promiscuité goutteuse et de complication néphrétique.

Les cas les plus ordinaires sont les suivants :

Le rhumatisme est passé à la continuité diathésique chez des sujets de descendance et de complexion goutteuse; il a même créé des habitudes d'urines sédimenteuses et calculeuses en tout semblables à celles de la goutte. Seulement, les sédiments réguliers de la goutte sont rouges briquetés, formés par l'acide urique, tandis que ceux du rhumatisme sont jaunes (urate de soude) ou rosés (acide purpurique) ou plus rarement noirâtres (acide oxalique).

Ou bien, en dehors de toute généralisation constitutionnelle, le rhumatisme s'est depuis plus ou moins longtemps cantonné dans les masses musculaires et fibreuses qui avoisinent les reins ; il a progressivement envahi ces organes eux-mêmes, qui ont commencé dès lors à fonctionner morbidement comme je viens de le dire. Quand cette localisation a lieu sur le bas-ventre et sur la vessie, les désordres des fonctions urinaires se compliquent plus encore.

Ou bien encore, nous observons comme complication de la goutte ou de quelque autre maladie de notre spécialité le rhumatisme chronique de la région sciatique, des articulations, des muscles des membres et des parois du tronc.

Très-souvent il est difficile de faire, dans ces cas compliqués, la part du rhumatisme et celle de la goutte.

Notre traitement s'indique de lui-même quand l'appareil urinaire est intéressé, comme je viens de le dire, dans l'affection rhumatismale.

En l'absence de cette indication, nous obtenons encore de très-beaux résultats par l'action combinée de la buvette et des douches ferrugineuses à basse température et à haute pression.

DIABÈTE.

Si, par négligence ou par impuissance des traitements employés, la diathèse est parvenue au degré cachectique, notre traitement, tonique reconstituant, est de nature à rallier ce qu'il peut rester encore de ressources et d'espérances.

Si la maladie est moins avancée, si surtout, comme je l'ai souvent observé, elle se rapporte à des affections goutteuses, calculeuses, néphrétiques, hépatiques, on peut tout attendre de ses effets spéciaux combinés avec ses actions générales.

En 1869, j'analysais les urines, fort améliorées déjà, de *l'un de nos diabétiques*, quand je reçus la visite *d'un Lyonnais*, homme intelligent et instruit, qui venait, disait-il, à nos eaux pour cause de catarrhe vésical et malgré le diabète sucré très-intense dont il était affecté. A cette singulière restriction, je répondis par les résultats de mon analyse, que le malade était parfaitement en état de comprendre. Il sortit de mon cabinet avec des espérances inattendues, qui, pour premier bénéfice, exercèrent une très-heureuse influence sur son moral et qui ne tardèrent pas d'ailleurs à se réaliser. Ses urines, analysées à diverses reprises pendant le cours de sa cure, en vinrent à ne plus donner trace de sucre. J'ai lu postérieurement une lettre où M. X..., exprimait chaleureusement toute sa reconnaissance pour Contrexéville, et s'étonnait de ne pas y voir réunis tous les diabétiques de France et de Navarre.

M. X..., *ancien officier supérieur*, que j'ai déjà cité en preuve des influences du régime exclusif sur la production des calculs, offrait encore, après quatre ans de fréquentation des eaux de Vichy, de notables proportions de sucre dans ses urines quand je le vis pour la première fois à la saison de 1868. Il repartit dans d'excellentes conditions. A son retour, en 1869, le sucre n'avait pas reparu quoiqu'il eût suivi le conseil que je lui avais donné de renoncer à son régime surazoté.

ALBUMINURIE.

L'albumine que l'on trouve dans l'urine en compagnie du muco-pus, du pus, du sang, des débris d'épithélium, des cristaux de phosphate ammoniaco-magnésien, se rapporte à des états organiques des reins généralement très-graves, mais dont il n'est pas toujours possible de préciser *à priori* la curabilité ou l'incurabilité.

Deux malades, *l'un médecin rural*, *l'autre inspecteur d'une ligne de chemin de fer*, et qui offraient dans toute leur intensité les symptômes morbides que je viens de dire, firent, en 1868, un long séjour à nos sources.

Leur cure fut orageuse; j'eus souvent à modérer les excitations du traitement et à combattre les exacerbations de leur fièvre habituelle.

Le premier repartit plein d'espoir; sa taille, courbée par la souffrance et par la faiblesse, s'était redressée; son appétit et ses aptitudes digestives s'étaient rétablis; ses urines reprenaient successivement leur composition normale ; ses reins, très-volumineux au commencement et qui faisaient même sensiblement saillie sous les parois postérieures de ses hypocondres amaigris, rentraient de jour en jour dans leurs limites naturelles. La fièvre avait complétement cessé. On pouvait espérer une guérison prochaine : j'appris pourtant avant la fin de l'année la mort de ce regretté confrère.

Quant au second, dont l'historique est à peu près le même, sauf le dénouement, les améliorations qu'il avait obtenues, et qui s'étaient franchement confirmées pendant l'hiver suivant, furent brusquement interrompues au mois de mai 1869 par la formation d'un abcès qui s'ouvrit au dehors, dans la région du rein gauche. Les nouvelles que j'ai reçues de ce malade, à la fin de l'été, étaient de nouveau très-rassurantes et légitiment les meilleures espérances pour la saison prochaine.

Il est des urines albumineuses qui sont loin d'offrir cette extrême gravité quand les reins sont moins profondément ou nullement affectés dans leur organisme ; l'albuminurie n'est plus alors que l'expression fonctionnelle d'un désordre de l'assimilation, n'est plus que l'élimination anormale de l'une des substances constitutives de notre économie. Elle se fait observer sous cette forme chez les calculeux, chez les goutteux, chez les rhumatisants débilités et œdémateux. C'est surtout par la tonicité qu'elles impriment aux fonctions assimilatrices que nos eaux améliorent et guérissent dans tous ces cas.

HÉMATURIE. PISSEMENT DE SANG.

J'ai observé en peu de temps un assez grand nombre d'hématuriques qui offraient entre eux la plus complète analogie.

Ils avaient pour antécédents des rhumatismes ; ils avaient éprouvé avec une certaine continuité des douleurs sourdes du rein droit ou du rein gauche ; ils avaient remarqué dans leurs urines de petits corps noirs, anguleux et brillants ; ils avaient même expulsé, à la suite de crises très-longues et très-douloureuses, un ou deux calculs de même nature (acide oxalique).

Ils étaient sujets à pisser avec une certaine abondance du

sang, tantôt noir et caillebotté, tantôt rouge et liquide, soit sans cause connue, soit à la suite d'une fatiguante excursion à pied, en voiture et surtout à cheval.

L'hématurie n'était ici que la conséquence de l'affection calculeuse oxalique et ressortait directement de notre traitement.

Celle qui se produit sous nos yeux pendant la progression de calculs ou même de graviers durs et anguleux, entraînés par nos eaux hors des cavités urinaires, ne devient jamais abondante et n'a rien qui puisse inquiéter.

En 1868, nous reçumes de Nice *une femme de 40 ans, épuisée* par d'abondants pissements de sang. Elle n'avait jamais été réglée et le doigt explorateur constatait l'état à peu près complet d'atrophie de son utérus. En 1869, à son retour, elle offrait un état général infiniment meilleur et ses pissements de sang beaucoup moins abondants ne reparaissent plus qu'à de longs intervalles.

L'hématurie répétée ou continue que produit la pierre, indique les risques permanents qu'encourt la membrane vésicale, alors surtout que l'urine est en outre mucopurulente. Il faut se hâter de tenter les éventualités de notre cure, sauf à recourir ensuite à l'opération si le calcul n'a pu être expulsé ou désagrégé.

Des sujets hémorroïdaires, souvent affectés de varices en diverses régions du corps et spécialement aux jambes, aux cuisses, aux bourses, offrent un développement variqueux des veines vésico-prostatiques, qui les expose à des hématuries que j'ai vu devenir graves par leur abondance. Notre traitement interne, nos douches périnéales et rectales froides produisent ici d'excellents résultats.

Au lieu de simples varices, il peut y avoir, rarement dans les reins, plus souvent dans la cavité vésicale, quelque production fugueuse, polypeuse, squirrheuse, cancéreuse : la gravité de l'hématurie s'accroît de beaucoup. Dans le doute sur la nature du mal, on peut tenter l'usage de nos eaux, mais à la condition d'une attentive surveillance et d'une extrême réserve.

MALADIES DES REINS.

Leurs principaux symptômes se trouvent énumérés sous les titres qui précèdent : je me bornerai donc à quelques remarques générales.

La production surabondante et l'émission habituelle de matières uriques concrétées n'indique rien autre chose qu'un trouble particulier des actes d'assimilation et peut pendant longtemps, sinon toujours, s'allier avec un état organique irréprochable des deux reins ; les urines sont bien conditionnées et ne charrient nulle autre matière étrangère que les sables ou les graviers uriques, souvent accompagnés d'un mucus surabondant mais régulier. Les douleurs rénales, quand il en existe, ne se montrent que par intervalles et sous forme de crises. Ces crises sont tout autant d'accidents spasmodiques ou d'agressions mécaniques momentanément infligés aux reins par l'élimination calculeuse : hors de là, les reins reprennent et conservent leur intégrité organique et fonctionnelle.

Quand les urines charrient, en outre des matières lithiques ou même en leur absence, du muco-pus, des substances cruoriques et albumineuses, des débris épithéliaux, les reins ne sont plus seulement les agents irréprochables d'une élimination nécessaire : ils étaient primitivement ou ils sont devenus consécutivement malades ; les matières sédimenteuses ont pour base le phosphate de chaux ou le phosphate ammoniaco-magnésien ; il n'est pas rare qu'un calcul urique ou plus souvent oxalique reste immobile dans les bassinets ou adhére au tissu de l'un des deux reins.

La diathèse urique est rarement le point de départ de ce néphrétisme morbide ; il a pour cause prédisposante un état général de débilité organique originelle ou acquise, et pour causes déterminantes toutes les actions mécaniques ou chimiques capables d'impressionner directement les reins : productions oxaliques accidentelles, usage exagéré des sels diurétiques à base de potasse et de soude ; vésicatoires, cantharides, abus des asperges ; long séjour au lit, ou en sens opposé, ébranlements répétés imprimés à ces organes pesants et mo-

biles par les secousses du cheval ou de la voiture, par les tré-
pidations des chemins de fer, etc.

Des reins ainsi affectés l'irritation se propage souvent à la
vessie, à la prostate, par sympathie, par continuité de tissus et
surtout par contact habituel de liquides urinaires vicieux; la
réciproque s'observe aussi : j'ai vu un certain nombre de né-
phrites qui avaient pour origine évidente une irritation membraneuse successivement propagée de l'urètre induré et rétréci à la prostate, de cette glande à la vessie et de celle-ci
aux reins.

Cette néphrite me paraît différer de la maladie de Brigth
proprement dite, par cela surtout qu'un seul des deux reins
est habituellement affecté : elle est bien moins grave que cette
dernière et guérit fréquemment à nos sources dans une période de deux ou trois années; plus promptement même
quand le point de départ ou la principale complication est
une concrétion adhérente qui ne manque guère d'être évincée.

MALADIES DE LA VESSIE.

On confond à tort sous la dénomination de catarrhe toutes
les irritations de la membrane vésicale. Parmi celles-ci, il en
est auxquelles il faut laisser le nom de cystites : elles sont
bien moins rebelles et persistantes que le catarrhe; elles s'accompagnent de bien moindres désordres organiques des
membranes de la vessie.

Entre tous, les goutteux, les rhumatisants, les calculeux
sont sujets à ces irritations vésicales, soit par l'action localisée
de leur affection diathésique, soit par l'habituel contact
d'urines concentrées, suracides, sédimenteuses, etc.

Si la membrane interne ou muqueuse est seule intéressée,
les symptômes se bornent à un changement d'état du liquide
urinaire dont la présence est plus vivement ressentie, dont
l'expulsion est plus urgente et plus représentée; si la membrane musculaire ou contractile, si la membrane fibreuse ou
élastique sont en outre envahies par l'irritation, les désordres
de la miction sont plus accusés encore, et peuvent être portés
jusqu'à la rétention complète.

A l'origine et longtemps encore, au moins chez les sujets

en qui la vieillesse, les maladies ou les excès n'ont pas énervé
les réactions vitales, les membranes vésicales conservent leur
intégrité de tissus, et la guérison n'est ni plus difficile ni plus
lente que celle de tout autre irritation d'organes tapissés par
des muqueuses. Mais les états morbides prédisposants, goutte,
rhumatisme, gravelle, continuent à agir ; les membranes vésicales finissent par s'altérer, et c'est ainsi qu'à la cystite succède
le catarrhe proprement dit.

La cystite symptomatique qui a pour cause la présence d'une
pierre, ou, ce qui est plus fréquent, un état morbide du canal
de l'urètre induré, ulcéré, retréci ; celle qui chez les femmes
résulte des rapports de leur vessie avec un utérus dévié, engorgé, ulcéré, trouvent à nos sources le double bénéfice de la
cure des effets et de celle des causes.

Quant au catarrhe confirmé, il faut qu'il s'accompagne de
complications bien graves pour que notre traitement reste impuissant à le guérir ou au moins à l'améliorer.

En 1857, M. X..., *industriel Lyonnais*, de petite taille, de
chétive constitution, vint à Contrexéville avec tous les symptômes d'un état grave de la vessie ; ses urines muco-purulentes,
ammoniacales, sanguinolentes, n'étaient évacuées qu'avec de
grands efforts fréquemment renouvelés. La sonde avait beaucoup de peine à pénétrer dans son col vésical obstrué par une
prostate volumineuse, de consistance fongueuse et qui, sous
la pression de l'instrument, laissait écouler de notables quantités de sang. La cure fut orageuse et exigea une grande surveillance ; je dus plusieurs fois recourir à la sonde pour rétablir le cours interrompu des urines. Le malade repartit néanmoins sensiblement amélioré. — En 1858, une seconde cure
eut lieu avec des résultats plus satisfaisants encore. — A cette
date, je perdis complétement de vue cet intéressant malade.
— En 1869, je l'ai retrouvé à la source du Pavillon, et sa première phrase a été celle-ci : « Je me propose de vous faire la
visite de l'ami ; celle du malade serait inutile, car je suis complétement guéri, et je ne reviens plus à Contrexéville que par
pure précaution. »

MALADIES DE LA PROSTATE.

L'engorgement plus ou moins volumineux, l'induration plus ou moins résistante constituent la pathologie à peu près tout entière de cette glande.

Ces états morbides ont pour causes habituelles :

La vieillesse, qui hypertrophie cet organe quand elle atrophie tous les autres,

Les incitations prolongées de l'état hémorroïdaire et de la constipation.

Les absorbantes assiduités des travaux sédentaires, ou au contraire les fatigues localisées du cheval et de la voiture.

Les excès vénériens, les manœuvres anormales des organes génitaux.

Les rétrécissements, les inflammations chroniques, les indurations, les ulcérations du canal de l'urètre.

Les lésions en quelque sorte mécaniques des sédiments urinaires, des graviers, des calculs, de la pierre.

Enfin les rapports de contiguïté et de continuité de la prostate avec la poche urinaire ; rapports tels que cette glande est toujours plus ou moins intéressée dans les affections de la vessie et réciproquement.

Il est des prostatites récentes, subaiguës, peu indurées, dont nos eaux triomphent assez facilement.

Il en est de plus invétérées, mais non encore squirrheuses, qui exigent une certaine persistance dans leur fréquentation.

Il en est de très-anciennes, chez des sujets très-avancés en âge, qui constituent en quelque sorte une infirmité passive plutôt qu'une maladie active, et qui ne peuvent guère espérer que des améliorations partielles.

Les douches périnéales et anales, la dilatation par les catéthers, les injections d'eau minérale secondent très-utilement notre traitement interne dans tous ces divers états de la prostate et de la vessie.

MALADIES DU CANAL DE L'URÈTRE.

Elles consistent le plus habituellement en un état chronique et latent d'hypertrophie, d'induration, de transformation fibreuse de la partie profonde de ce canal.

Elles ont pour origines des antécédents blénorrhagiques plus ou moins anciens, longtemps négligés ou intempestivement traités par des injections caustiques.

Elles ont pour complication plus ou moins prochaine la compromission morbide de la prostate, de la vessie et même des reins.

Les déformations du jet de l'urine sont leur symptôme essentiel : je dois dire cependant que ce symptôme peut être très-peu accusé ou passer même inaperçu quoique le canal offre un rétrécissement organique bien réel.

Par contre, on observe des émissions urétrales difficiles et imparfaites sans qu'il existe aucune déformation organique du canal. Celui-ci est affecté d'une simple irritabilité spasmodique, la bougie exploratrice le trouve contracté dans toute son étendue, et surtout dans sa portion profonde. Les goutteux, les rhumatisants et surtout les calculeux sont sujets à cette coarctation spasmodique. Dans beaucoup de cas de cette sorte, j'ai reçu des sujets l'aveu que dans leurs rapports sexuels, ils avaient l'habitude de prolonger plus que de raison leur manœuvre, d'en retarder ou même d'en supprimer la crise finale.

Organique ou spasmodique, la coarctation du canal ne résiste guère à notre traitement hydro-minéral secondé par l'introduction de bougies graduées.

PERTES SÉMINALES.

On les regarde généralement comme l'expression d'une débilité nerveuse générale ; je n'en ai guère observé pour mon compte qui ne fussent motivées par quelque lésion locale de l'appareil génito-urinaire : ainsi, entre autres, par une irritation, calculeuse surtout, de la région vésico-prostatique, par

une inflammation chronique avec induration et rétrécissement ou par une simple coarctation spasmodique du canal
urétral dans sa partie profonde, sur le point même où il reçoit l'abouchement des conduits éjaculateurs.

La perte est vraiment spermatique ou seulement prostatique.
Ce dernier cas, plus fréquent et beaucoup moins grave que le
premier, inquiète beaucoup néanmoins ceux qui en sont atteints, et le premier service à leur rendre est de leur démontrer que la matière qu'entraînent leurs urines provient de la
prostate et non des vésicules séminales.

Nos eaux offrent contre la spermatorrhée les doubles et
puissantes ressources de leur action locale spécifique et de
leur action tonique générale.

MALADIES UTÉRINES.

Le mode de formation et d'évolution de ces maladies est à
peu de chose près toujours le même.

La disposition constitutionnelle initiale est la chloroanémie,
chloroanémie évidente pour tous dans beaucoup de cas, mais
qui, dans certains autres, reste latente et se dissimule même
sous les apparences de la coloration des téguments et de la
turgescence des formes extérieures.

Nul n'est plus sujet aux congestions passives que les chlo-
roanémiques, et leur utérus en est le siége le plus ordinaire.

Cet organe devient ainsi plus lourd, ses ligaments suspenseurs se relàchent et s'allongent; il s'affaisse lui-même par un
mouvement sur son axe, qui porte vicieusement son corps vers
le bas-fond de la vessie et son col vers le rectum.

La dyménurrhée, la leucorrhée, l'engorgement, l'ulcération
sont les conséquences plus ou moins prochaines de cet état
des choses; la vessie et le gros intestin sont affectés, soit mé-
caniquement par les rapports vicieux qui se sont établis entre
eux et l'utérus dévié, soit sympathiquement par les habitudes
de congestion et d'irritabilité nerveuse qui s'étendent à tout
le bas ventre.

De ces doubles influences de la localisation utérine et de
la généralisation chloroanémique, ressort un état permanent
de perturbation nerveuse et de désordres fonctionnels : né-

vroses de l'appareil digestif, spasmes des poumons et du cœur, névralgies lombaires, faciales et intercostales; la stérilité et l'hypocondrie s'y rattachent en outre directement.

Il n'est pas rare, comme je l'ai déjà dit au sujet de la gravelle, que les reins et le foie prennent part à cet ensemble morbide et le compliquent de productions calculeuses, soit parce que la fonction de désanimalisation reste insuffisante, par suite du désordre de la menstruation, soit parce que le spasme et l'irritation se sont irradiés du centre utérin vers les appareils sécréteurs et excréteurs de l'urine et de la bile.

Tels sont les trois éléments essentiels qui doivent servir de base à la thérapeutique de ces maladies : 1° la diathèse chloroanémique ; 2° les lésions utérines ; 3° les désordres infligés par contiguïté ou par irradiation au gros intestin, à la vessie, aux reins et au foie.

Or, si l'on se rappelle tout ce que j'ai dit et démontré des propriétés toniques et réconfortantes de nos eaux, de leurs influences sur tous les organes des sécrétions et des excrétions abdominales, et enfin de leurs actions topiques résolutives et cicatrisantes, on comprendra mes persévérants efforts pour faire de Contrexéville la terre d'asile de ce groupe intéressant de malades, qui fut longtemps l'objet de mes études et de mes travaux.

MALADIES DES ORGANES DIGESTIFS.

Celles-ci sont en connexion tellement directe avec la goutte et la gravelle, que nombre de médecins les font figurer au premier rang des causes déterminantes de ces deux affections. Ce n'est pas ici le lieu de discuter cette opinion beaucoup trop absolue; il me suffira de constater que l'état fonctionnel irrégulier, dont la goutte et la gravelle sont l'expression la plus caractérisée, donne lieu en outre à des désordres variés des actes digestifs; j'ajouterai enfin que ces désordres, de même que le plus grand nombre des états pathologiques qui dépendent de la diathèse supérurique, sont le plus souvent des congestions et des névroses mobiles de leur nature et non des lésions organiques permanentes et progressives.

C'est dans ces conditions que nous observons journellement

à nos sources des gastralgies, des dyspepsies; des affections du foie avec ou sans ictère, avec ou sans formations calculeuses ; des entéralgies signalées surtout par des constipations rebelles ou par l'état opposé, par des distensions gazeuses, par des congestions hémorroïdaires, etc., etc.

Pour comprendre l'efficacité spéciale de nos eaux dans tous ces cas, il suffit de se rappeler :

Qu'il n'en est pas de plus légères à la digestion,

Que leur alcalinité tempérée suffit à modérer, sans jamais l'abolir, l'acidité nécessaire des sucs gastriques;

Que leur action mécanique se résume en une série de salutaires injections opérées dans les conduits et réservoirs du foie, de l'estomac, de l'intestin.

Que leur action vitale se compose d'effets locaux de sédation et d'effets généraux de reconfortement.

———

Depuis peu, il s'est fait un certain bruit autour de la *lithine*, matière alcaline, analogue à la potasse et à la soude, qui se trouve à très-petites doses dans les eaux minérales issues des terrains granitiques, et entr'autres dans celles de Contrexéville (source du Pavillon), analysées par M. Debray.

J'ai prouvé dans un travail étendu, publié par le journal *l'Union médicale*[1] :

1° Que la lithine n'est nullement un nouvel agent curatif, mais tout simplement un analogue de la *potasse* et de la *soude*, auxquelles on la trouve toujours juxtaposée;

2° Qu'elle offre les mêmes avantages, mais aussi les mêmes inconvénients que ces dernières;

1. La lithine dans l'eau minérale de Contrexéville (source du Pavillon).

3° Qu'elle ferait, en un mot, courir aux goutteux et aux calculeux les graves périls de l'appauvrissement du sang et de la précipitation des phosphates insolubles, si elle abondait dans une prescription médicale ou dans une eau minérale plus qu'elle ne le fait dans l'eau de Contrexéville.

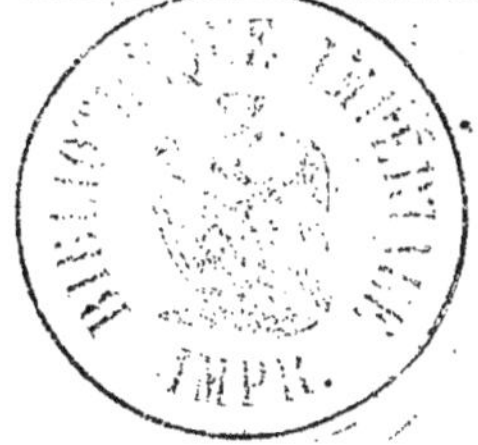

FIN.

TABLE

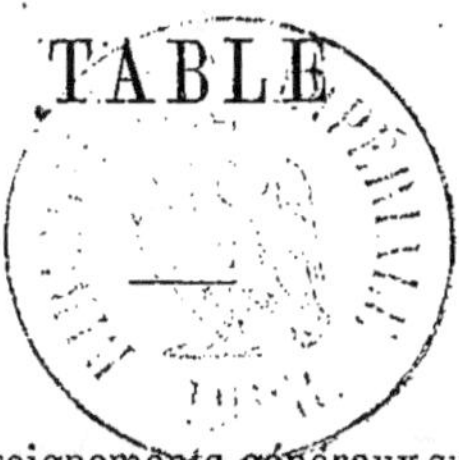

Paris. — Imprimerie VIÉVILLE et CAPIOMONT, rue des Poitevins, 6.

Paris. — Imp. Viéville et Capiomont, 6, rue des Poitevins.